U0286678

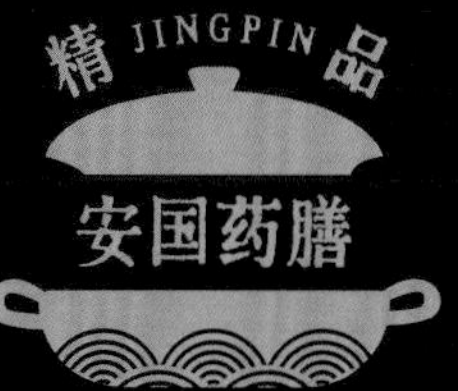
精 JINGPIN 品
安国药膳

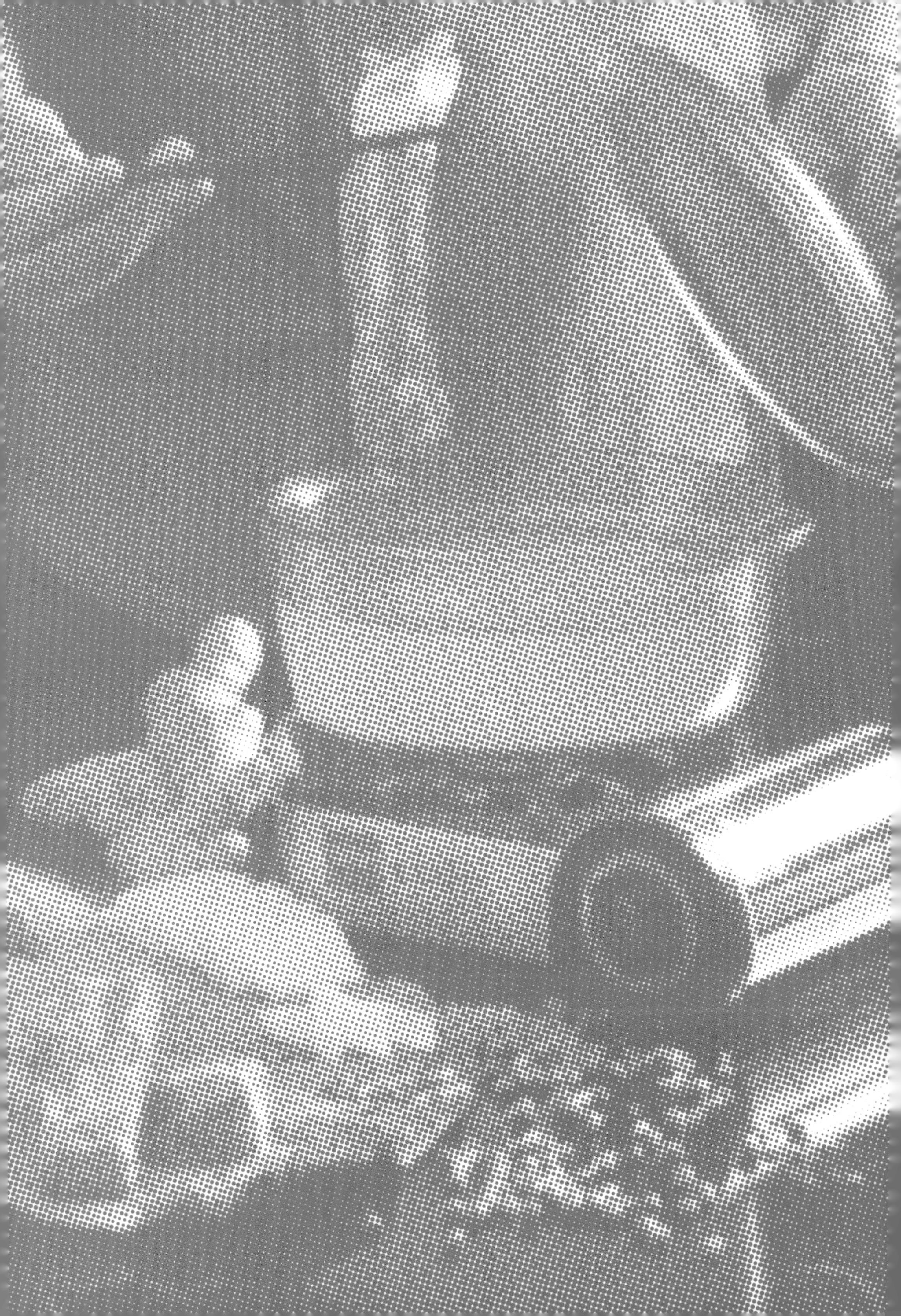

精品安国药膳图谱

安国市地方志编纂委员会◎编
于盼粘◎主编

中国纺织出版社有限公司

图书在版编目（CIP）数据

精品安国药膳图谱 / 安国市地方志编纂委员会编；于盼粘主编 . -- 北京：中国纺织出版社有限公司，2024.1

ISBN 978-7-5229-1217-2

Ⅰ . ①精… Ⅱ . ①安… ②于… Ⅲ . ①药膳—安国—图谱 Ⅳ . ①R247.1-64

中国国家版本馆 CIP 数据核字（2023）第 213939 号

责任编辑：闫 婷 金 鑫 责任校对：寇晨晨

责任印制：王艳丽

中国纺织出版社有限公司出版发行

地址：北京市朝阳区百子湾东里 A407 号楼 邮政编码：100124

销售电话：010—67004422 传真：010—87155801

http://www.c-textilep. com

中国纺织出版社天猫旗舰店

官方微博 http://weibo.com/2119887771

北京华联印刷有限公司印刷 各地新华书店经销

2024 年 1 月第 1 版第 1 次印刷

开本：889 × 1194 1/16 印张：12

字数：108 千字 定价：298.00 元

精品安国药膳图谱编辑委员会

感谢安国市人民政府的大力资助！

序

中医药是中华民族在5000多年文明进程中，不断实践，不断探索，逐渐形成的、独具特色的国粹文化。食疗药膳是中医药学的重要组成部分，是中华文化瑰宝。河北省安国市有千年药业历史，是全国药材集散地、世界中药文化中心，安国药膳随安国药市兴起而发展起来。

近年来，随着健康观念和医学模式转变，中医治未病思想、天人合一理论、身心并重观念深入人心。中华药膳在保障人民身体健康、民族繁衍中占据重要地位，在防治常见病、多发病、慢性病和重大传染性疾病中的确切作用也日益得到国际社会认可。安国药膳纳南北药膳之品质，集东西药膳之优长，是中华药膳体系中的重要一员，在中医药界享有盛誉，深受大众喜爱。挖掘、继承、发展安国药膳，是弘扬中医药文化的需要、提高人民身体健康水平的需要，也是经济发展的必然。

安国人民从古至今，有着海纳百川的胸怀，待商如宾的品格。历史上，全国各地“十三帮”药商汇聚安国经营，改革开放后安国药市率先开放，仍为全国的中药材集散地和经营中心之一。全国药膳大赛多次在安国举办，安国药膳不仅引进了丰富的品种，融进了现代营养学内涵，也从饭店餐饮走向预包装食品机械化生产，成为安国经济增长点之一，势必会带动与药膳有关的无公害、绿色、有机动植物原料养殖、种植，产品规模化生产，线上线下销售等行业发展壮大。包括安国药膳在内的中华药膳不仅以多种形式走上全国人民的餐桌，也将随着“一带一路”走向世界，为促进终端消费市场增长、服务人类健康贡献安国力量。

《精品安国药膳图谱》的出版，显示着安国药膳在发展的道路上又向前迈进了一步，深表祝贺！感谢安国药膳制作、生产企业推出精品药膳，感谢编纂人员辛勤劳动付出！希望安国药膳企业与全国药膳研究、生产单位紧密合作，为发展、推广、普及药膳文化，为维护人类健康作出新的贡献。

中共安国市委书记 张冠群

安国市人民政府市长 吴忠林

2024年1月

编辑说明

一、《精品安国药膳图谱》采用图志体例，以图为主，辅以文字说明。

二、全书设概述、第一章药膳营养、第二章药膳热菜、第三章药膳凉菜、第四章药膳粥羹饮品、第五章药膳点心、第六章药膳预包装食品、附录、后记。

三、每章设无题小序，介绍安国药膳历史、发展、工艺等。

四、遴选 2023 年安国市餐饮、生产企业和个人制作的药膳精品、药膳预包装食品录入。

五、每道药膳图片下文字有：药膳名称、配料、做法、养生作用、制作单位、制作人、摄影人或图片提供单位等。

六、食材（含药食两用药材）、调料名称采用标准名称或地方习惯名称。

七、书中涉及的动物、植物食材均为人工养殖、种植品种。国家级野生保护动物、植物，不可捕杀、贩卖和食用，其他级别保护动物、植物，也不建议食用。

八、附录中附以往全国（安国）“药王邳彤杯”药膳大赛中安国市厨师制作药膳的视频（二维码）、安国市名中医研究的药膳方、河北百消丹药膳食品有限公司药膳预制菜部分生产设备、安国人创作与安国药膳有关的诗词歌赋。

九、采用现代汉语书面语体文。所用文字以 1986 年国家语言文字委员会重新公布的《简化字总表》为准。

十、数字书写以中华人民共和国国家标准 GB/T 15835—2011《出版物上数字用法的规定》为准。

十一、计量单位以 2014 年 3 月 1 日起施行的《中华人民共和国法定计量单位》为准。

十二、资料来源为餐饮单位、生产企业、个人提供。

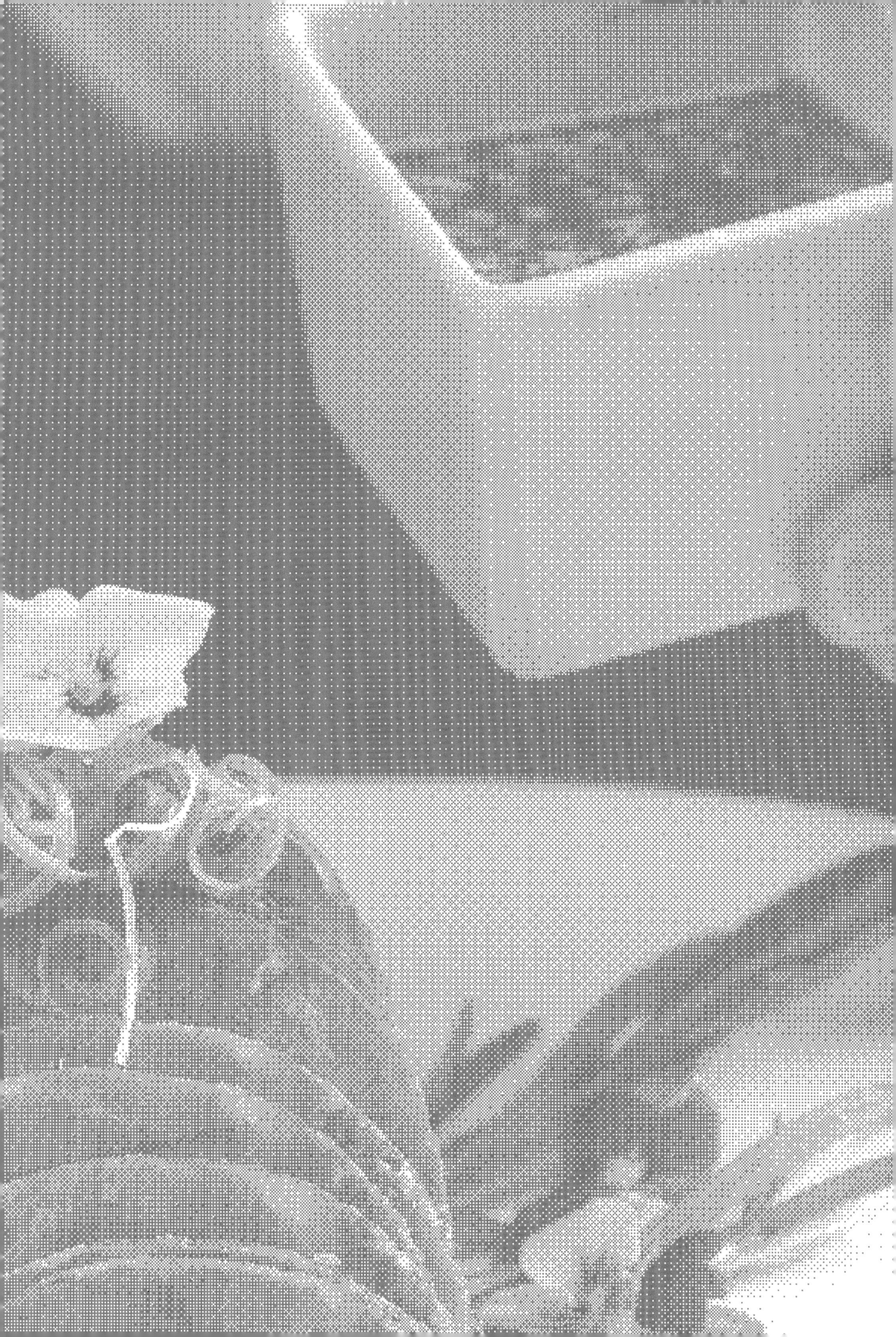

目录

注：*为人工养殖动物。

第二章 药膳凉菜

注：*为人工养殖动物。

第四章 药膳粥羹饮品

第五章 药膳点心

109

第六章 药膳预包装食品

133

精品安国药膳制作视频

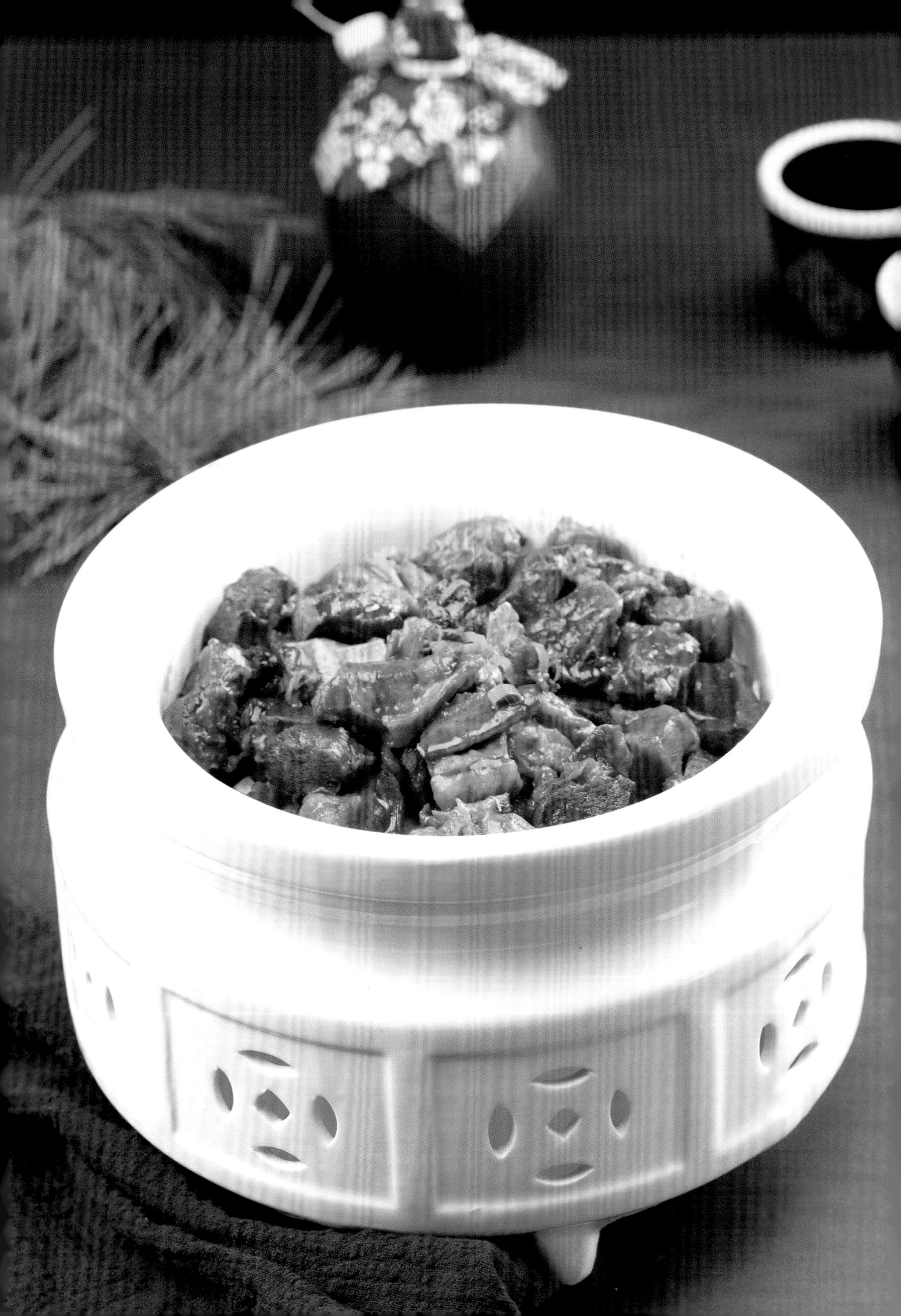

概述

Jingpin Anguo Yaoshan Tupu

精品安国药膳图谱

药膳是药材与食材相配而做成的美食。药膳发源于我国传统饮食和中医食疗文化，是以药食同源、医食同功为原理，融药食两用的中药、常用食物于一体的综合性食疗学科，是中华民族的宝贵文化遗产，也称为中华药膳。

安国药膳是中华药膳大家族中显要的一员，无论是口口相传，还是文字记载，安国药膳都有着悠久的历史。

安国地处华北平原，古代旱涝无常，灾害频仍。先民在荒年挖野菜、捋树叶、打猎充饥中，发现了很多动植物食材，与常用食物搭配烹食，具有疗疾治病的作用。每逢青黄不接的时节，人们常常以马齿苋、苦菜、酸酸柳、榆钱、榆树叶、枣树叶、柿树叶、槐花、蒲公英、野蒜等野菜、野果和树叶果腹，捕捉兔、鼠、禽类、鱼鳖等补充营养。因此，先民在长期的生活实践中，逐渐了解和掌握了一些具有药食两用功效的野生动植物（药材）入膳的知识，并一直流传下来。

安国建县较早，西汉时期即设立了安国县，有关安国的记载不乏于史册，特别是东汉建立前期“王郎赶刘秀”在安国一带有着广泛传说。今安国药王庙中供奉的药王爷——邳彤，即是刘秀麾下二十八将之一。传说在带兵打仗中，邳彤一边指挥作战，一边研习中医中药，搜集民间方剂，为将士和百姓疗疾治病。北京电视台播出的《养生堂》节目曾讲述邳彤得知家乡闹瘟疫，回乡看望乡亲，了解到一些村庄在大瘟疫流行时可以独善其身，仔细调查发现，家家户户水缸中泡贯众以解瘟疫，便在安国一带普遍推广，救民于水火之中。一直传到现在的民间药膳方剂有辅助治疗热毒、血痢的马齿苋粥，辅助治疗咽喉肿痛、牙龈出血的蒲公英茶，辅助治疗经血不调、痔疮漏血的槐花米粉糕，有消炎祛暑作用的绿豆荷叶汤、治疗脚气的薏米芡实粥、用于春夏养阳的“黄鸟串树林（韭菜炒绿豆芽）”等。

安国先民不仅采集草药用于治病养生，而且在生活、生产实践中，引种野生药材获得成功，并且一直发展至今。东汉时期，安国从军的先民在辗转太行山征战中，发现山药可以充饥强体，便采集种苗带回家乡试种，经过历代安国药农优化品种，最终形成独具安国特色的“八大祁药”之一——小白嘴山药。

由于安国水陆交通便利，具有温凉适宜的自然地理环境，以及悠久的用药、种药习惯，到北宋年间便随着药王庙的建立，形成了中药材交易市场，逐渐发展壮大，到明清时期成为东货换西货、南北大交流的全国性药材集散地。安国药市各种药材应有尽有，“举步可得天下药”，安国药膳因此拥有得天独厚的物质基础。

宋代《太平圣惠方》《圣济总录》和官修《太平惠民和剂局方》的印行，在安国影响巨大，出现了引方开店、面市制药的繁荣局面。到明清时期，街衢巷陌皆有生药、熟药和制成药出售。出现了药店林立，药材、药膳产品繁多的局面，较著名的有万历年间开业的三槐堂、明槐堂和随后相继开业的体延堂、瑞生堂、永和堂、万春堂等，生产润肺止咳的二冬糕（天冬、麦冬），补血调经的四物汤，益气养血的四君粥等。在出售的药材商品中即有药粥料、药酒料、药茶料等，人们买回这些药食用料，自己熬粥、泡酒、煮茶等。同时，安国的饭馆中也有以药材与普通食材配制的药膳面市，宴宾楼饭庄推出的蜜糖山药、紫苏火烧、黄芪炖鸡、杜仲腰花、内金大饼、薏莲芡实粥等广受商民欢迎。

安国人民尊商重客，全国各地药商云集安国，客商以省自为帮形成常驻安国的“十三帮”。各地药商随着经营药材，也将各地养生方式、药膳制作技艺带到安国，有关东帮的人参酒、人参炒鸡片，京通卫帮的茱萸麻酱腰花，宁波帮的菊花涮锅子，山东帮的沙参炖梨，湖北帮的茯苓烙饼、茯苓蒸包子，广帮的冬虫夏草泡酒、冬虫夏草炖鸭子等。清代中期以后，安国药膳声名鹊起，不但本地人和外地驻安国人经常食用养生保健的药膳，而且外地客商自安国回原籍时，也携带大量的紫苏糖，含有杏仁、桃仁、黑芝麻仁的五仁大八件，用香附、白术、绿豆、黑豆、牛乳、麦芽等制成的清宁糕等药膳糖果点心，作为特色礼品馈赠亲朋好友。

抗日战争爆发后，安国药商和常驻安国的客商大批迁往天津，在天津形成安国药市街。随药商迁入天津的安国饭馆将多道安国药膳菜品带到了那里，特别是加入多种药材调料的安国卤煮鸡、安国香肠和以果树锯末烤制的马蹄烧饼，是安国药商和客商就餐的必食品种。

改革开放后，安国药市迅速恢复壮大，安国药膳也受雨露滋润，茁壮升腾发展。20世纪80年代初，北方贸易货栈餐饮部挖掘、研究、整理安国历史上的药膳品系，推出清炖八珍鸡、参归炖羊肉、西瓜酿鸡、虫草扒肘子、什锦山药糕、菟丝子蒸米饭、百合肉片等20多道药膳，使安国药膳在传承中又有发展，迅速影响了全国中药业和餐饮业，北京、天津、上海、广州、重庆、西安等全国各大、中城市的药业、餐饮业单位大多与安国建立了药材、药膳材料的购销业务。适逢安国被国家列为对外国人开放县，国际友人纷纷参观、采访安国药业，除药气浓郁、货山药海的市场吸引着他们的眼球外，色香味形和养生作用俱全的安国药膳，使他们大饱口福，深深刺激了他们的味蕾，对安国药膳赞不绝口。1990 年 4 月，诗人韩克华到安国参观后，写下《赞天下第一药市》，诗中有“宴请宾朋用药膳，药浴除病济世汤”的赞誉。

安国北方贸易货栈经理、中国药膳研究会会员安庆昌先生，70岁退休后又担起安国市中药研究所所长重任，继续致力于中药、药膳研究。他指导安国市一批餐饮企业开设药膳餐厅，将传统安国药膳推向更广阔的市场。一些宾馆、酒店推出吃药膳、饮药酒、喝药茶、洗药浴、睡药枕等一系列中医中药养生服务项目。安庆昌先生在90多岁时，出版了“中药宝典”系列丛书，其中《安国药膳》记述了营养滋补类、防病祛病类、辅助治疗类、抗衰防老类、护肤美容类、保健酒类、保健茶类7大类200多道安国药膳谱，为传承、发展安国药膳文化积累、保存了宝贵资料。

在安国药膳蓬勃发展的大背景下，安国市涌现出了安国宾馆、花园宾馆、药都大酒店、国际大酒店、祁膳坊、银河酒店等一批药膳餐饮服务企业，推出传统中医药养生与现代保健相结合、适合多种人群口味及保健养生需求的药膳品种。2013年9月，河北省政府公布安国药膳为省级非物质文化遗产。2018年春，中国药膳研究会与安国市政府联合举办以“药王·药都·药膳”“健康·文化·养生”为主题的安国（全国）首届“药王邳彤杯”药膳大赛，到2021年共举办3届，掀起安国药膳研究、推广、普及高潮。

安国药食两用预包装食品、药膳预制菜起步较早。20世纪70—80年代，安国县制酒厂以药食两用物品为原料生产黄酒、松醪酒。安庆昌先生研制三珍茶，广受养生者欢迎。90年代初，祁州酒业有限公司生产枸杞干红养生酒、长生酒、菊花酒、红花露、黄芪益寿酒等；域内饮片厂生产一些既是食品又是药品的菊花、枸杞、罗汉果、胖大海等精制包装饮片作饮品出售。1994年，安国市大力食品厂以大枣、桂圆、蜜制甘草、菊花等为原料生产“盖碗茶”。1996年，市职业教育中心建翁氏保健茶厂生产袋泡养生茶，出口东南

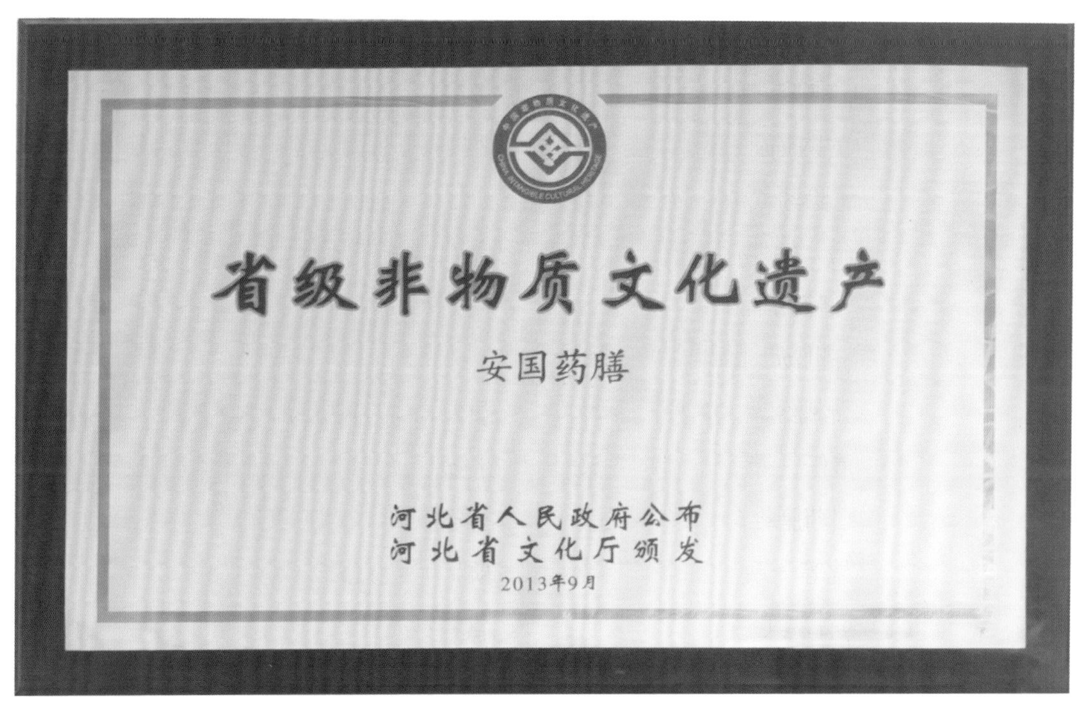

河北省人民政府公布、河北省文化厅颁发的省级非物质文化遗产——安国药膳牌匾

亚国家。进入21世纪，安国市陆续建立几十家生产药食两用预包装食品和药膳预制菜企业，生产养生茶、养生粥、即食养生粉、养生酒、养生食用油，以及当归羊肉、黄芪炖鸡等药膳预制菜。安国市本地企业金木集团、河北百消丹公司、美威药业集团等建立了药膳预制菜和预包装食品国家标准生产线，产品畅销全国多地，并出口国外。

安国市集药材种植、加工、集散于一体，安国药市在全国乃至世界中医药界享誉甚高，安国人民有着食用和生产药膳的传统，是发展药膳产业的不二宝地。尤其近年来，在人类回归自然的呼声下，药膳这种寓治养于食的天然食品，备受青睐，安国药膳和药膳预制菜、药膳预包装食品正在向工业化、现代化发展，其产品定会更多地走向全国，走向世界。

第一章 营养药膳

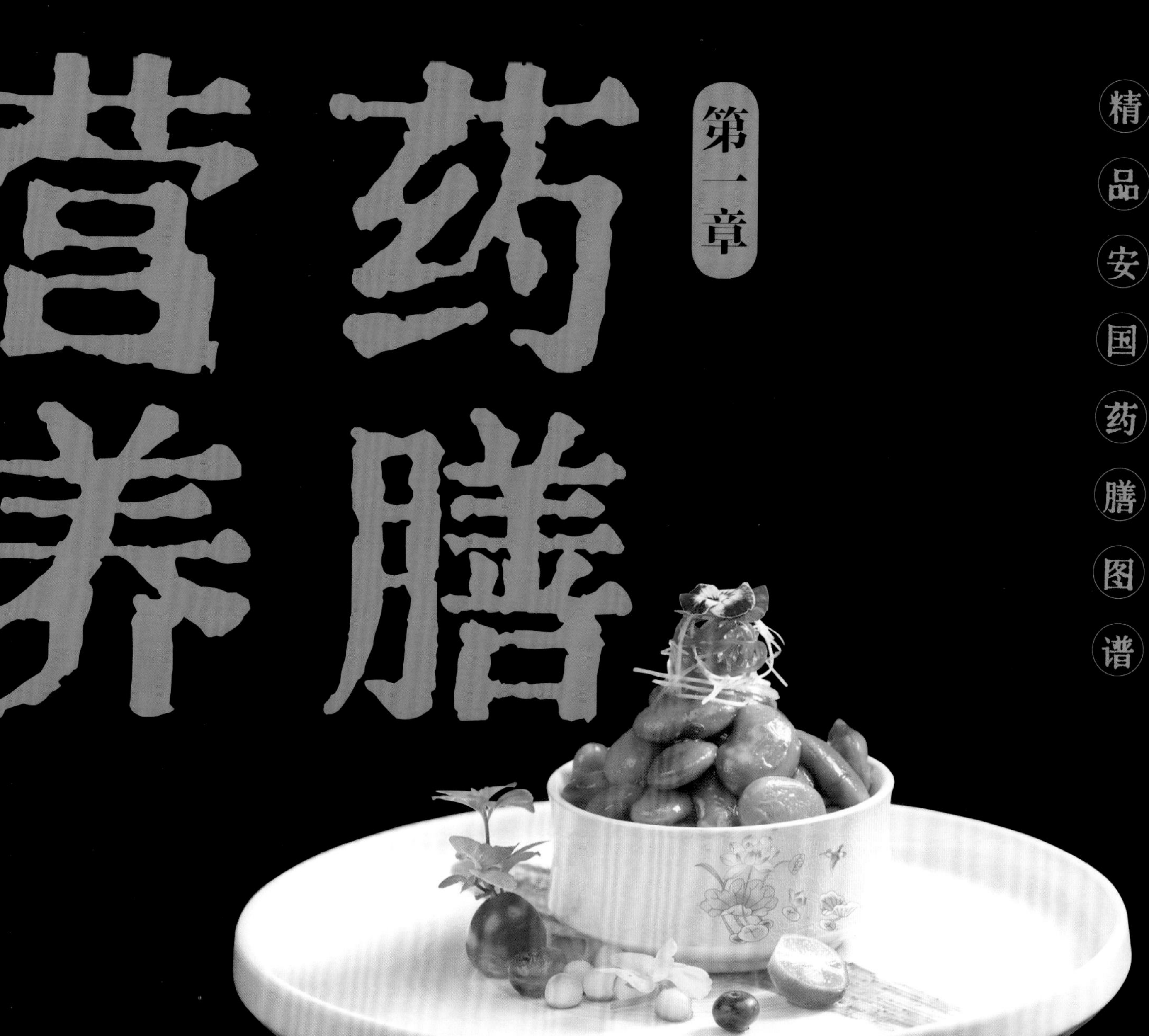

一、食材与药材

“食药同源”，早在两千多年前的《黄帝内经》就有记载。“药之不及，针之不到，必须食补”，是古人对食疗的肯定。

唐代孙思邈认为“夫为医者，当须先洞晓病源，知其所犯，以食制之，食疗不愈，然后命药”。说明古代医者对疾病的治疗，先用食疗，食疗效果不能治愈疾病后，才考虑用药。这也和西周时期将医学分为“食医、疾医、疡医、兽医”四大类，食医为首的思想一脉相承。

孙思邈明确提出“药食同源”概念，指出“用其充饥则谓之食，以其疗病则谓之药”。无独有偶，古希腊医学家希波克拉底（Hippocrates）在公元前400年提出“食物即药”的观点，与我国古代“药食同源”学说有惊人相似之处。

同时，中外都有治疗疾病的食疗方，东晋葛洪撰写的《肘后备急方》记载了用海藻酒治瘿病（甲状腺肿）、用猪胰治消渴病（糖尿病），以及用豆豉、大豆、小豆、牛乳、鲫鱼、胡麻六种食物治疗脚气病的食疗方。南朝齐梁间的陶弘景总结前人本草，写成《本草经集注》，首次把药物分成八类，其中就有三类，即果、菜、米食属于食疗物品。公元659年，孙思邈的弟子孟诜编写了我国第一部食疗专著《食疗本草》，书中共收录食物227种，分别介绍食物的性能、效用、烹调方法，以及进食原则等。希波克拉底也曾用海藻治疗甲状腺肿、用动物肝脏治疗夜盲症和用含铁的水治疗贫血。

中国古代关于食材与药材之间相互转换关系的记载很多，《本草纲目》《神农本草经》《黄帝内经》《本草经集注》等都有很多关于食疗方剂以及食物药性、功效、食用方法等方面的记载。对食材与药材之间转换的认识是通过大量临床实践总结出来的，这就是我们所说的食疗学。可以说，食疗学是建立在中国传统文化基础之上的一门医学理论体系，也是中医学中不可或缺的一部分。

随着科技和医学水平的不断进步，很多食品中的功能成分被挖掘，其功能也被现代科学研究所证实。如人们发现大豆含有大豆异黄酮，具有植物雌激素的作用，可以延缓更年期和骨质疏松的发生；十字花科蔬菜含有异硫氰酸盐，可以降低癌症发生的风险等。而很多药物，在漫长的岁月中，已被人们逐渐接受作为日常食物食用。早在1987年，原卫生部在《禁止食品加药卫生管理办法》的附表中首次公布了《既是食品又是药品的物品名单》，收录33种；1988年，卫生部食品卫生监督检验所详细公布了“药食同源”第一款中的29种《既是食品又是药品的物品名单》，增加至61种（1种重叠）；1991年，卫生部卫监发〔1991〕第45号文和1998年卫监发〔1998〕第9号文，分别增加8种，至77种；2002年，卫生部卫法监发〔2002〕51号文，增加至87种；截至目前，药食同源目录纳入的中药材已超过100种。

因此，不仅要研读中医古籍中对于食材与药材之间相互转化关系认识，还要通过大量翔实可靠的历史数据和相关文献资料，以及严谨的科学方法进行研究，通过临床实践、现代科学研究来验证这些认识的正确性和科学依据。

安国药市有人参小区、花茶一条街、调料市场，专营药食两用物品，并有检测机构提供农残、重金属、细菌总数等检测服务，为安国药膳和全国各地药膳发展提供高质量原材料。

二、营养与中医药膳

随着社会的发展，人们的生活水平逐渐提高，越来越多的人关注自己的身体健康，人们把目光从过去单纯追求物质生活提高到对健康的关注上。健康是人最宝贵的财富，没有了健康就没有了一切，因此人们越来越关注自己的健康。

随着经济水平不断提高，人们对“吃”更是情有独钟。慢性非传染性疾病，如肥胖症、冠心病、糖尿病、高血压、恶性肿瘤等的发生率也越来越高。大量证据表明，这些疾病都和饮食营养存在一定的相关性，是营养失衡的结果，营养水平低会导致疾病发生或影响疾病治疗效果；反之营养水平过剩也会导致疾病发生或影响疾病治疗效果。

越来越多的证据表明，针对营养失衡导致的机体内部机能失调，中医有很好的效果。早在古代，很多中医观点就和现代营养学认识不谋而合。成书于西汉时期的《黄帝内经》中，就有“五谷为养、五果为助、五畜为益、五菜为充，气味合而服之，以补精益气”这一符合现代营养学观点的记载，既诠释了不同食物的作用不同，又指出了食物多样才能维持健康这一闪烁着科学光辉的思想。元代的忽思慧所著的《饮膳正要》，是我国最早的一部营养学专著。他在书中强调：“夫安乐之道，在乎保养……故善养性者，先饥而食，食勿令饱，先渴而饮，饮勿令过。”同样和现代营养学关于健康饮食和饮水的观点不谋而合。

从机制上看，中医和营养学惊人地相似，中医治疗病人，强调针对病人的情况，通过调整阴阳平衡、扶正固本等原理，将人体状况调整到最好的状态，疾病自去，这也是中医“治本”的根据所在。从措施上，中医和营养学也是异曲同工，中医强调辨证施治、因人而异，营养学则强调根据个人状态、身体条件如年龄、性别、身高、体重等进行精准营养调控。

健康是人类共同追求和向往的理想境界，而营养学和中医结合，吸收中医的精髓，才能更好地发挥作用，例如，现代营养学可以根据每个人的个人情况，计算并搭配出一套无论是能量、蛋白质、脂肪、碳水化合物，还是维生素、矿物质，都完全符合人体需要的套餐。套餐中的食材搭配合理，如果都是热性食物，或者都是寒性食物，则不利于健康的维持。

（一）精准营养

1. 不同性别

针对女性和男性的生理特点、活动消耗的不同，男性和女性对蛋白质、脂肪、碳水化合物等产能营养素的需求也不同，饮食供应也不同。

2. 不同生命周期的人群

（1）儿童时期的营养对儿童的生长发育、智能发育都有很大影响，儿童时期营养素摄入不足，将直接影响以后的营养状况。家长对孩子要进行科学营养指导，同时鉴于儿童消化系统尚未发育完善，也要给孩子提供一些适宜的、易消化吸收的针对性食物，以满足其生长发育需要。安国药膳中就有鸡内金干饼等适宜儿童助消化的食品。

（2）青少年时期代谢旺盛，对各种营养素的需求量较大，同时也是身体发育最快、能量消耗最大的时期。在这个阶段对营养的要求比其他各年龄段都高。因此，青少年应适量增加营养摄入，特别是构成机体的蛋白质、钙、铁、锌、碘等营养物质。同时也要注意各种营养素之间的相互影响和相互补充。安国药膳中的健脾胃等膳食，即可帮助吸收各种营养物质。

（3）成年时期是人一生中的事业发展阶段，也是人体各种器官功能比较恒定的时期。因此，需要提供充足、均衡、合理的营养来维持机体正常生理功能和各种代谢活动。针对成年人熬夜、过度劳累等特点，安国药膳有调理睡眠、健肝强肾、补脑益心等膳食，经常食用可保障成年人有旺盛的精力。

（4）老年时期由于生理功能减退及代谢降低，对许多营养素的需求也会发生变化，而且这些变化与年龄和身体状况有关，如钙、磷等无机盐在老年期易出现缺乏；脂肪在老年期易出现低密度脂蛋白胆固醇增高等。因此，老年人应注意在膳食中补充足够的优质蛋白质、适量脂肪、维生素和无机盐等。适宜老年人食用的安国药膳有黄芪炖鸡、清蒸山药等很多膳食品种。

（5）孕产妇由于在妊娠期营养和能量消耗增大，且需要承担胎儿发育的营养供应，因此需要增加营养，同时维持胎儿生长需要更多的钙、铁、碘、锌、叶酸等营养素。安国药膳中的保胎药膳独具特色。

3. 慢性病病人和危险人群

有营养相关性慢性病，如高血压、冠心病、糖尿病等病人，或有这些疾病家族史的人，应根据不同疾病的发生发展的机制、危险因素，制订相应的饮食营养方案，预防疾病的发生，或延缓并发症的发生。同时，可以在日常饮食中，选择或由中医医生推荐的食疗方案。安国药膳中的杞菊决明茶、山药玉竹葛根饮、黄精玉兔等适宜三高人群食饮。

4. 特殊气候条件地区人群

高温气候、低温气候、高原、极地等地区人群，需要根据不同情况下人体代谢的变化，采取特别的营养和食疗方案。安国药膳有春夏秋冬茶饮和膳食。

5. 特殊职业人群

从事接触重金属、苯等化学有毒物质作业，或工作环境存在有害物质污染的职业人群，应根据有毒物质对机体的影响，采取营养补充、中医调理等食疗方案，安国药膳中的百合清肺汤、清肝明目饮等都是这类人群的有益膳食。

6. 其他特殊需求人群

肿瘤患者需要免疫增强剂；肝病患者需要护肝药物；糖尿病患者需要胰岛素增敏剂等。安国药膳中具有提高免疫力、抗氧化等功能的膳食，可满足不同人群特殊需要。

（二）营养来源

1. 日常膳食

日常膳食结构由谷薯类、蔬菜水果类、畜禽鱼蛋奶类、大豆坚果类四大类食物组成。

（1）谷薯类　薯类食物主要提供碳水化合物和一定的蛋白质。谷类食物是膳食中最主要的碳水化合物来源之一，每人每天应摄入谷类食物200～300克（其中，全谷物和杂豆50～150克），薯类食物50～100克。

（2）蔬菜水果类　蔬菜水果是维生素、矿物质和膳食纤维的重要来源，每人每天应摄入蔬菜类食物300～500克，水果类食物200～350克。

（3）鱼、禽、蛋类、瘦肉、奶类　此类为优质蛋白质、钙和B族维生素等营养素的重要来源，鱼、禽、蛋类和瘦肉摄入要适量，平均每天120～200克，奶制品摄入量相当于每天300毫升的液态奶。

（4）大豆坚果类　大豆坚果是植物蛋白、不饱和脂肪酸、维生素和矿物质等营养素的重要来源，每人每天应摄入25～35克。

食物的色、香、味也影响着人们的食欲，并对机体健康起着重要作用。因此，膳食应做到合理搭配，以保证各类食物中营养素的全面均衡摄入。其中，谷物是人体必需营养素的重要来源，也是人类健康所必需的能量来源；大豆及其制品是植物蛋白、不饱和脂肪酸、B族维生素和矿物质的重要来源；蔬菜水果为人体提供充足的维生素和膳食纤维。另外，烹调用油应以植物油为主，控制动物油摄入，食用盐每天不多于5克为宜。

合理膳食是指平衡膳食宝塔中所包含的各类食物品种和数量，以及平衡膳食宝塔中各类食物合理搭配而成的一种饮食模式。

2. 具有调理作用的药膳饮食

药膳食疗是我国传统的饮食疗法之一，是指应用药物或其他物质，通过调整机体内部的阴阳气血而达到治疗疾病的目的。药膳以药食两用食物为原料，按一定方法加工烹调而成，兼具色、香、味、形，并有一定营养价值和医疗保健作用。

药膳饮食是具有调理作用的饮食，其中包括食疗和药疗。食疗是指通过食物来调理身体，达到治疗疾病的目的；药疗是指通过用药物来调理身体，达到治疗疾病的目的。药食两用就是食物和药物具有同一功效或类似功效。

（1）调养脾胃　脾胃乃后天之本，气血生化之源。《素问・生气通天论》说："饮食自倍，肠胃乃伤。"饮食过量会导致胃肠负担加重，从而损伤脾胃功能；而食物不能被消化吸收时又会产生内热，导致内热症、胃肠病等多种疾病。此外，脾胃还具有调节体内水液代谢的功能。安国药膳中就有调理脾胃功能的品种。

（2）调补肝肾　肝肾同源，肝主藏血、肾主藏精。肝有贮藏血液、调节血量的功能；肾有主水、纳气功能，所以说肝肾同源。在中医理论中，肝与肾关系密切。肝主疏泄而藏血，为阳脏；肾主藏精而主水，为阴脏；一阴一阳合而为和也。安国药膳有针对性地补益肝肾、疏肝理气调养方。

（3）调补肺脾　肺主气、司呼吸；脾主肌肉、统血、水谷精微和腐熟水谷，均在脾肺二脏中进行。调补脾肺的方法在安国药膳中应用非常广泛。

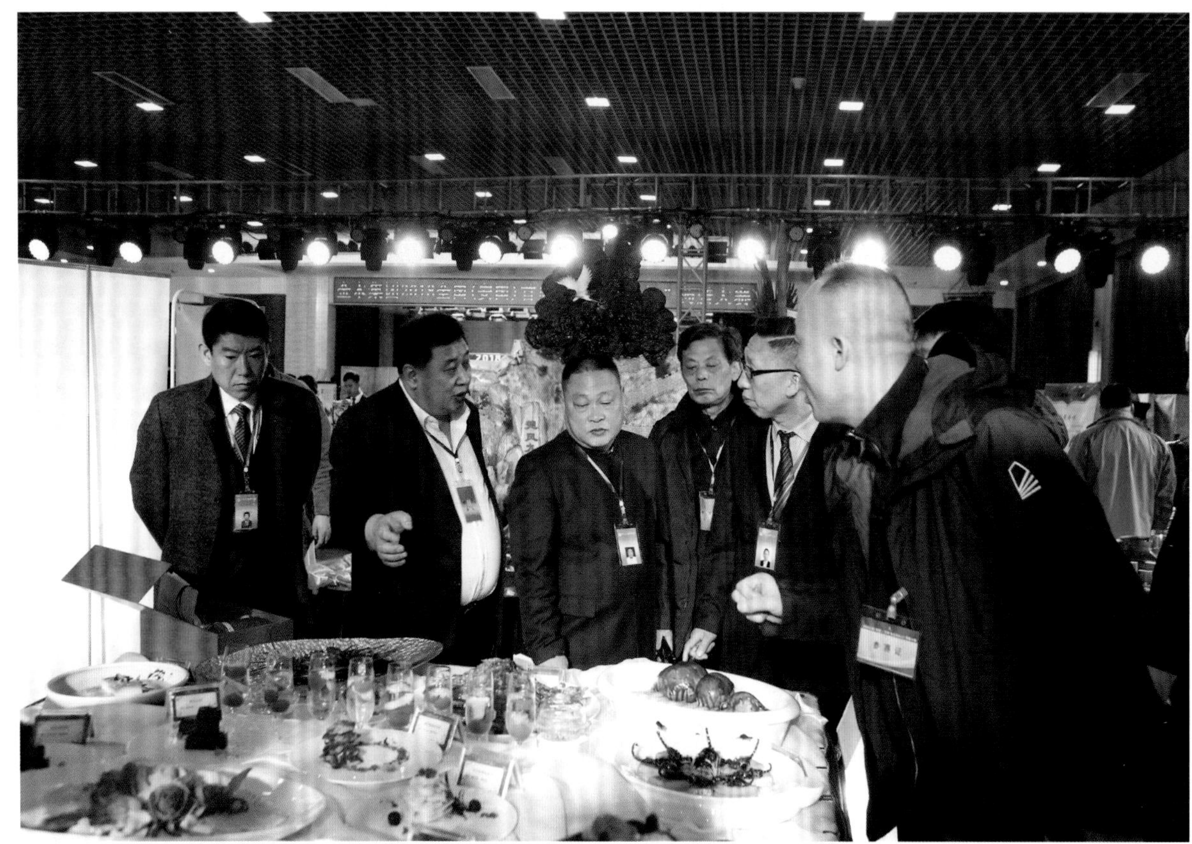

2018年全国（安国）首届“药王邳彤杯”药膳大赛现场一角

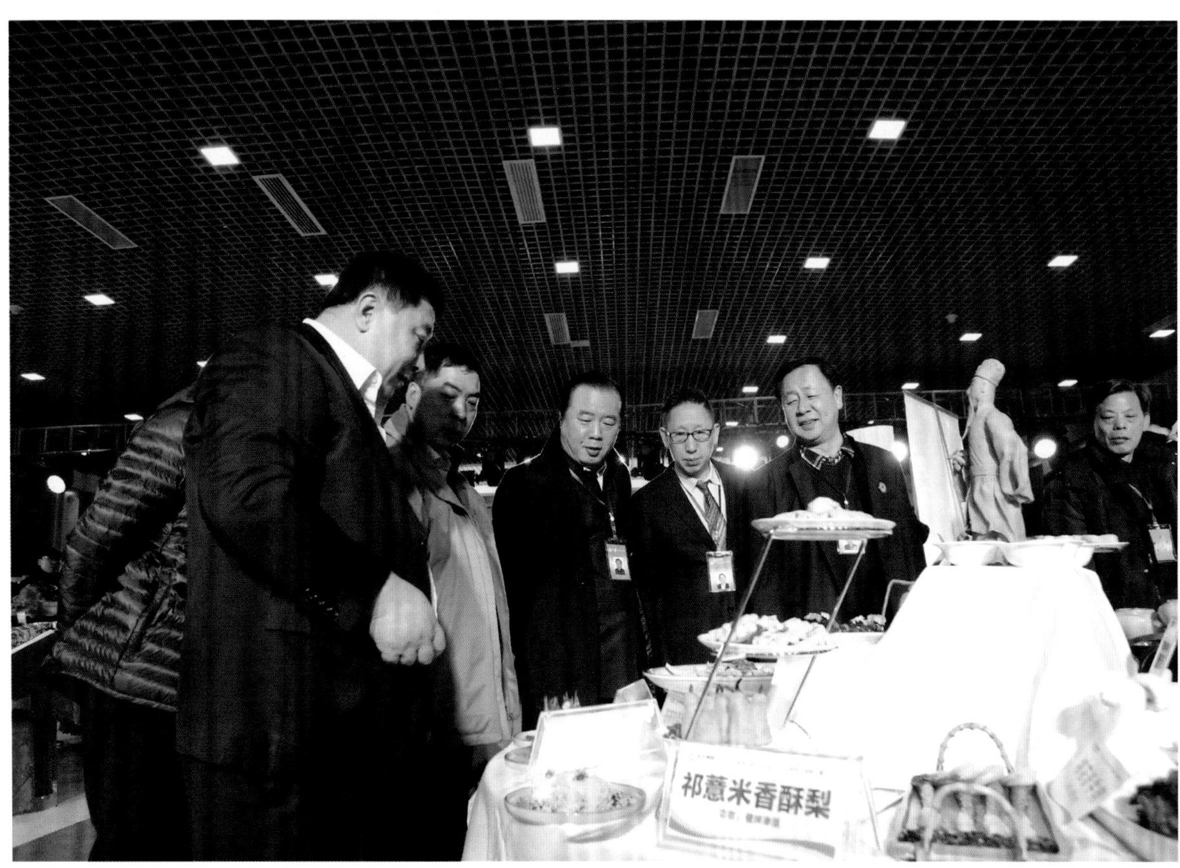

2018年全国（安国）首届“药王邳彤杯”药膳大赛现场一角

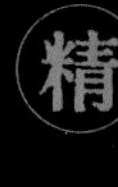
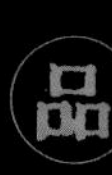
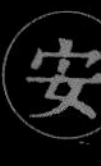
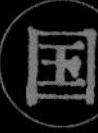
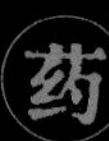
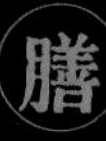
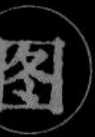

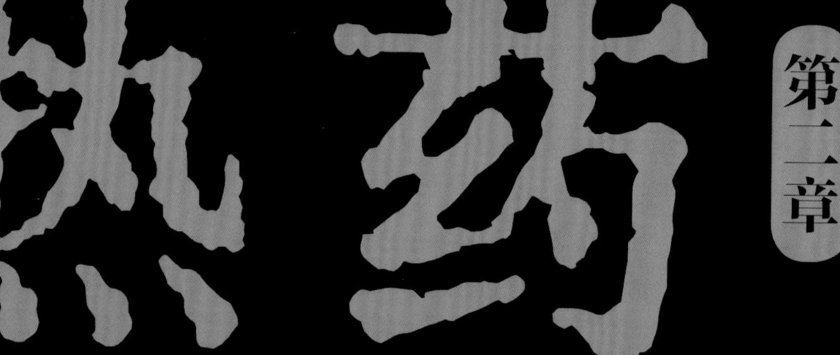

第二章 药膳热菜

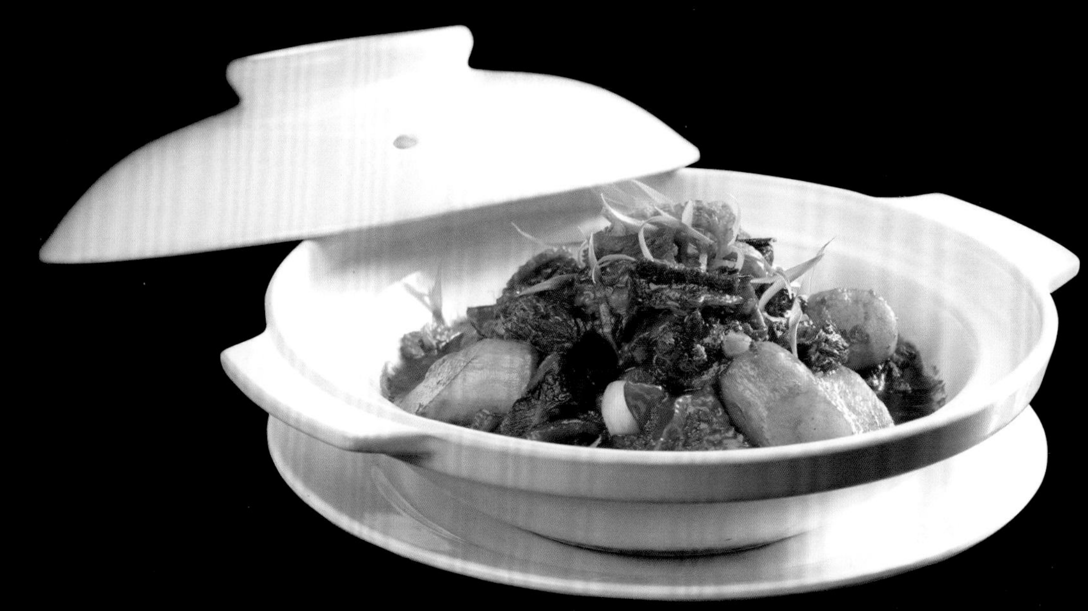

药膳热菜的烹调方法主要有炖、焖、煨、蒸、煮、炒、卤、烧等类型。安国药膳也是遵循这几方面的方法庖制，并有独特的药食同源食材加工技艺和使用选择在其中。黄精要经过九蒸九晒，决明子要炒而后用，姜有生姜、干姜、炮姜之分，橘皮有鲜用、陈用之别……安国药膳炖、蒸结合菜中的“翠衣黄芪酿鸡”，巧妙地运用中药材翠衣（西瓜皮）和整鸡、黄芪、枸杞等药材、食材搭配，首先经过炖制，然后用蒸制技术，视觉上为热气腾腾的整个西瓜的药膳上桌，夺人眼球，味美养生。“白山药红烧肉”以安国特产小白嘴山药、五花肉为主要原料，将传统红烧肉与有补肾健脾等作用的山药结合在一起，烧制出一道老少适口、四季皆宜的养生药膳。“安国卤煮鸡”是安国药膳卤煮菜品中的代表菜，将农家柴公鸡用药膳调料卤煮成熟后，再焖泡12～14小时，食用时入海碗加枸杞等蒸透，是民间宴席必用菜品，其制作工艺早在清代就传入保定等地。在传统药膳热菜基础上，安国药膳企业又开发了大批适宜现代养生的热菜品系，并且吸收了京菜、鲁菜、川菜、粤菜、淮扬菜等菜系的技艺用于药膳制作，更加彰显了安国药膳集全国药膳之大成的特点。黄精玉兔、杞芪乳鸽、拔丝山药、苁蓉牛肉、人参鸡片、菊花火锅、百合鱼片、陈皮小排、杜仲叶腰花、黄精烹大虾、玉竹黄精炖大鹅等都是安国药膳中的精品之作。

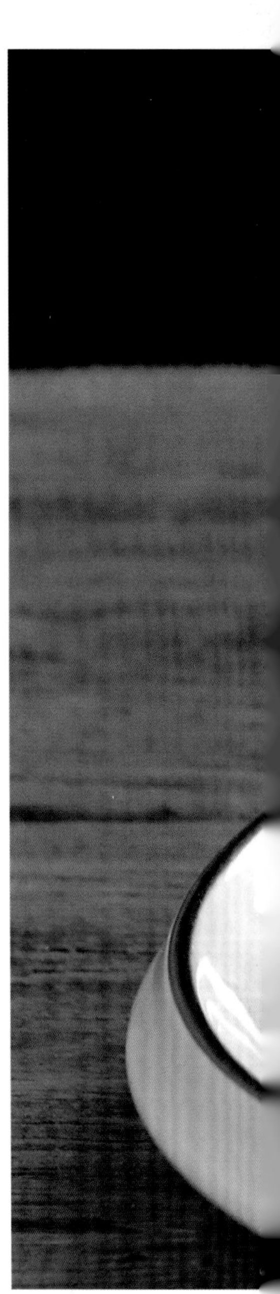

陈皮小排配雪莓

口味特点：雪莓白里透红，排骨酱香，酸甜适中

配料 排骨200克、草莓3个、祁山药少许，番茄沙司、排骨酱、白糖、白醋、姜片、陈皮、意大利黑醋适量

做法 排骨砍块、焯水备用；锅内放油，加姜片、番茄沙司、排骨酱炒香，入排骨，加水没过排骨，加入白糖、白醋、陈皮调味；小火炖至排骨熟，大火收汤汁至浓稠，烹入意大利黑醋；祁山药去皮蒸软加白糖用刀擀成泥，包在草莓上改刀一分为二，装盘即可。

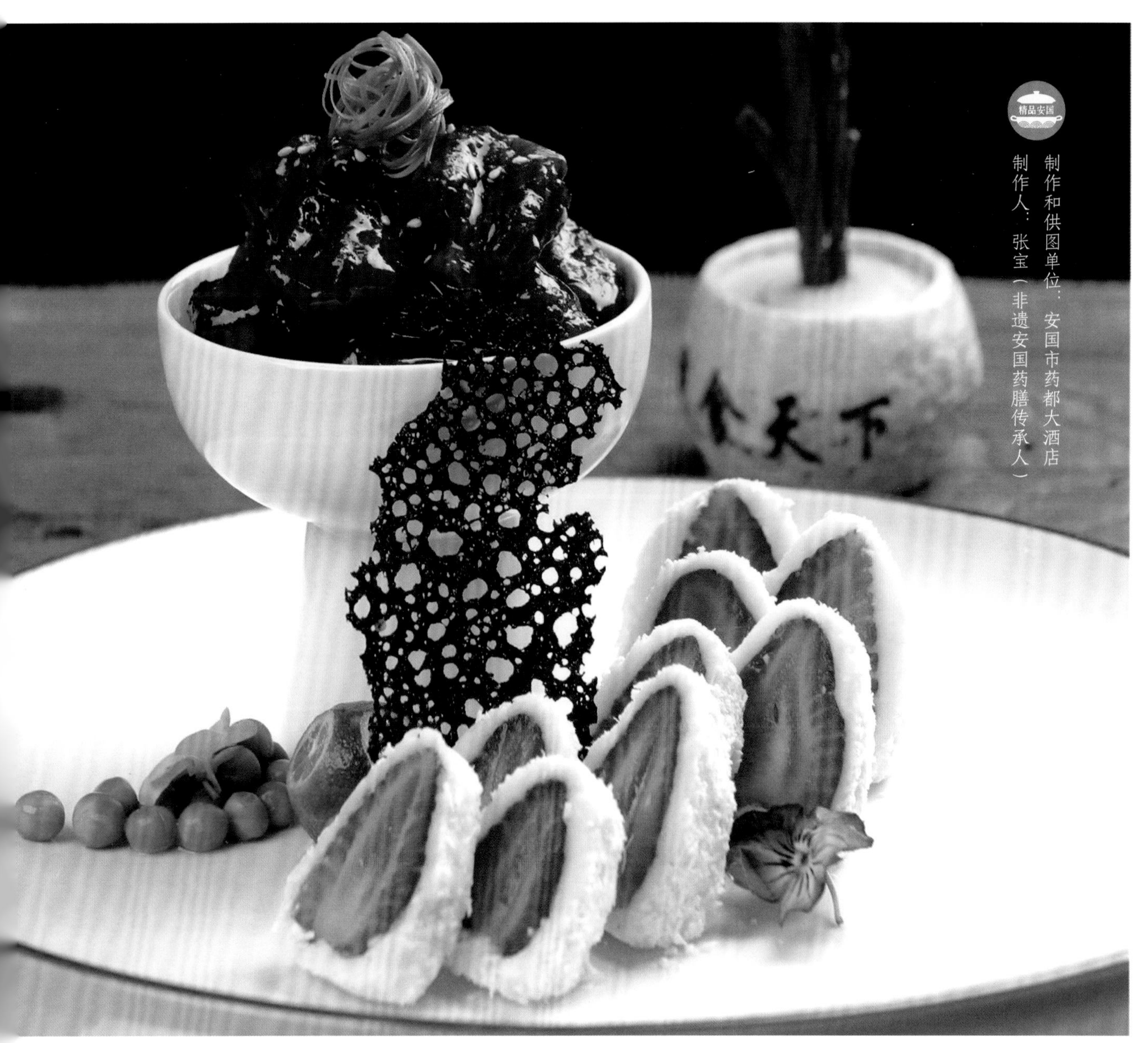

制作和供图单位：安国市药都大酒店
制作人：张宝（非遗安国药膳传承人）

骨香多宝鱼

口味特点：色彩分明，骨香肉鲜

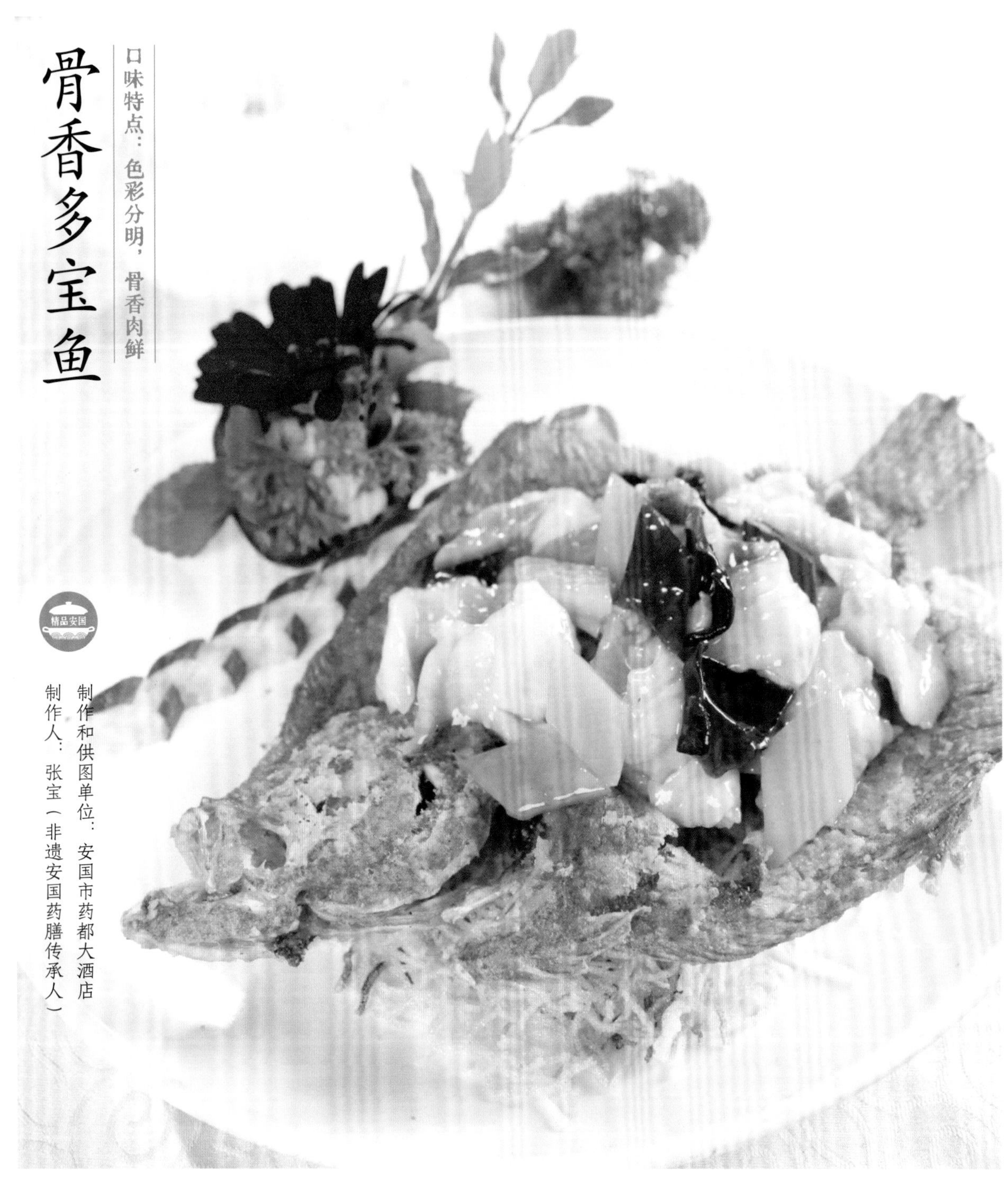

制作和供图单位：安国市药都大酒店

制作人：张宝（非遗安国药膳传承人）

配料 多宝鱼1条、白果10克、芦笋10克、百合10克、红椒10克、木耳20克，蛋清、盐、鸡粉、生粉适量

做法 将多宝鱼宰杀干净取肉片；鱼骨加盐、生粉腌制，入油锅炸制定型备用；鱼片加盐、鸡粉、蛋清、生粉腌制；用不粘锅把鱼片煎至两面金黄下入配料，加盐、鸡粉翻炒即可出锅装盘。

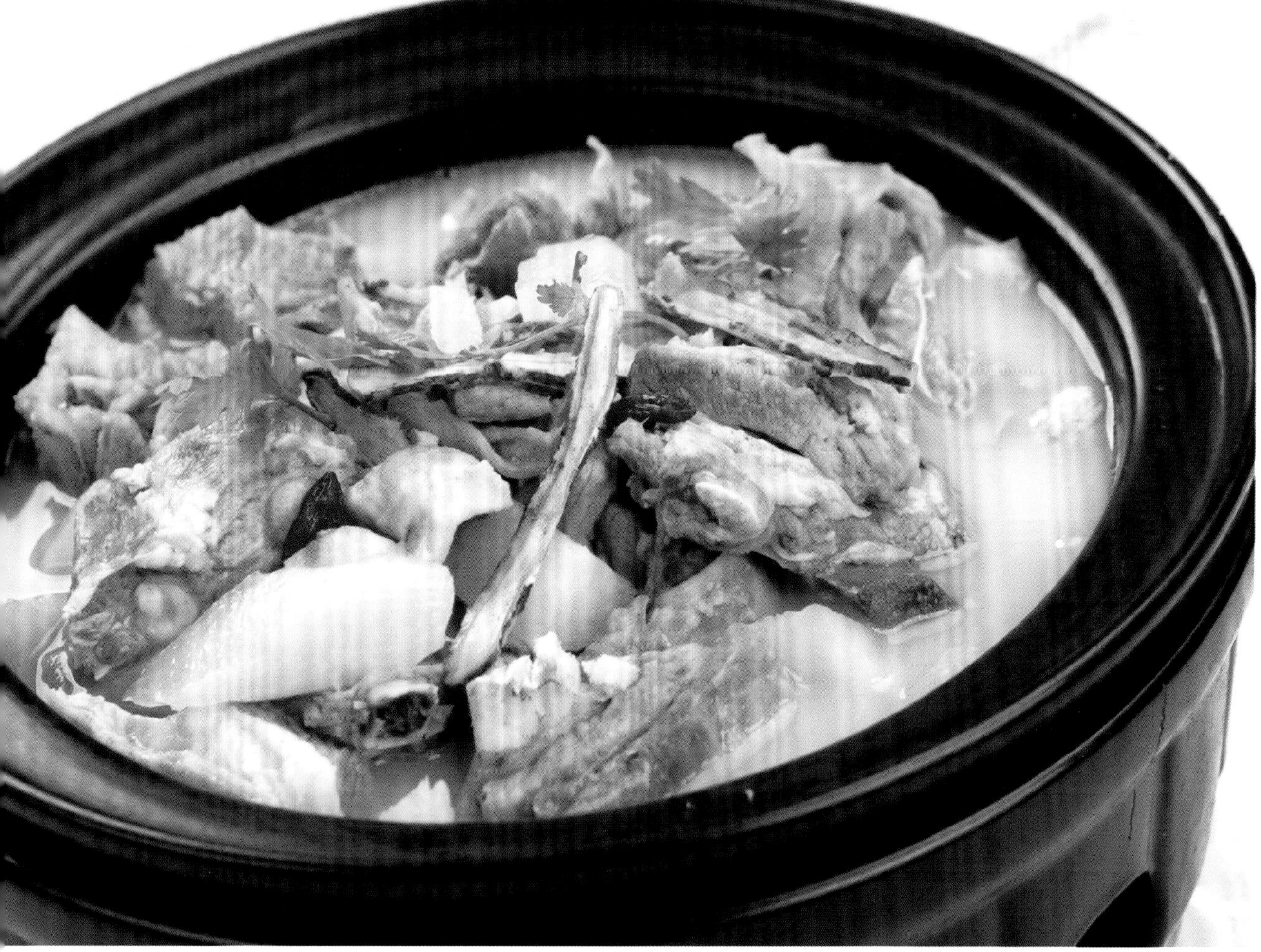

当归羊肉

口味特点：汤色浓白，肉质软烂，味道浓郁

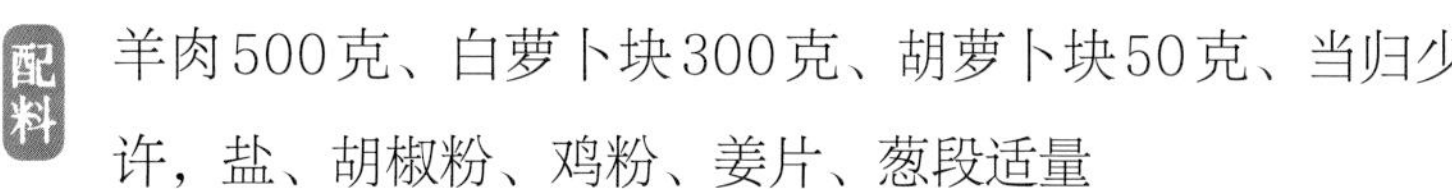

配料 羊肉500克、白萝卜块300克、胡萝卜块50克、当归少许，盐、胡椒粉、鸡粉、姜片、葱段适量

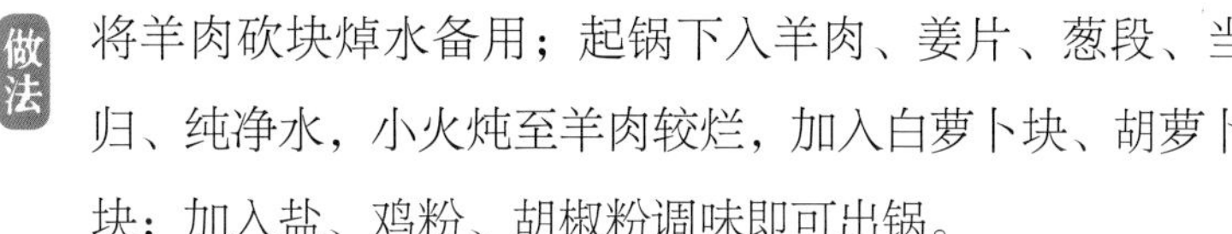

做法 将羊肉砍块焯水备用；起锅下入羊肉、姜片、葱段、当归、纯净水，小火炖至羊肉较烂，加入白萝卜块、胡萝卜块；加入盐、鸡粉、胡椒粉调味即可出锅。

制作和供图单位：安国市药都大酒店

制作人：张宝（非遗安国药膳传承人）

桔梗爽和小炒皇

口味特点：清淡，爽脆

制作和供图单位：安国市药都大酒店

制作人：张宝（非遗安国药膳传承人）

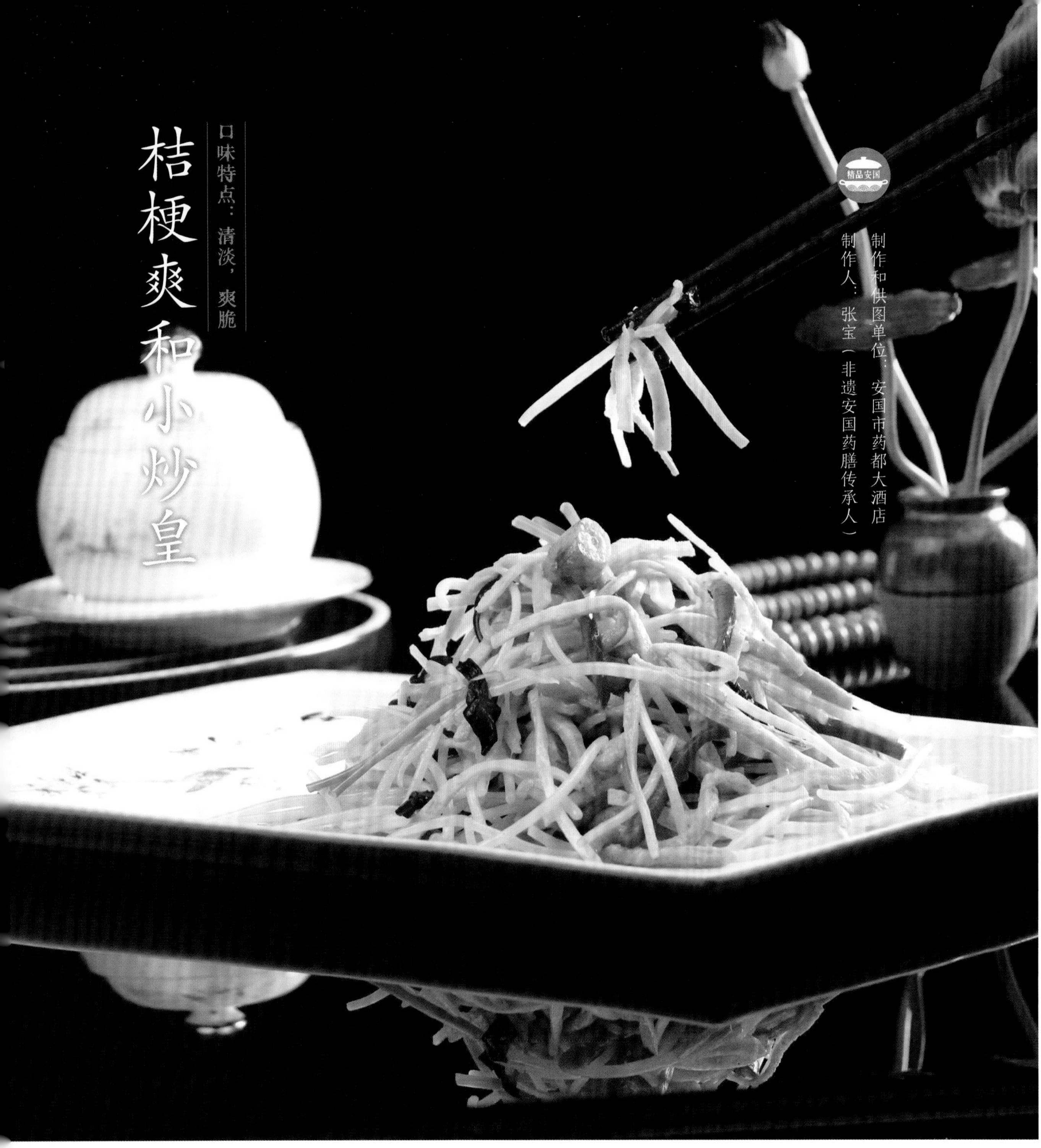

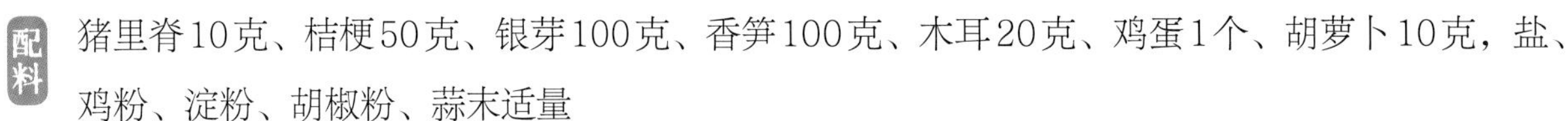

配料 猪里脊10克、桔梗50克、银芽100克、香笋100克、木耳20克、鸡蛋1个、胡萝卜10克，盐、鸡粉、淀粉、胡椒粉、蒜末适量

做法 将猪里脊切成均匀的肉丝，加盐、胡椒粉、蛋液、淀粉腌制备用；取3个鸡蛋，加盐摊成薄薄的鸡蛋片，改刀成均匀的丝备用；胡萝卜、香笋去皮和泡发好的木耳均切成均匀的丝；桔梗提前6小时冷水泡发、切成均匀的丝；起锅焯水桔梗、胡萝卜、木耳、香笋；另起锅放油下入肉丝炒散，下入蒜末、银芽翻炒，依次下入其余配料；加入盐、鸡粉、胡椒粉翻炒均匀即可出锅装盘。

精品安国

制作和供图单位：安国市药都大酒店
制作人：张宝（非遗安国药膳传承人）

芡实青豆滑鱼米

口味特点：口味清淡，鱼肉有弹性

配料 鳜鱼1条、芡实50克、青豆50克、枸杞10克，盐、鸡粉、淀粉、蛋清、胡椒粉适量

做法 将杀好的鳜鱼去骨去皮取肉，剁成泥，加盐、鸡粉、蛋清、胡椒粉、淀粉搅打上劲备用；芡实冷水泡发4小时上蒸锅蒸20分钟；把备好的鱼泥入80摄氏度水中，成鱼米状，小火煮熟；青豆下锅煮熟，另起锅下入油，依次下入鱼米、芡实、青豆、枸杞，加入盐、鸡粉翻炒均匀出锅装盘。

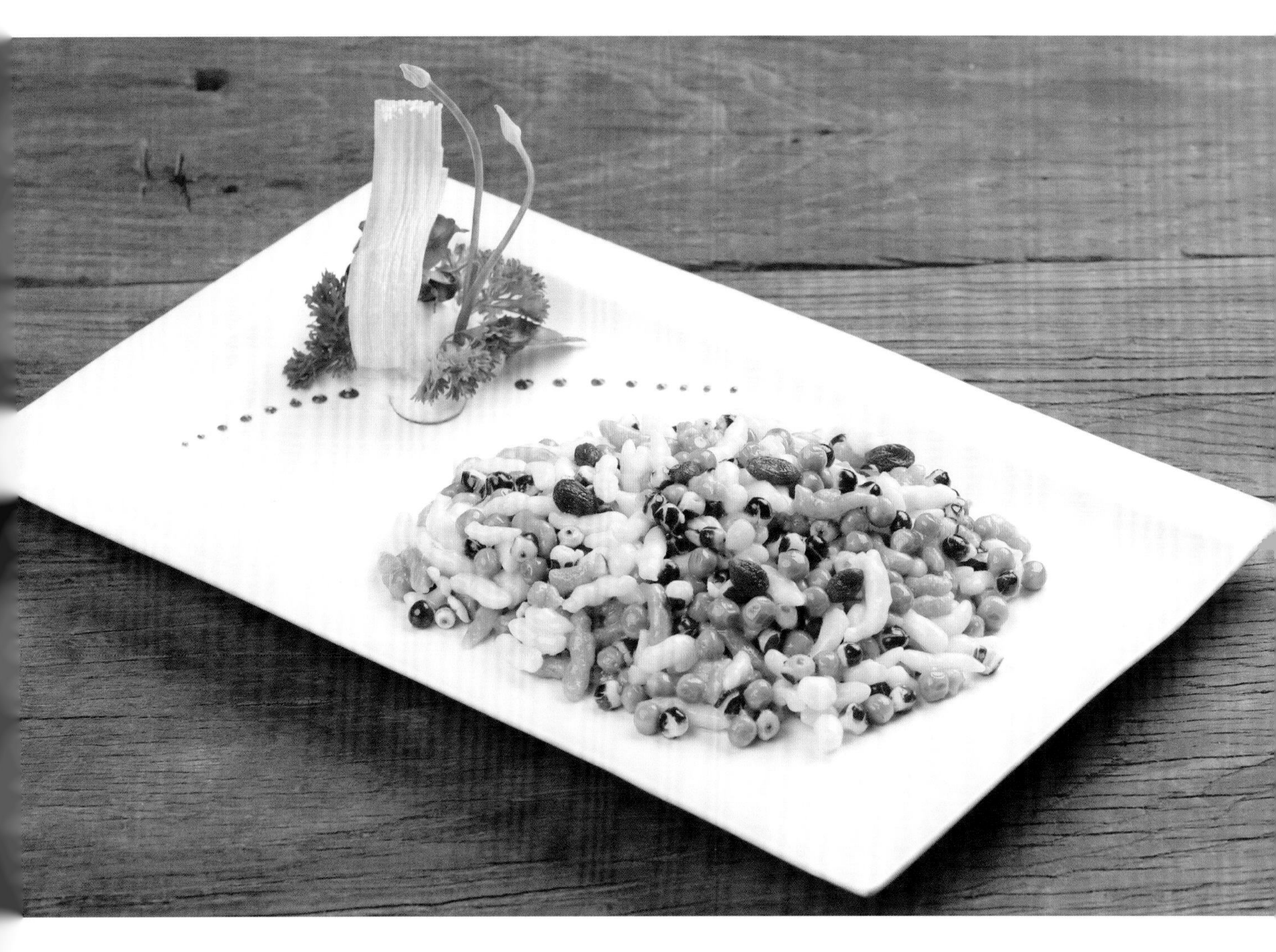

黄芪肚包鸡

口味特点：原汁原味，一汤双味，猪肚爽脆弹牙，鸡肉嫩滑鲜美

配料 鲜猪肚100克、清远鸡1只，黄芪、当归、枸杞、党参、高汤、姜、盐适量

做法 取鲜猪肚1块，入沸水焯烫，撇去浮沫，捞出并切成宽条备用；取整理干净的清远鸡1只，将猪肚条塞入整鸡中，焯水后捞出放入砂锅；姜切片，与黄芪、枸杞、当归、党参等一起放入锅中，加入高汤、盐，小火慢炖1个小时即可。

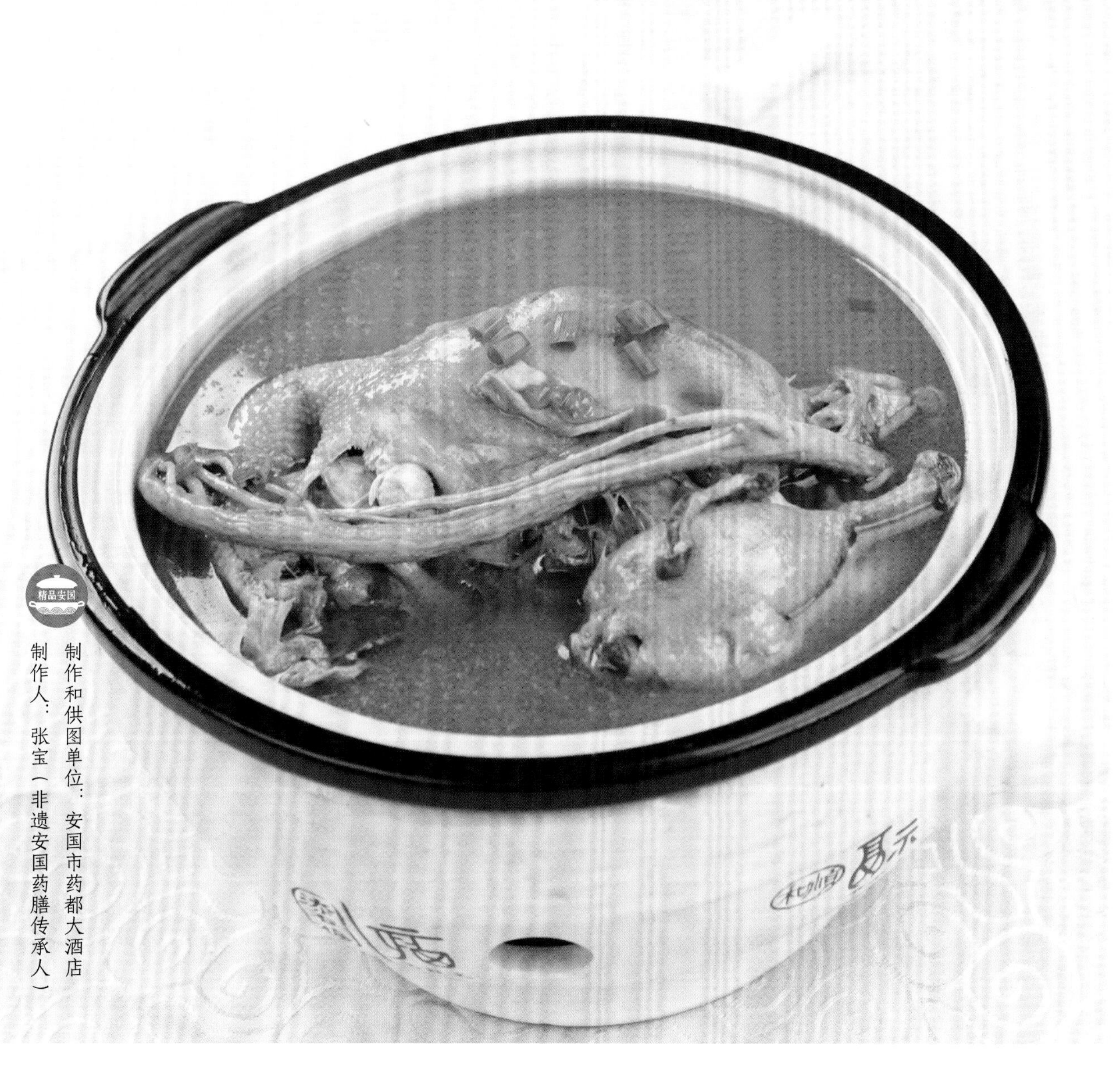

制作和供图单位：安国市药都大酒店
制作人：张宝（非遗安国药膳传承人）

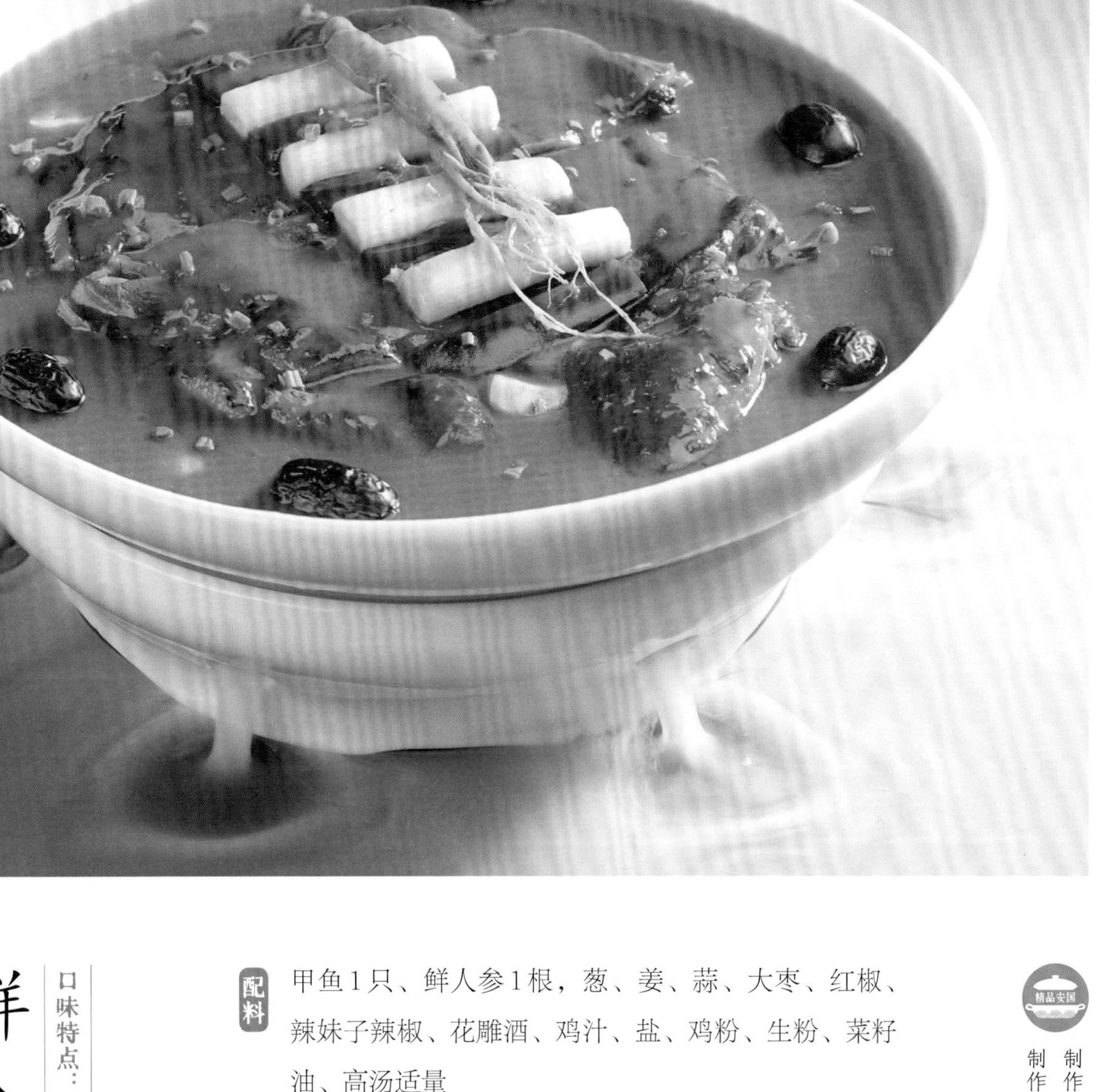

鲜人参红煨甲鱼

口味特点：色泽红亮，汤汁浓郁，胶原蛋白丰富

配料 甲鱼1只、鲜人参1根，葱、姜、蒜、大枣、红椒、辣妹子辣椒、花雕酒、鸡汁、盐、鸡粉、生粉、菜籽油、高汤适量

做法 甲鱼宰杀后处理干净砍块备用；锅内入菜籽油、葱、姜、蒜炒香，加甲鱼、辣妹子辣椒炒香，加高汤、花雕酒、鸡汁、盐、鸡粉调味，放入鲜山参，入高压锅上汽压制5分钟；高压压制后的甲鱼勾芡至汤浓稠装盘，把甲鱼摆放整齐，用炒好的红椒、大枣、蒜点缀即可。

精品安国

制作和供图单位：安国市药都大酒店

制作人：张宝（非遗安国药膳传承人）

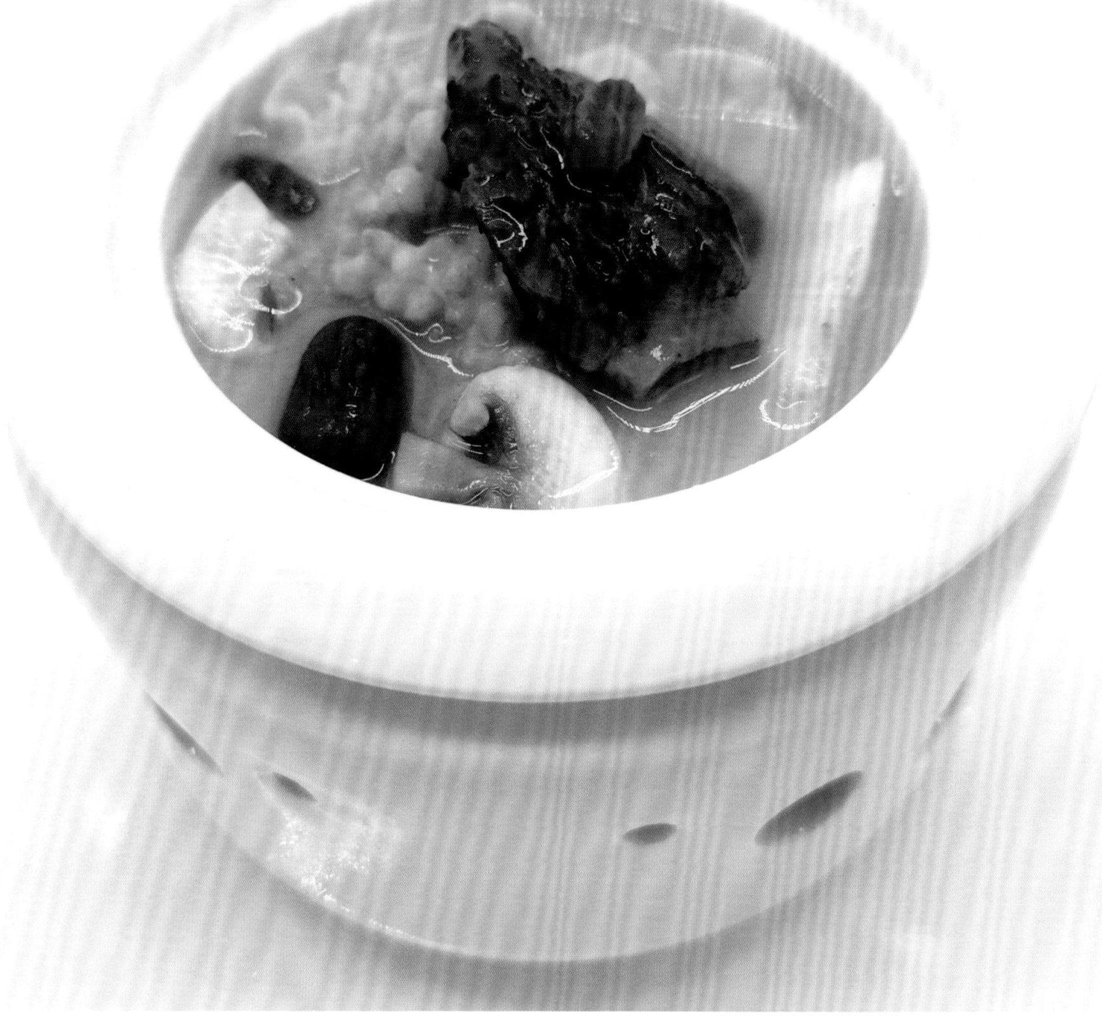

薏米羊肚菌

配料 羊肚菌100克、金耳50克、口蘑50克、薏米仁5克、枸杞3克、小枣5克

做法 发制好的羊肚菌、金耳、口蘑切好备用；容器中加入浓汤，将所有配料入容器内，蒸制2小时调好口味后即可。

制作和供图单位：河北好运捞餐饮服务有限公司（安国市）
制作人：王国旗（中国药膳大师、国家级药膳评委）

淮山牛腩煲

口味特点：酱香浓郁，牛腩软烂

配料 牛腩500克、鲜淮山药200克，葱、姜、蒜、海鲜酱、柱侯酱、八角、桂皮、香叶、白蔻、小茴香、盐、蚝油、生抽适量

做法 将牛腩改刀成大块，焯水至牛腩断生；起锅烧油，下葱、姜、蒜炒香，下八角、桂皮、香叶、小茴香、白蔻、海鲜酱、柱侯酱炒香，加水没过牛腩，加蚝油、盐、生抽调味，小火炖制牛腩至熟；鲜淮山药去皮，焯水去掉黏液，入油锅炸至金黄；另起锅加入炖好的牛腩（带原汤），加炸好的鲜淮山药，大火收至汤汁浓稠，撒上葱，装盘即可。

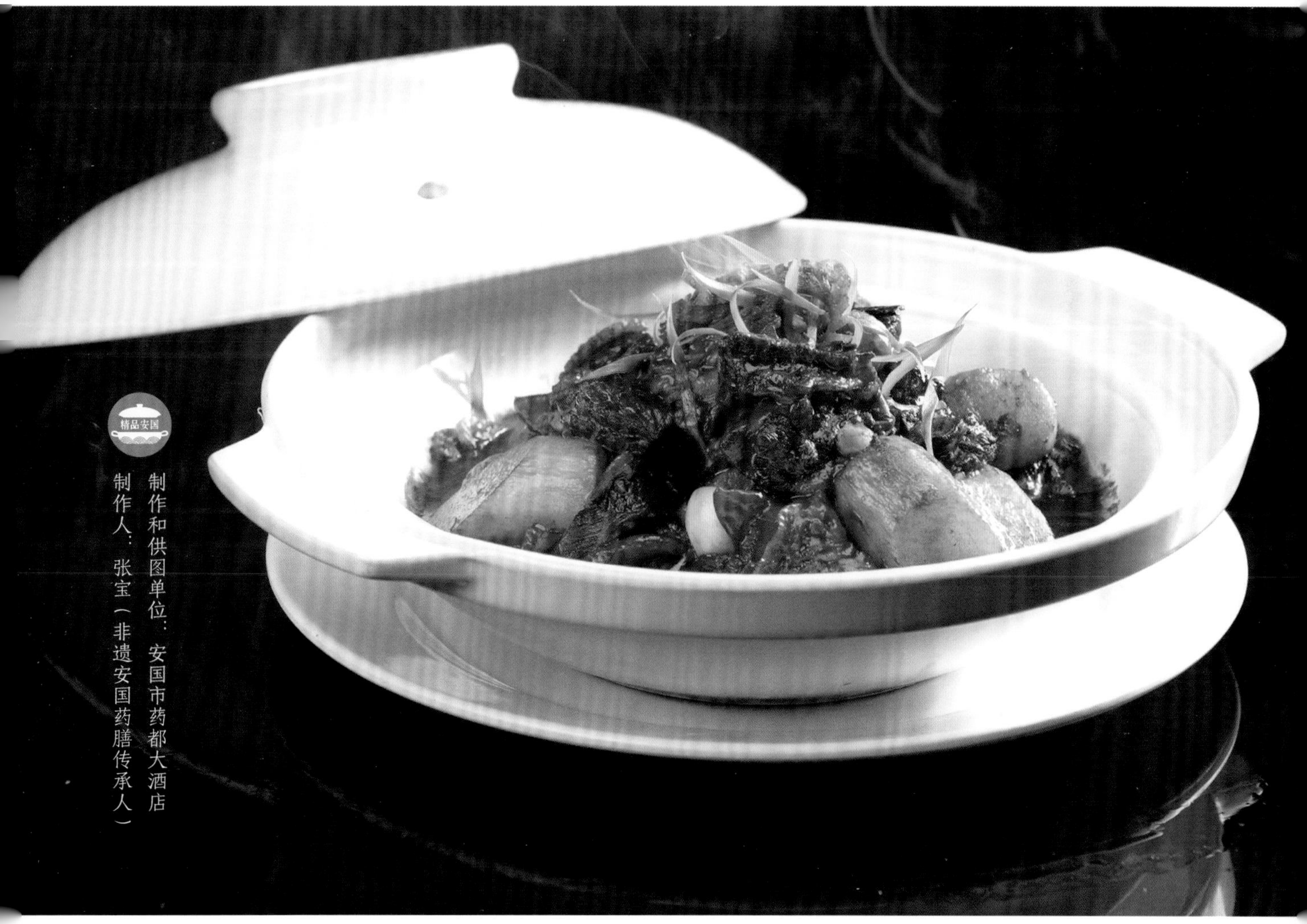

精品安国

制作和供图单位：安国市药都大酒店

制作人：张宝（非遗安国药膳传承人）

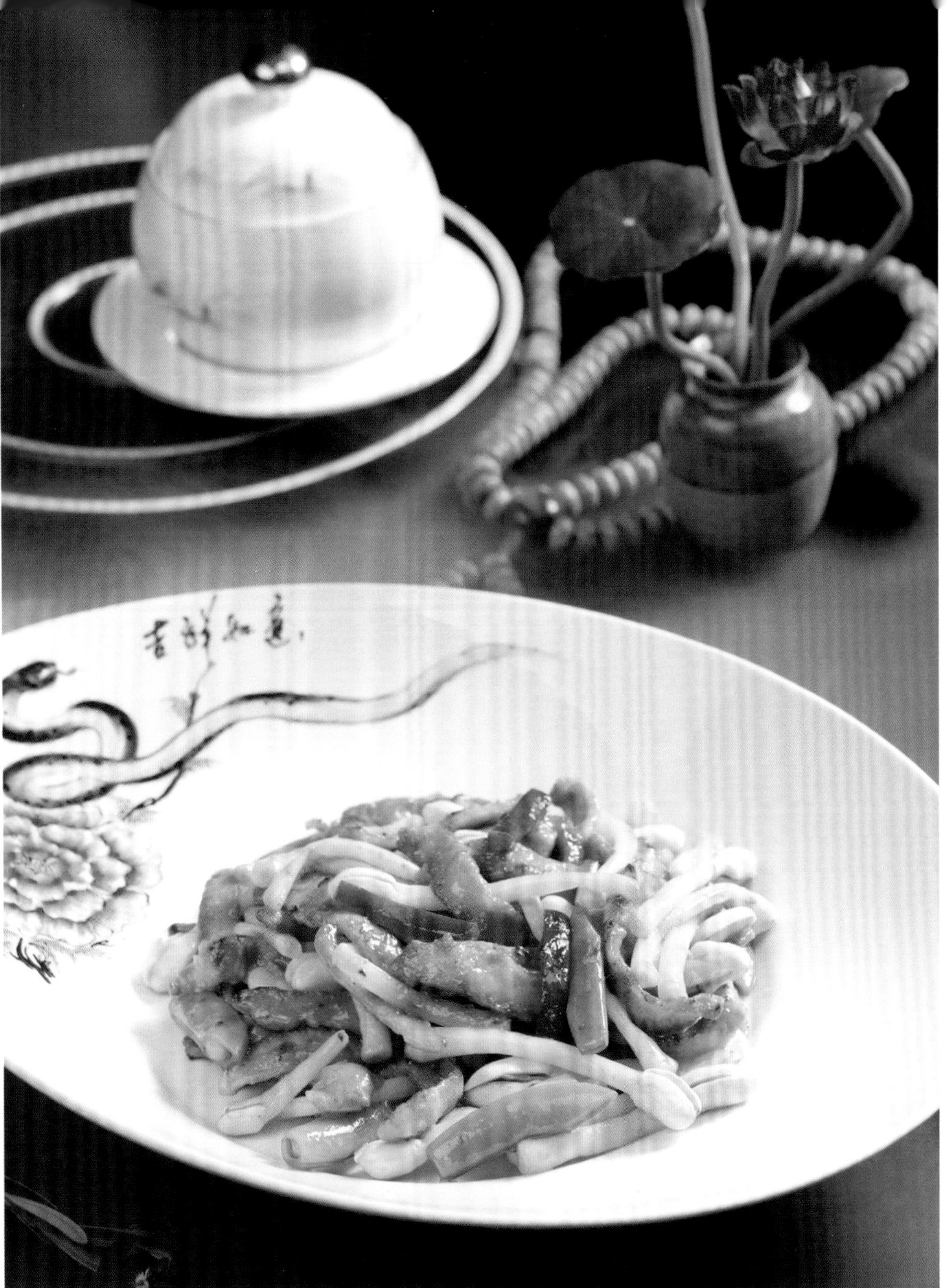

精品安国

制作和供图单位：安国市药都大酒店
制作人：张宝（非遗安国药膳传承人）

花生苗爆爽肉

口味特点：咸鲜干香，爽脆可口

配料 松阪猪肉250克、花生苗100克、红椒10克、蒜5克，盐、鸡粉、生粉适量

做法 松阪猪肉改刀至薄片，红椒切条，拍蒜；花生苗择洗干净，焯水备用；用不粘锅将松阪猪肉煎至金黄，下拍蒜、红椒炒香下花生苗，下盐、鸡粉、水、生粉勾芡，炒香，炒出锅气即可装盘。

养生田园小炒皇

口味特点：清脆爽口，咸鲜适中

配料 祁山药200克、胡萝卜10克、青笋10克、红腰豆50克、蜜豆15克、白果10克，盐、鸡粉、生粉适量

做法 祁山药、胡萝卜、青笋去皮，花刀成条备用；起锅烧水，依次下入祁山药、胡萝卜、蜜豆、青笋、白果、红腰豆，焯水；起锅烧油，下入所有焯水后的原料，翻炒，下入盐、鸡粉，水、生粉勾芡，炒出锅气即可装盘。

精品安国

制作和供图单位：安国市药都大酒店

制作人：张宝（非遗安国药膳传承人）

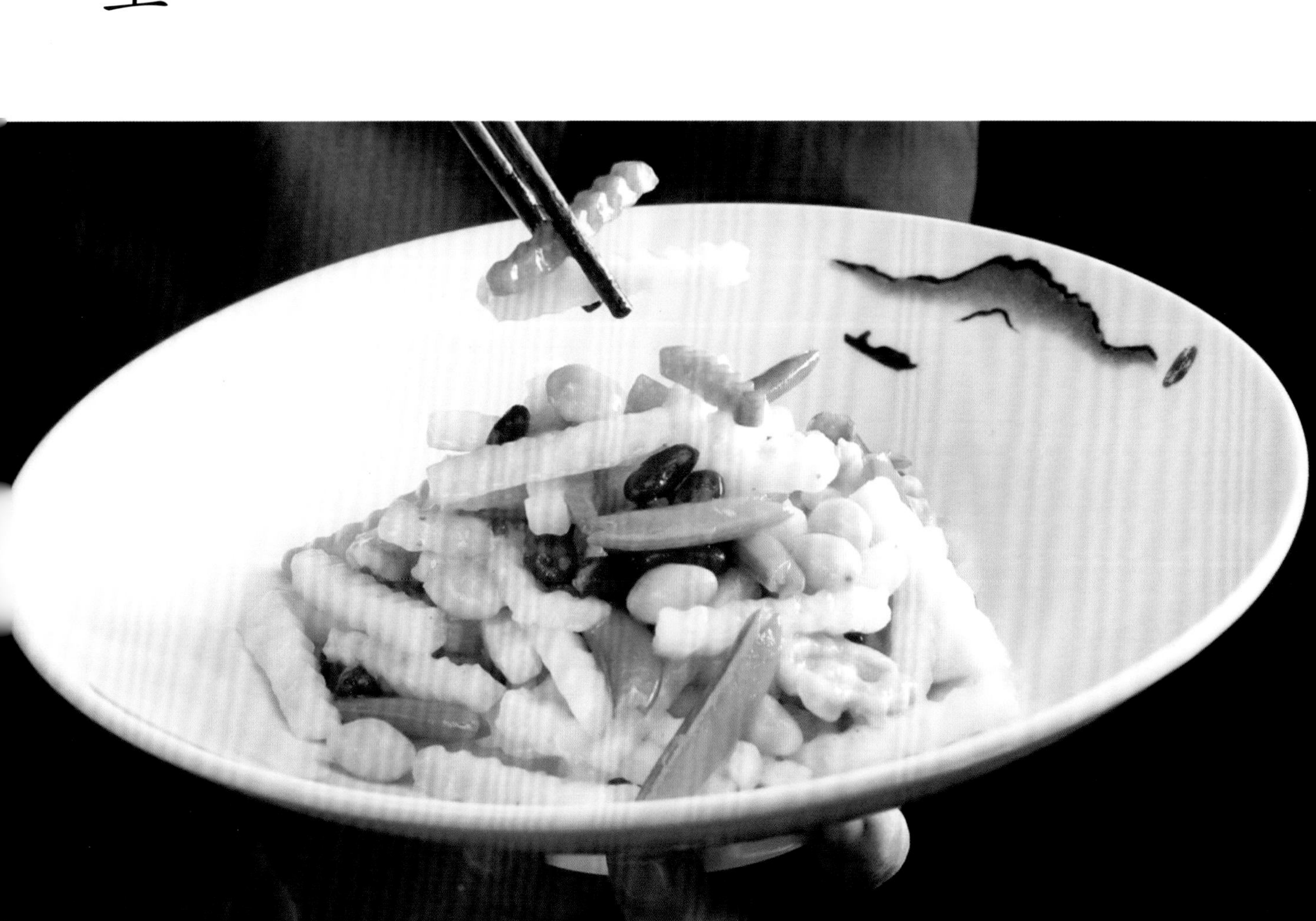

阿胶鹿肉*

口味特点：汤汁浓郁，酱香红亮，肉质软烂

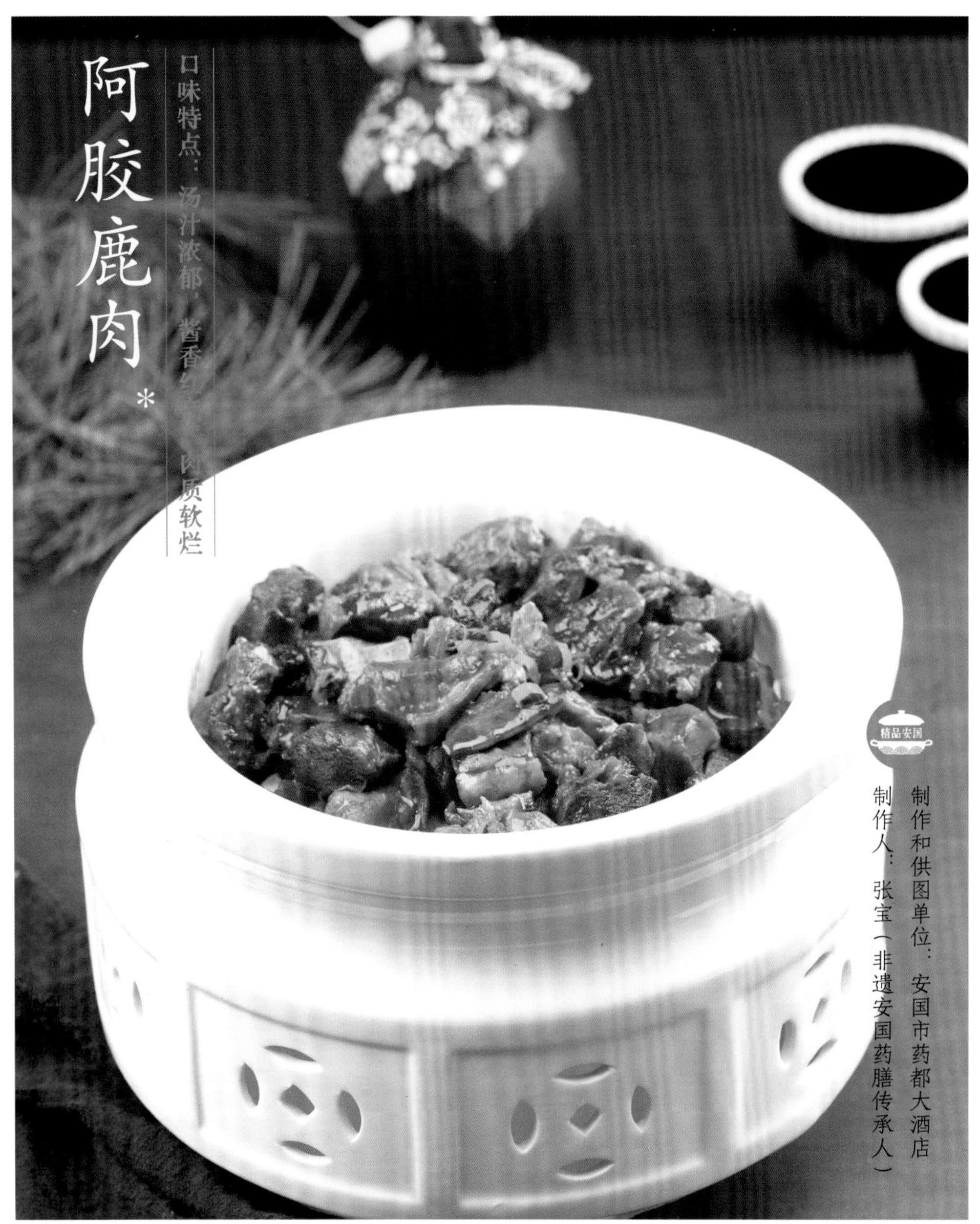

制作和供图单位：安国市药都大酒店
制作人：张宝（非遗安国药膳传承人）

配料 鹿肉500克、阿胶少许、金瓜300克，料酒、海鲜酱、盐、鸡粉、生抽、八角、桂皮、香叶、胡萝卜、干葱、姜、香菜适量

做法 鹿肉改刀、焯水加料酒去除血沫；起锅烧油下鹿肉炒香，加料酒去腥备用；另起锅烧油下干葱、姜、胡萝卜、八角、桂皮、香叶、香菜、海鲜酱炒香，加水和炒好的鹿肉，加阿胶、盐、鸡粉、生抽，小火炖50分钟；金瓜改刀成2厘米见方的块，上笼蒸15分钟；将炖好的鹿肉大火收汤汁至浓稠，放入装有金瓜的餐具里即可。

注：*为人工养殖动物。

小枣烧鹿筋*

口味特点：胶原蛋白丰富，鹿筋软糯，咸鲜红亮

配料 鹿筋450克、小枣100克、西蓝花60克，花雕酒、蚝油、鲍汁、盐、鸡粉、老抽、生粉、胡椒粉、姜片、蒜片、小葱白适量

做法 鹿筋用80摄氏度油温发制，用冰水泡发24小时，改刀至1厘米粗5厘米长的条；西蓝花焯水加盐炒熟摆盘备用；鹿筋加花雕酒焯水备用；起锅下油炒香姜片、蒜片、小葱白，下蚝油、鲍汁、花雕酒，加高汤、盐、鸡粉、胡椒粉，加老抽调色，加入鹿筋、小枣烧透，生粉勾芡出锅装盘即可。

注：*为人工养殖动物。

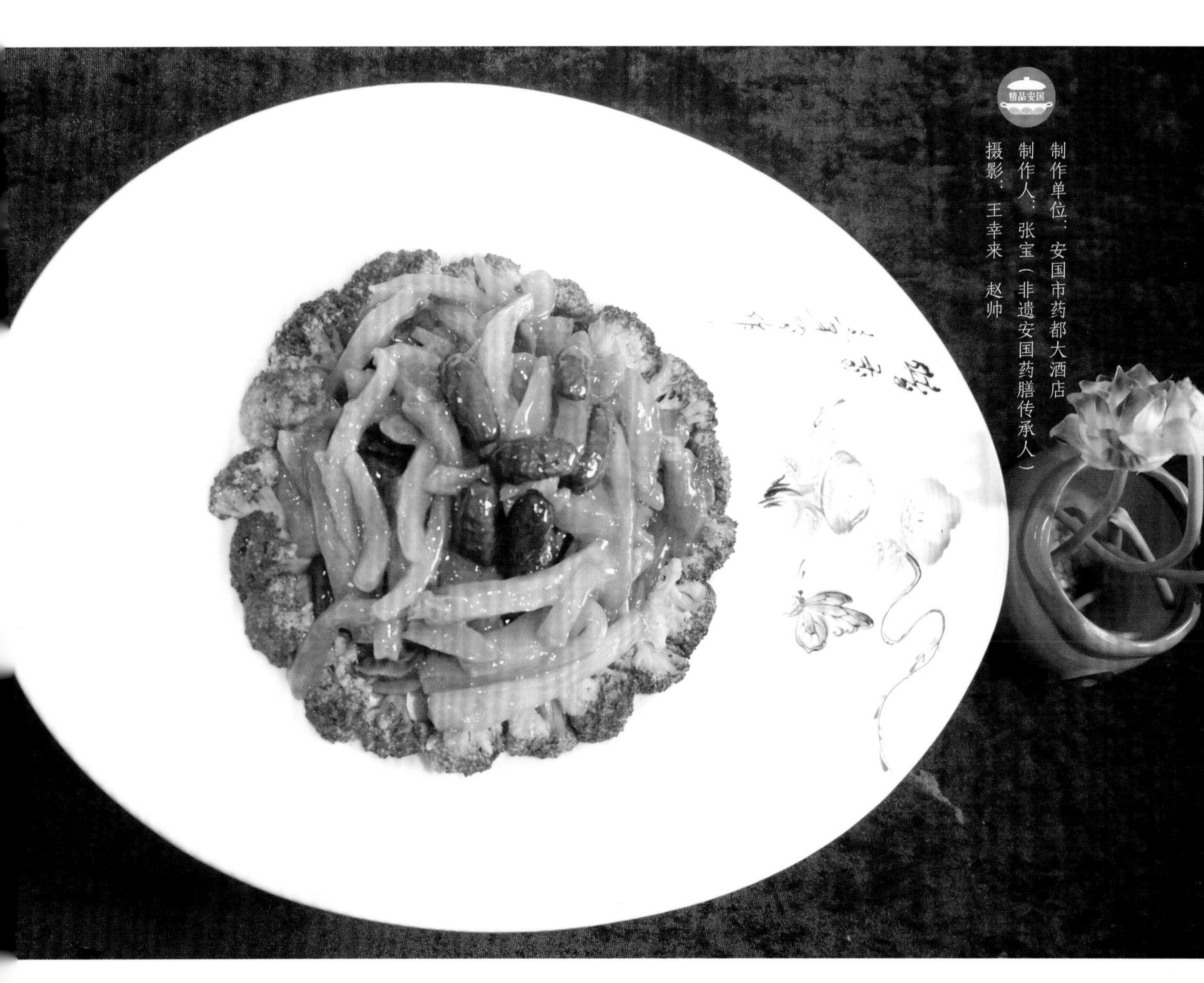

制作单位：安国市药都大酒店
制作人：张宝（非遗安国药膳传承人）
摄影：王幸来　赵帅

荷叶冬瓜煲仔排

口味特点：清汤肉香，老少皆宜

配料 猪排骨200克、猪展50克、冬瓜100克、芡实10克、荷叶15克、姜片5克、枸杞2克，花雕酒、盐适量

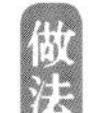

做法 猪排骨切2厘米块，猪展切块焯水备用；冬瓜去皮切片；芡实冷水泡发5小时，荷叶用煲汤袋包起来；焯好水的排骨入康宁锅，加纯净水、姜片、花雕酒、芡实、冬瓜、荷叶包煲45分钟加盐调味，加枸杞出锅即可。

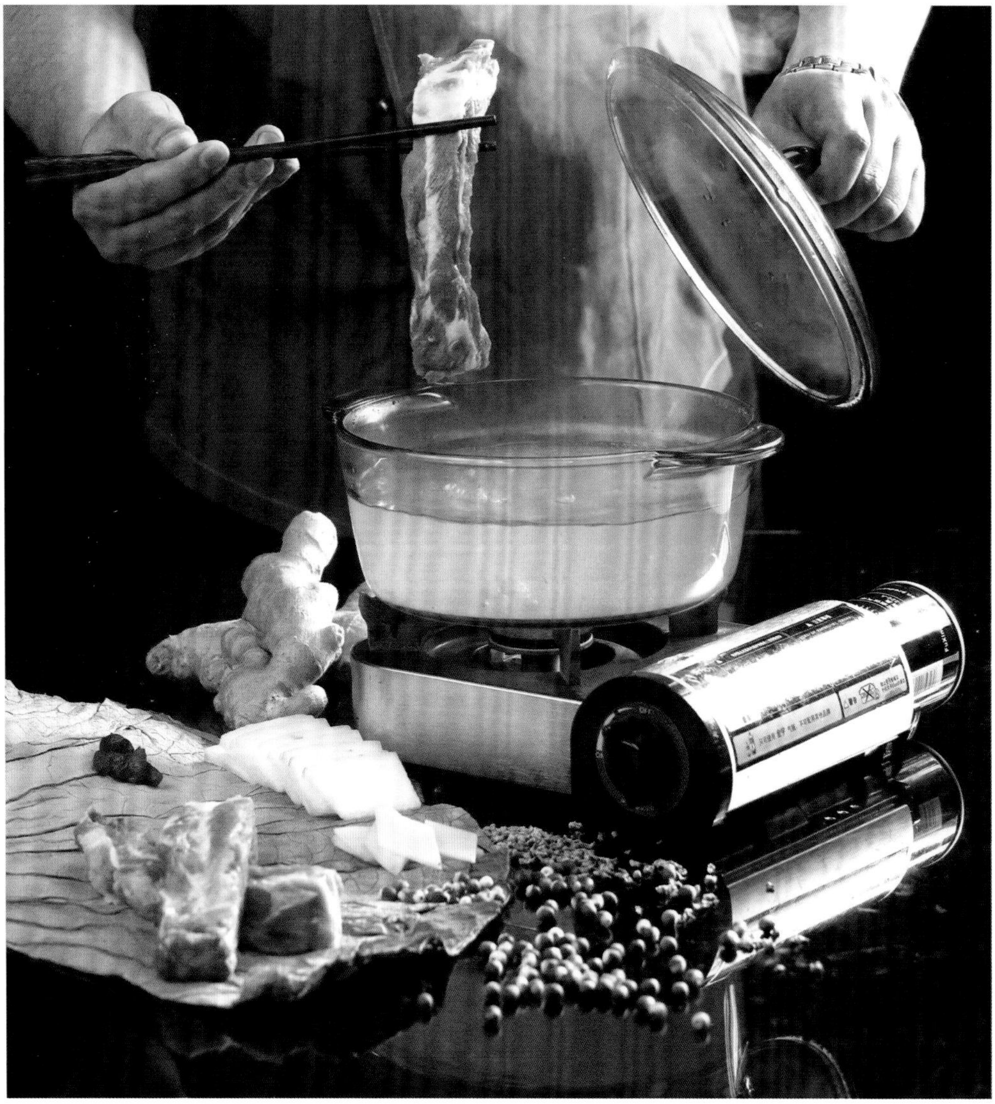

制作和供图单位：安国市药都大酒店

制作人：张宝（非遗安国药膳传承人）

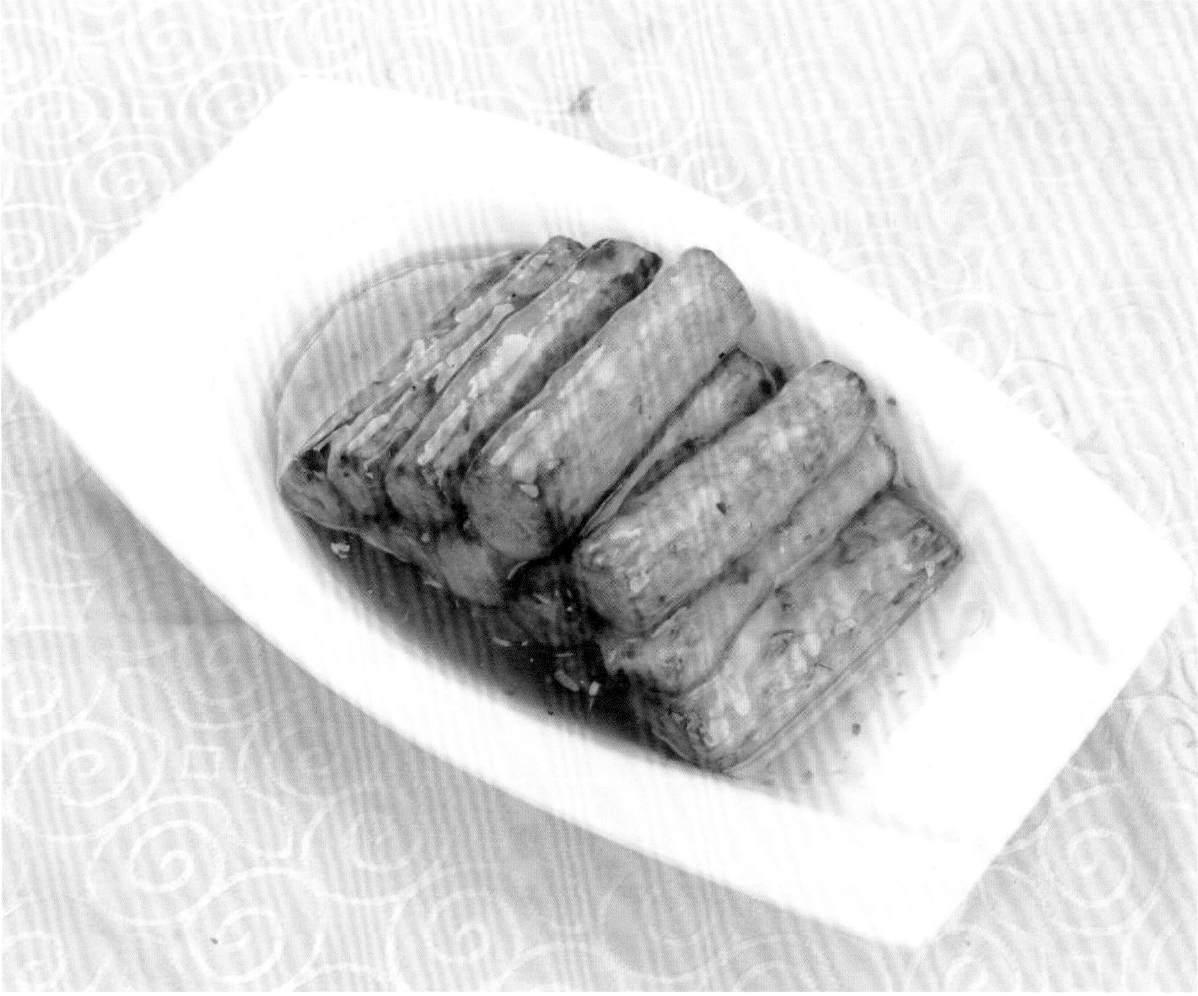

秘制麻山药

口味特点：香甜可口，软糯

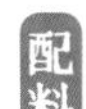

配料 麻山药500克，桂花酱、白糖、生粉适量

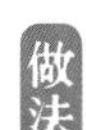

做法 麻山药去皮切10厘米长段；油锅烧至100摄氏度下山药，浸炸至软；另起锅，加水、白糖、桂花酱，下入炸好的山药烧至入味，用生粉勾芡即可。

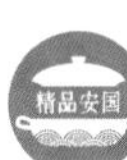

制作和供图单位：安国市药都大酒店
制作人：张宝（非遗安国药膳传承人）

党参卤肉

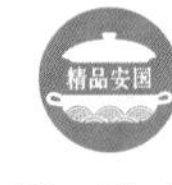

制作单位：安国宾馆

制作人：张宇（中国药膳大师）

摄影：吕亚敏

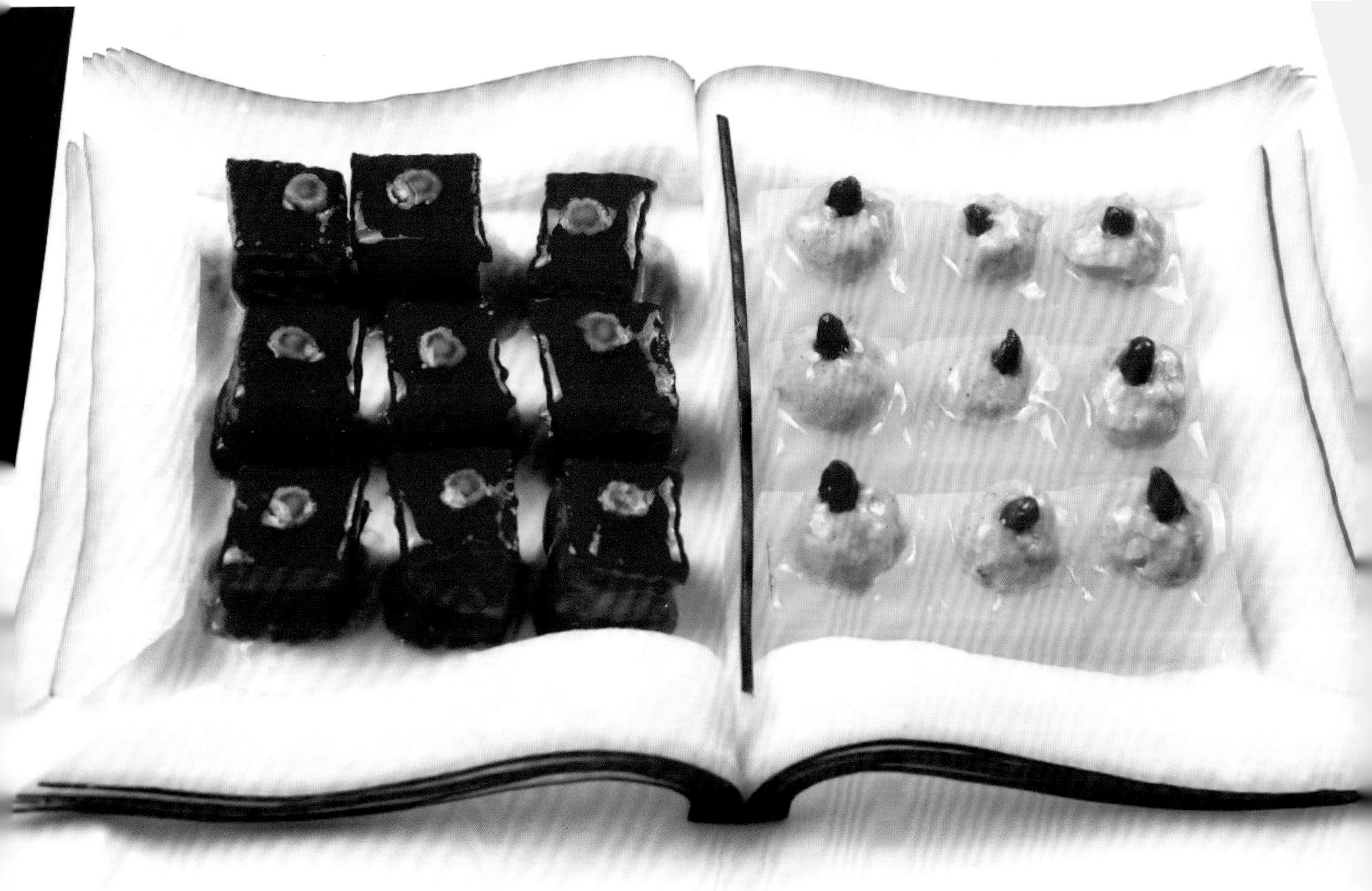

配料 党参10克、五花肉750克、冬瓜1000克、枸杞6克、香葱50克、姜片10克、冰糖150克、美极鲜酱油30克、生抽酱油50克、味精10克、水600克、花雕酒200克

做法 取500克五花肉火枪烧去腥，蒸20分钟放凉改刀；砂锅中放香葱50克、姜片10克，下入红烧肉汁（冰糖150克、美极鲜酱油30克、生抽酱油50克、味精10克、水600克、花雕酒200克），加入北沙参10克、五花肉小火炖30分钟；另取250克五花肉剁成馅放在冬瓜上蒸制5分钟取出，将炖好的五花肉和蒸好的酿冬瓜挂摆盘即可。

甘草鸡扒

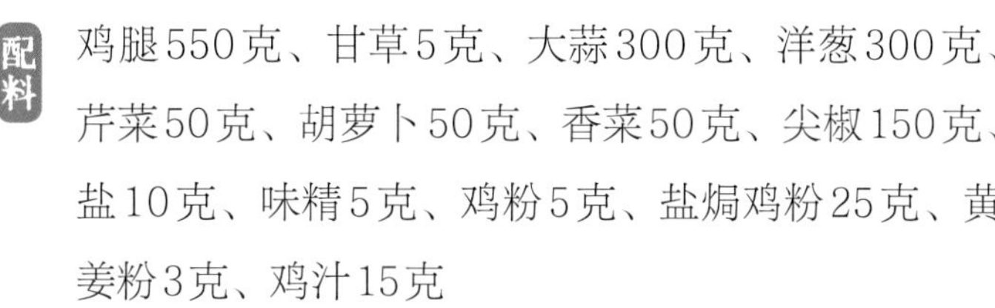

配料 鸡腿550克、甘草5克、大蒜300克、洋葱300克、芹菜50克、胡萝卜50克、香菜50克、尖椒150克、盐10克、味精5克、鸡粉5克、盐焗鸡粉25克、黄姜粉3克、鸡汁15克

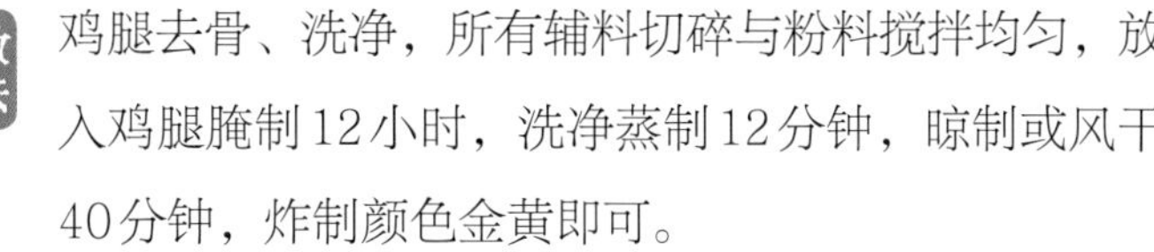

做法 鸡腿去骨、洗净，所有辅料切碎与粉料搅拌均匀，放入鸡腿腌制12小时，洗净蒸制12分钟，晾制或风干40分钟，炸制颜色金黄即可。

制作单位：祁膳坊
制作人：吕静龙
摄影：王幸来

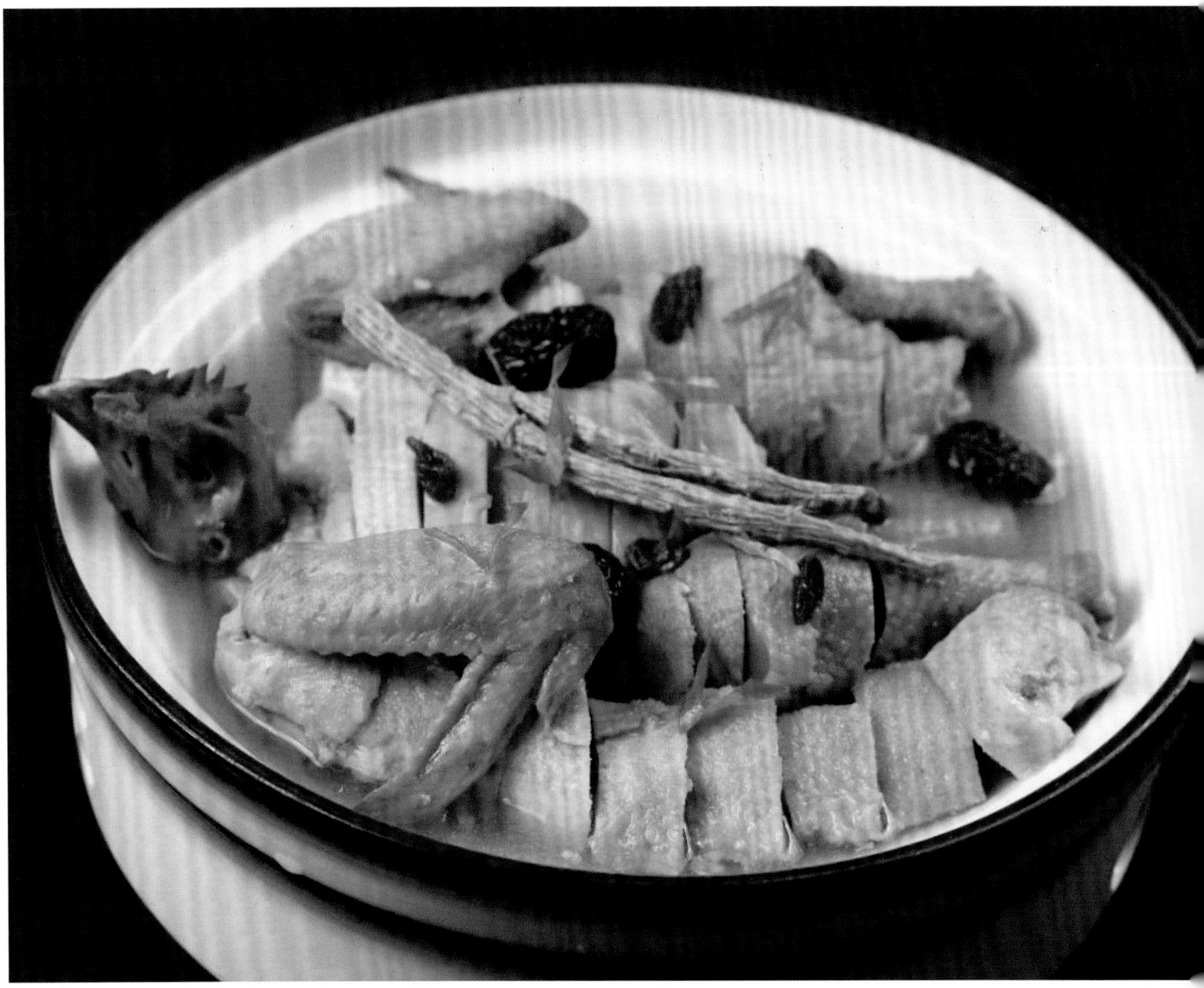

药膳养生鸡

配料 清远鸡1只、党参6克、枸杞5克、红枣1克、香葱10克、姜1片

做法 清远鸡去内脏、洗净、焯去血水；砂锅加1000克水，加入党参、红枣、枸杞、香葱、姜片，小火炖40分钟，捞出改刀，放入原汤即可。

制作单位：安国宾馆
制作人：张宇（中国药膳大师）
摄影：吕亚敏

西红花薏米海鲜狮子头

配料 泰国虾仁100克、西红花5~7根、薏米5克、马蹄20克、姜5克、盐适量、蛋清1个

做法 泰国虾仁去虾线切丁后剁泥；虾泥加入姜末、盐、清水，加入1个蛋清、切小丁的马蹄，顺着一个方向搅拌；锅中烧水，将虾泥团成圆形狮子头状入水焯熟；将番红花、薏米加入准备好的高汤煮15分钟，浇在狮子头上即可。

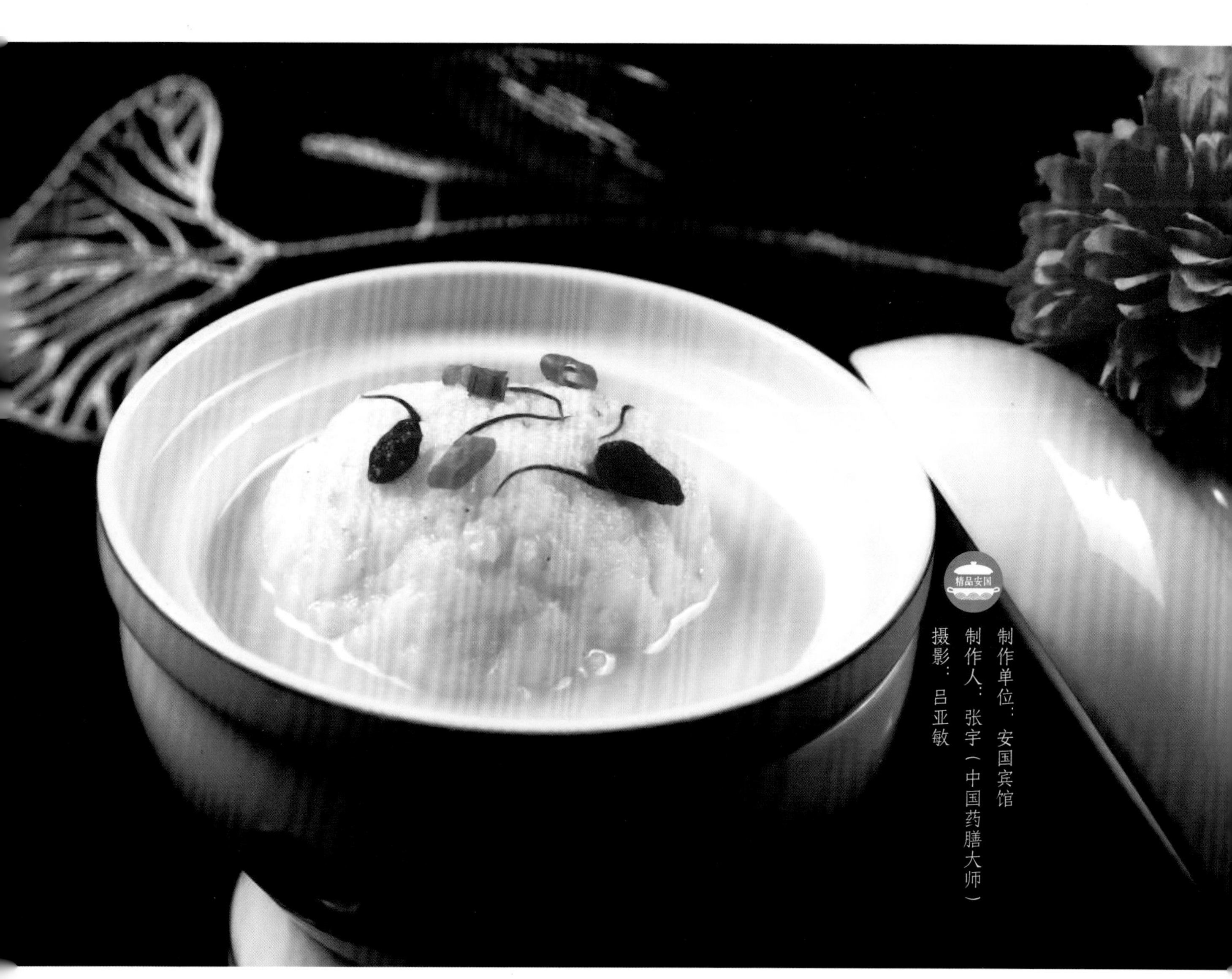

制作单位：安国宾馆
制作人：张宇（中国药膳大师）
摄影：吕亚敏

薏帆风顺

配料 薏米45克、俏雪芽250克、红腰豆50克、青豌豆30克、玉米粒50克、白糖25克、盐1克、蜂蜜20克

做法 将薏米泡水4个小时、入蒸箱蒸制25分钟，所有原材料过水备用，锅入油、水、糖、蜂蜜勾薄芡即可。

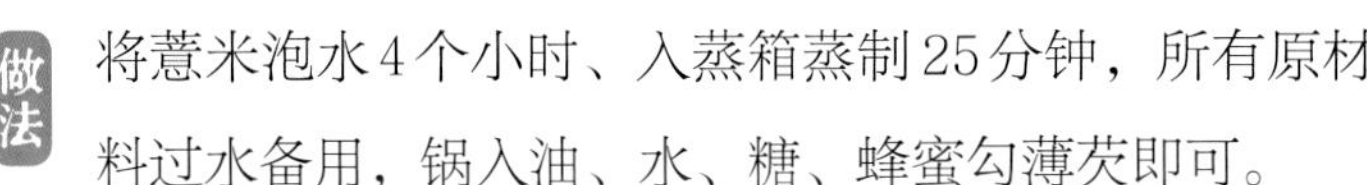

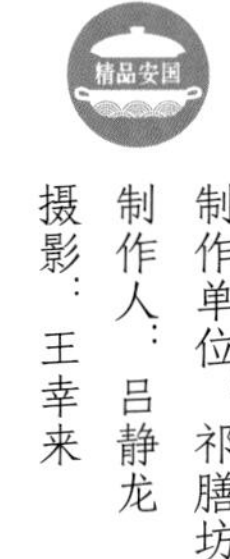

制作单位：祁膳坊

制作人：吕静龙

摄影：王幸来

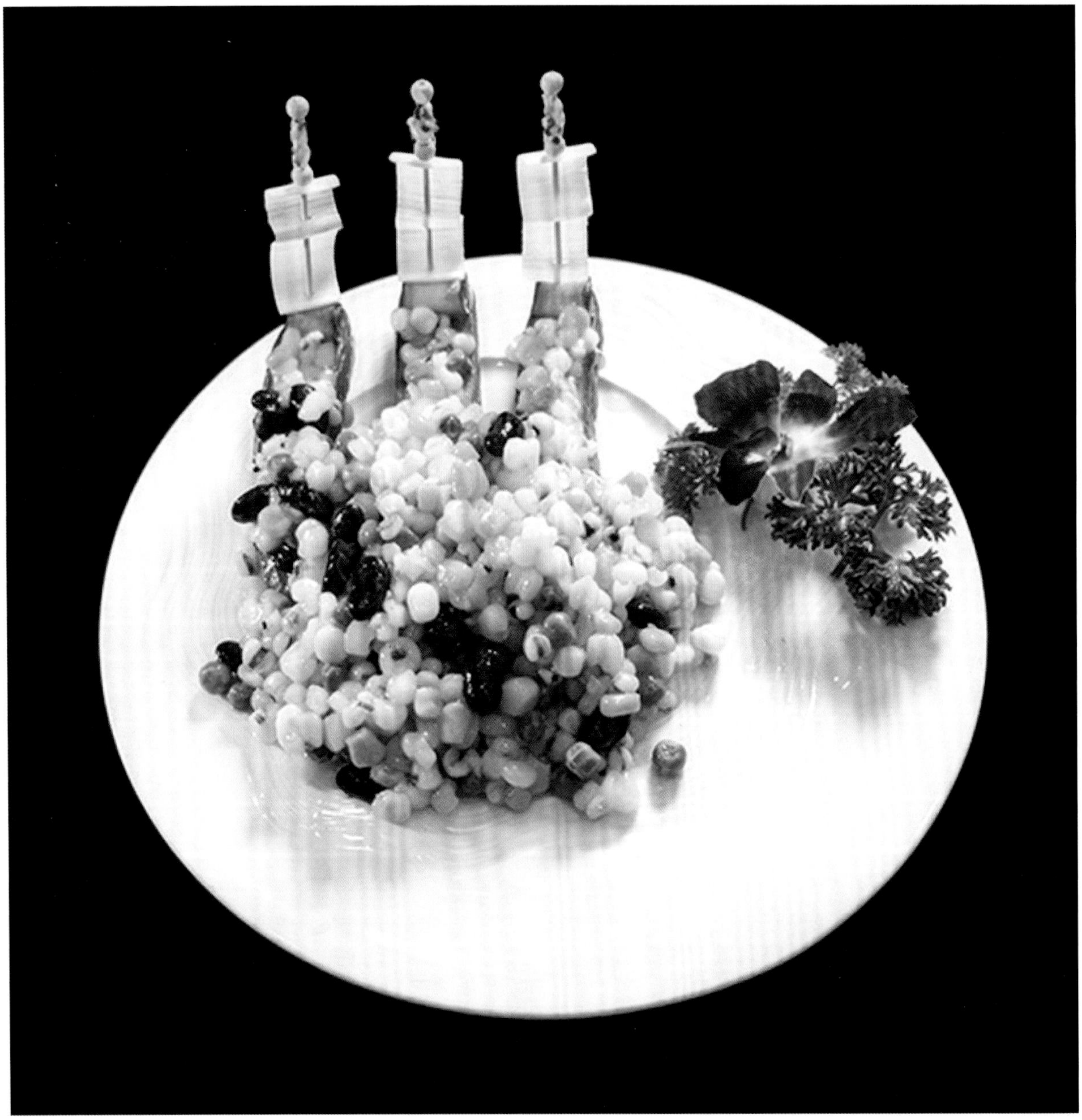

蛋黄焗桔梗

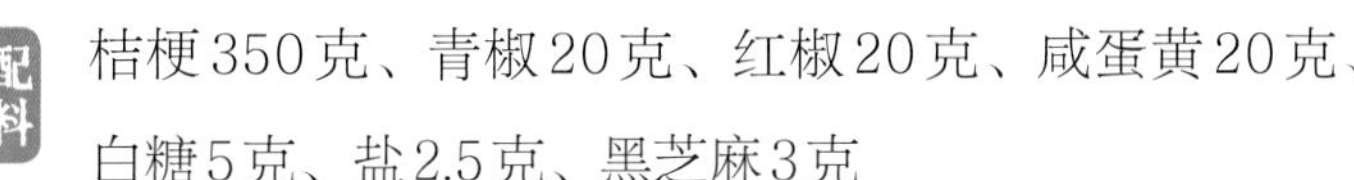

配料 桔梗350克、青椒20克、红椒20克、咸蛋黄20克、白糖5克、盐2.5克、黑芝麻3克

做法 桔梗泡水4小时，撕成条状，过水淋干水分，裹入香酥糊炸制金黄备用，锅入蛋黄、盐、糖炒制起砂放入主料翻拌均匀即可出锅。

制作单位：祁膳坊

制作人：吕静龙

摄影：王幸来

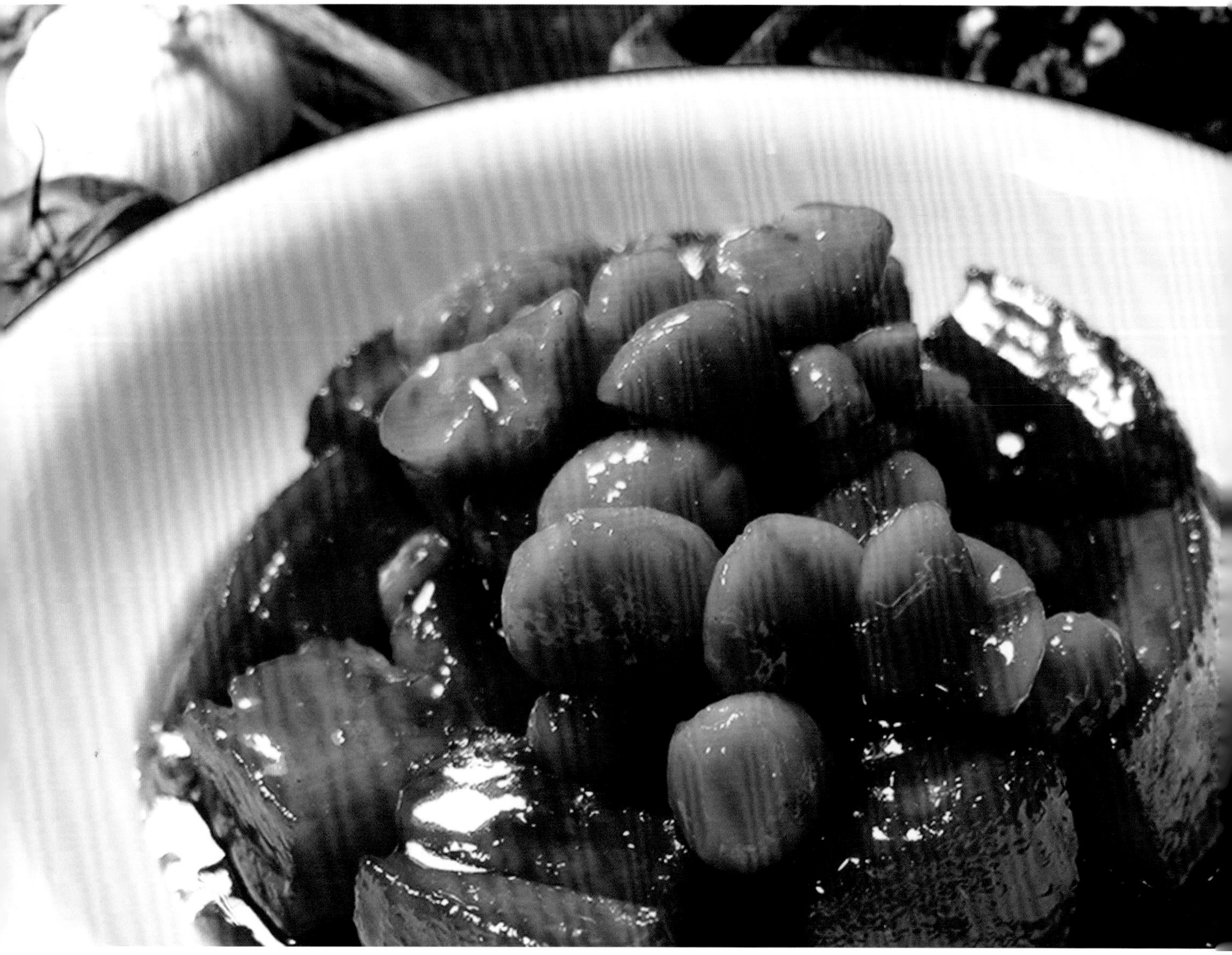

陈皮红烧肉

配料 陈皮15克、五花肉500克、板栗200克、糖色30克、花雕酒750克、冰糖100克

做法 五花肉入蒸箱蒸制45分钟，压制定型，改刀成块，炸制虎皮状过水备用，锅入水、糖色、花雕酒、冰糖调色调味压制20分钟，大火收汁粘稠即可。

精品安国

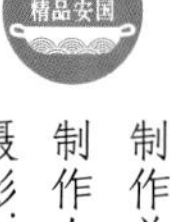

制作单位：祁膳坊
制作人：吕静龙
摄影：王幸来

鸡头米水晶河虾仁

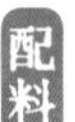

配料 河虾仁200克、鸡头米80克、调料适量

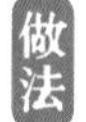

做法 小河虾去皮，虾仁浸泡矿泉水2小时取出上浆；锅内放入油，油温三成热时，放入河虾仁和蒸好的鸡头米，成熟后捞出控油；锅内下入调料，将虾仁和鸡头米放入炒制成熟。

精品安国

制作和供图单位：河北好运捞餐饮服务有限公司（安国市）
制作人：王国旗

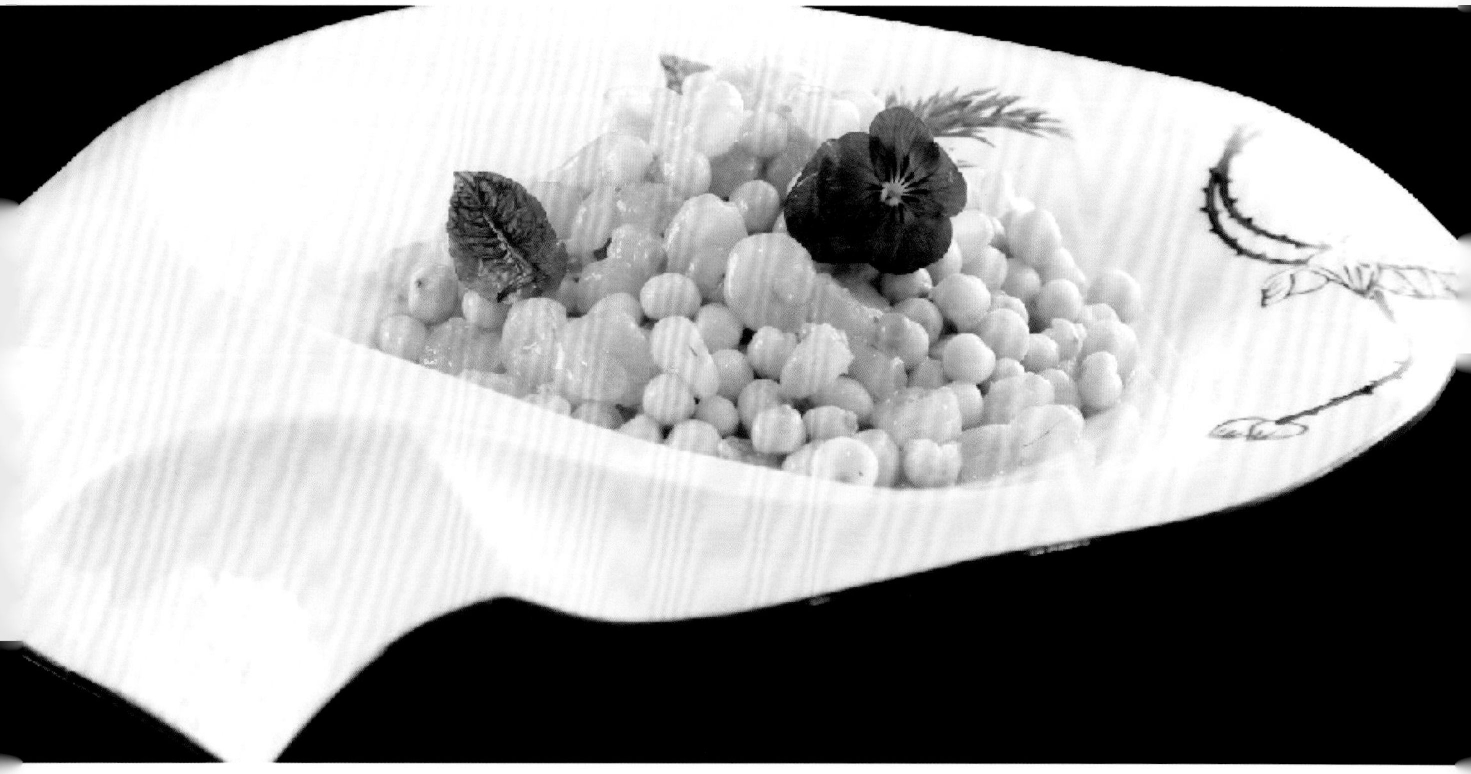

含硒虫草花炖娃娃鱼*

配料 娃娃鱼1条（天然硒泉水人工养殖，持《水生野生动物经营许可证》等相关证件）、虫草花10克、葱段10克、姜片10克、天然硒泉水1500克、盐10克、味精10克、胡椒粉5克、高汤500克

做法 宰杀娃娃鱼，用开水烫去黏液，改成连刀备用；炒锅放底油、葱段、姜片爆香；炒锅内放入娃娃鱼，轻微煎制，放入高汤、虫草花、盐、味精、胡椒粉调味；装入大砂锅，加入天然硒泉水，慢炖30分钟，至鱼肉入口即化即可。

注：*为人工养殖动物。

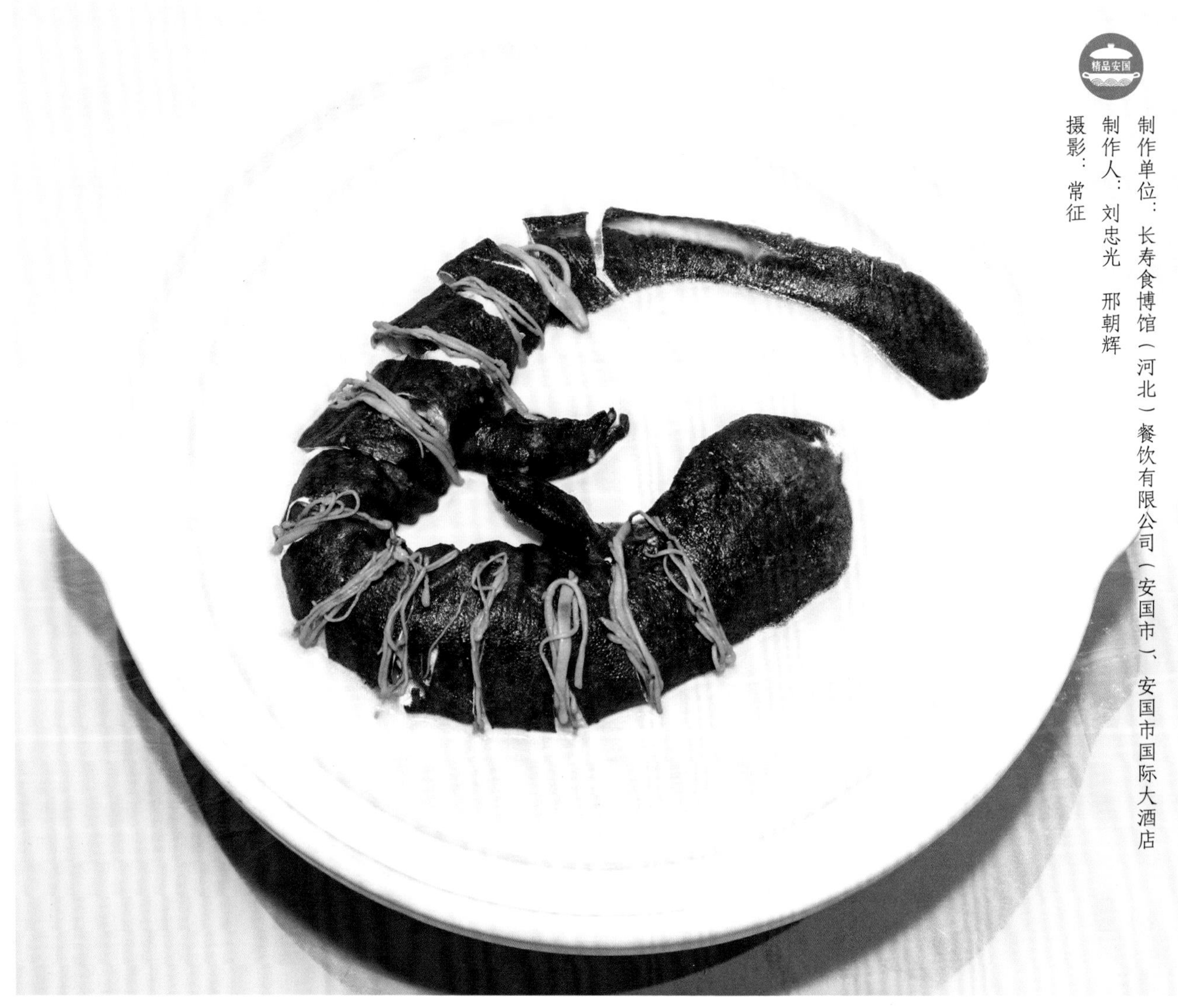

制作单位：长寿食博馆（河北）餐饮有限公司（安国市）、安国市国际大酒店

制作人：刘忠光　邢朝辉

摄影：常征

制作单位：长寿食博馆（河北）餐饮有限公司（安国市）、安国市国际大酒店
制作人：刘忠光　邢朝辉
摄影：常征

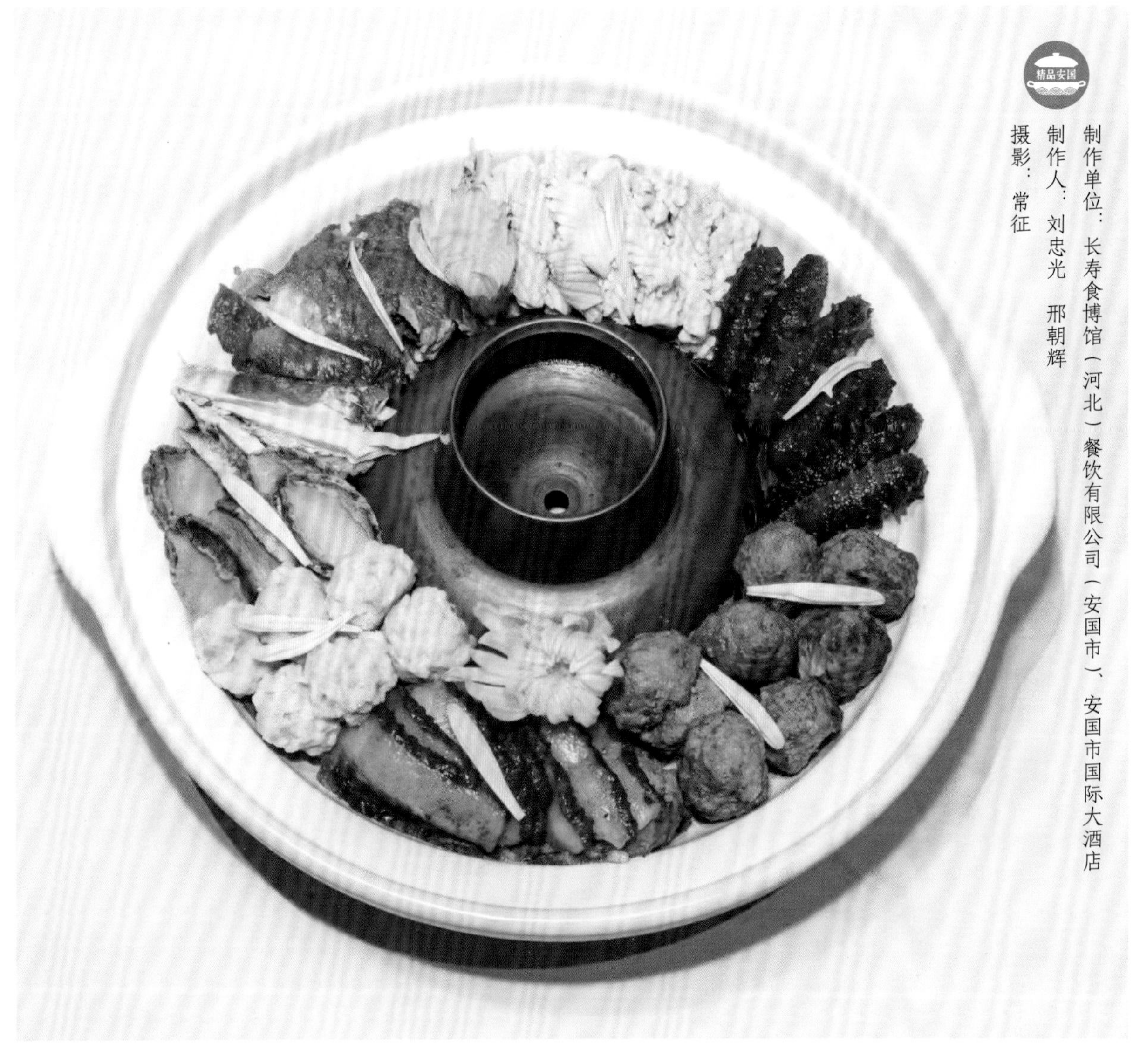

祁菊什锦火锅

配料 鲍鱼6个、辽参6条、肉丸子100克、素丸子100克、鱿鱼花100克、烧鸡100克、卤肉100克、祁菊花10克、白菜条300克、秘制高汤1000克、盐20克、味精20克、胡椒粉15克

做法 将白菜条垫入火锅底部；把处理好的主料分类整齐地码放在白菜条上，加入调料、高汤，最后放上祁菊花；慢火炖开，即可食用。

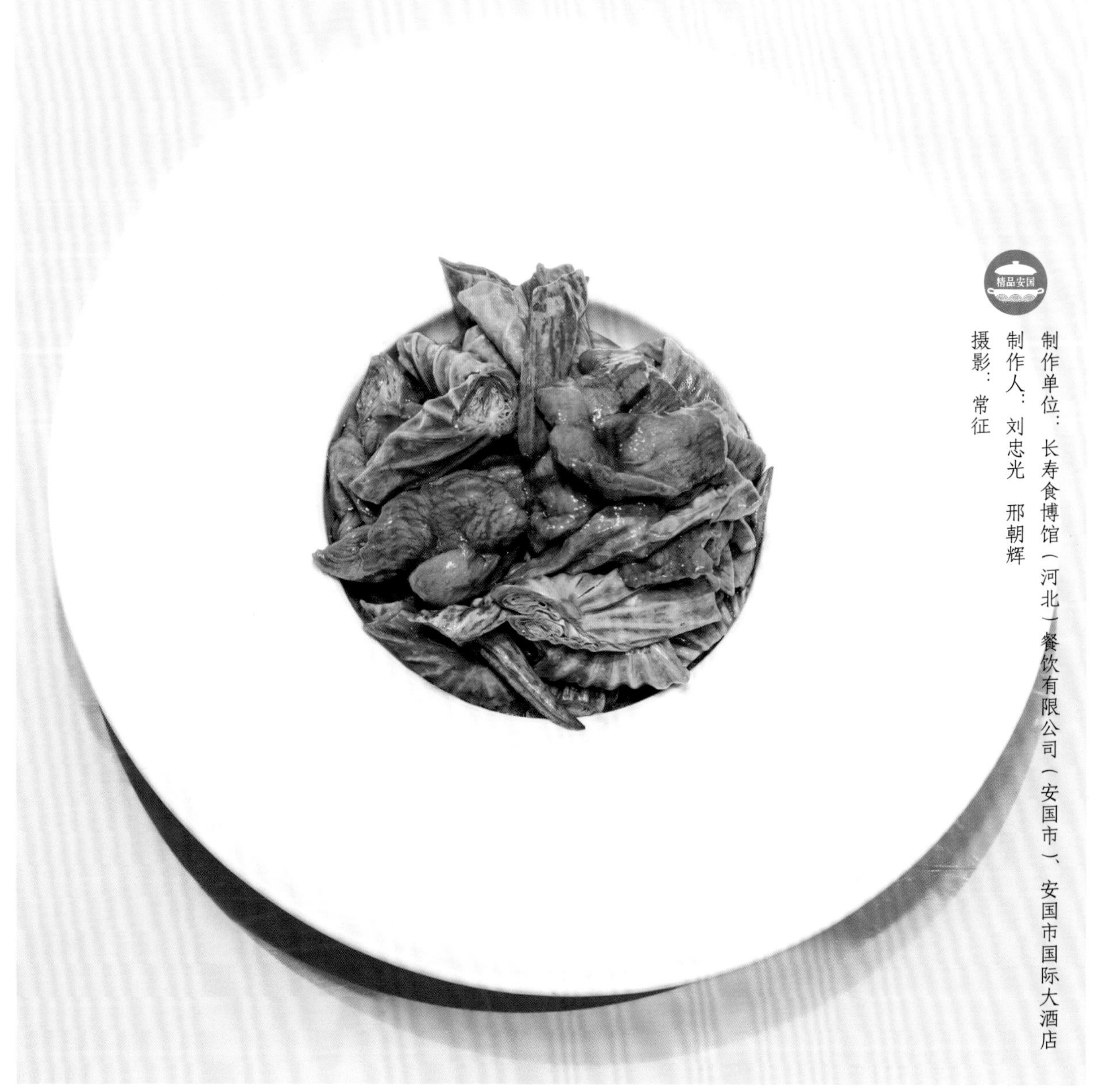

制作单位：长寿食博馆（河北）餐饮有限公司（安国市）、安国市国际大酒店
制作人：刘忠光 邢朝辉
摄影：常征

荷叶鸵鸟肉*

配料 养殖鸵鸟肉350克、荷叶尖50克、蚝油3克、盐6克、味精5克、白砂糖2克、生抽3克、生粉20克、鸡蛋1个、葱花10克、蒜片10克

做法 将鸵鸟肉切成薄片，加上鸡蛋清、生粉、盐腌制上浆备用；将荷叶尖洗净，改刀成厚菱形块；起锅烧底油，放入葱花、蒜片爆香，放入鸵鸟肉片一起滑炒至断生，放入荷叶尖，最后放入蚝油、盐、味精、白砂糖、生抽一起翻炒，淋入生粉勾芡，出锅装盘。

注：*为人工养殖动物。

虫草花牡蛎炖河豚

配料 养殖河豚鱼1条、牡蛎1个、虫草花5克、特制浓汤300克、葱段10克、姜片10克、盐5克、鲍鱼汁3克、生抽2克、老抽1克

做法 河豚鱼宰杀去毒备用，牡蛎去壳洗净备用；温火素油先将河豚鱼及内脏过油后放入砂锅中，牡蛎肉过水后也放入砂锅中；砂锅中加入特制浓汤、虫草花、葱段、姜片，用调料调味调色，加水，小火炖至汤色红亮黏稠即可。

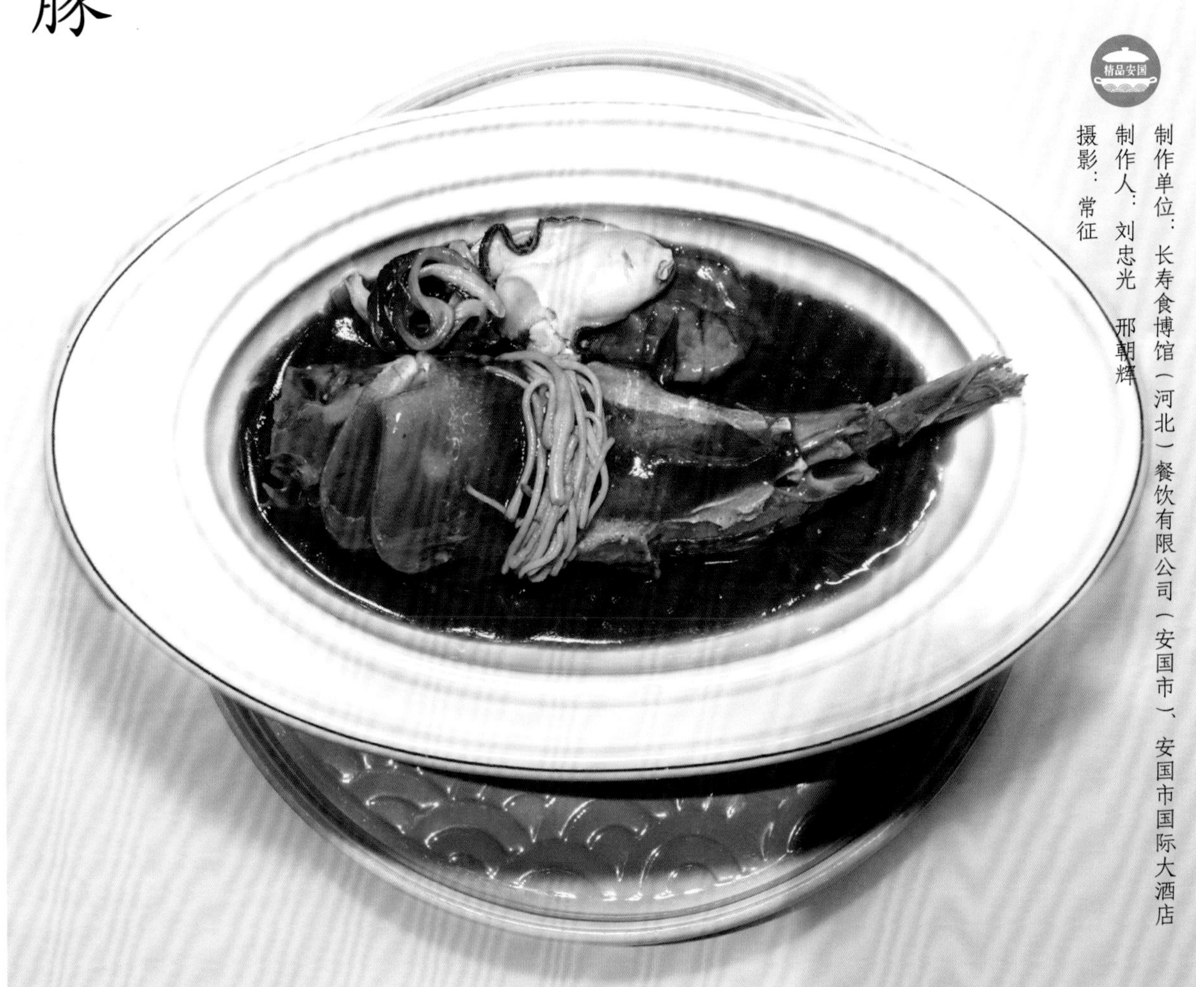

制作单位：长寿食博馆（河北）餐饮有限公司（安国市）、安国市国际大酒店
制作人：刘忠光　邢朝辉
摄影：常征

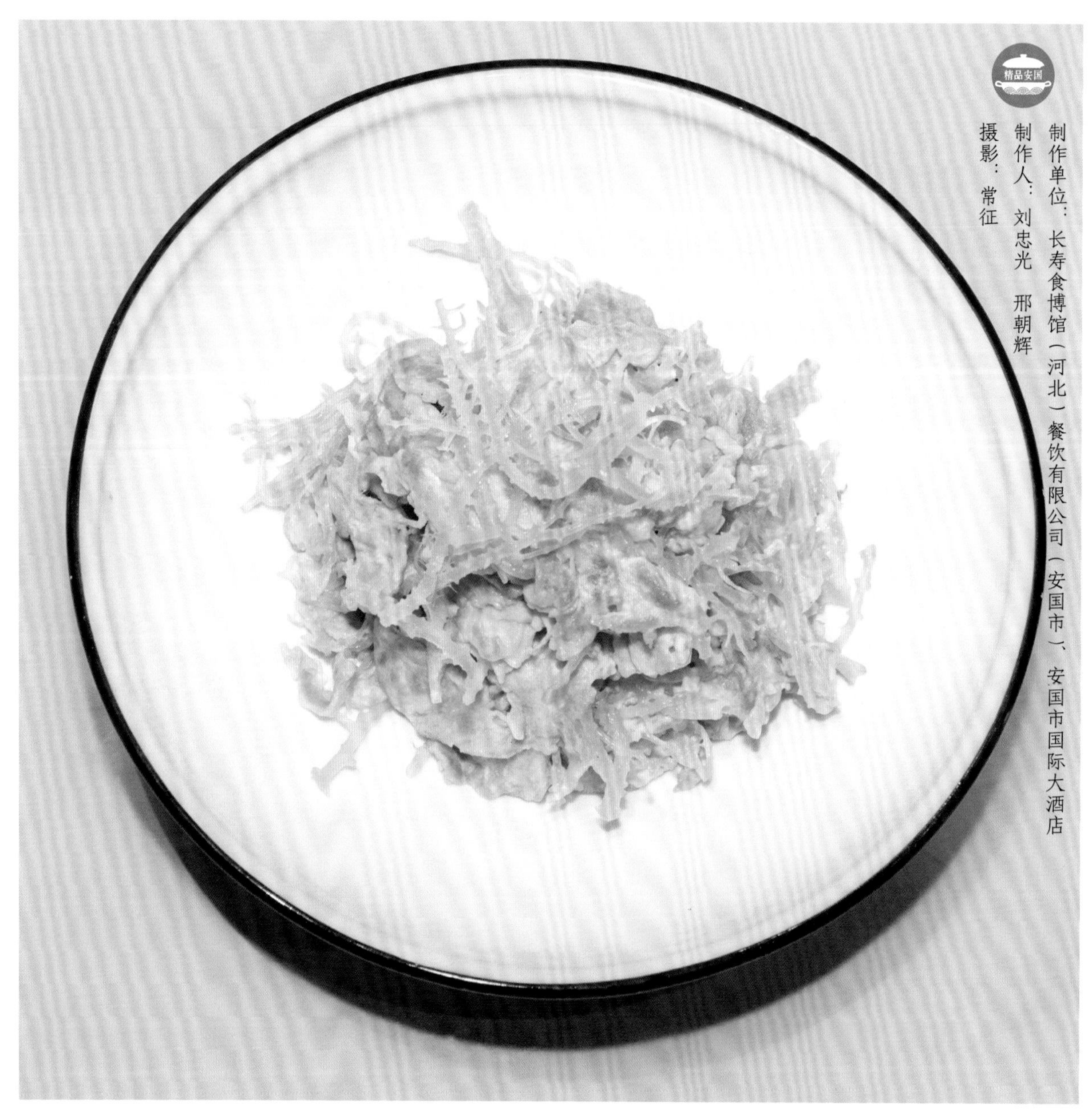

制作单位：长寿食博馆（河北）餐饮有限公司（安国市）、安国市国际大酒店
制作人：刘忠光　邢朝辉
摄影：常征

鹿角菜薏米炒斗鸡蛋

配料 鹿角菜20克、斗鸡蛋5个、祁薏米10克、香葱花10克、盐6克、味精4克、胡椒粉2克

做法 鹿角菜洗净，温水泡发12小时，沥干水分备用；将斗鸡蛋、泡好的祁薏米、鹿角菜搅拌均匀，用盐、味精、胡椒粉调好味道；平底锅上火，将搅拌好的食材慢慢煎制成型，装盘再撒上些许鹿角菜即可。

玉竹清蒸萝卜丸子

配料 鸡胸肉馅300克、猪肥油馅120克、鸡蛋清50克、水萝卜粒80克、玉竹10克、盐8克、味精5克、鸡精5克、胡椒粉3克、生粉50克、葱姜水15克、蒸鱼豉油10克

做法 鸡胸肉馅加入盐、味精、鸡精、胡椒粉、葱姜水、鸡蛋清，搅打上劲后加入生粉、猪肥油馅、水萝卜粒、玉竹粒，搅拌均匀，制成馅料；将馅料挤成直径3厘米的丸子，温水定型；将做好的丸子放入干净的托盘中，入蒸箱，蒸熟后装盘；蘸蒸鱼豉油食用。

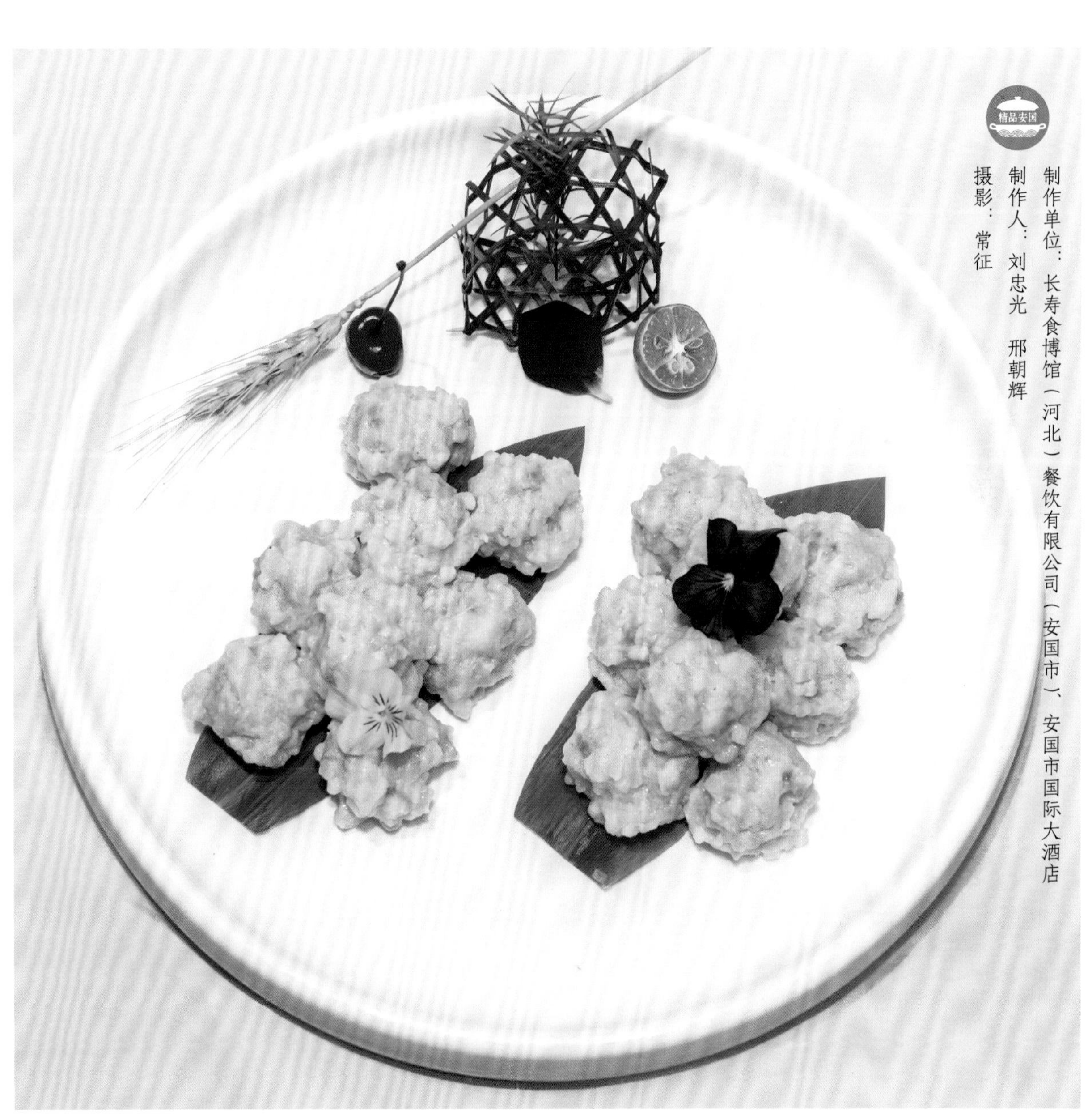

制作单位：长寿食博馆（河北）餐饮有限公司（安国市）、安国市国际大酒店
制作人：刘忠光　邢朝辉
摄影：常征

养生山药牡丹鱼

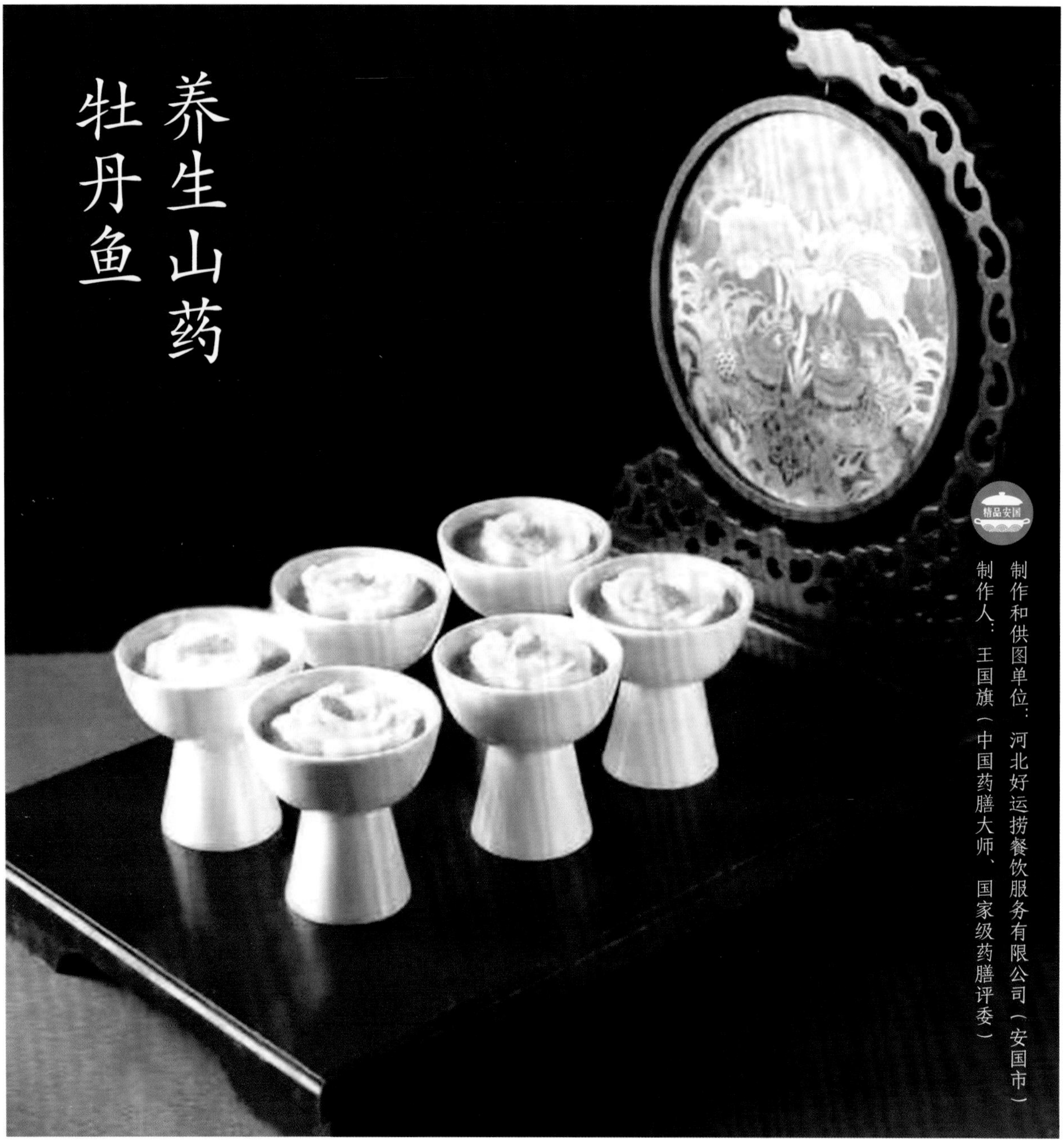

制作和供图单位：河北好运捞餐饮服务有限公司（安国市）
制作人：王国旗（中国药膳大师、国家级药膳评委）

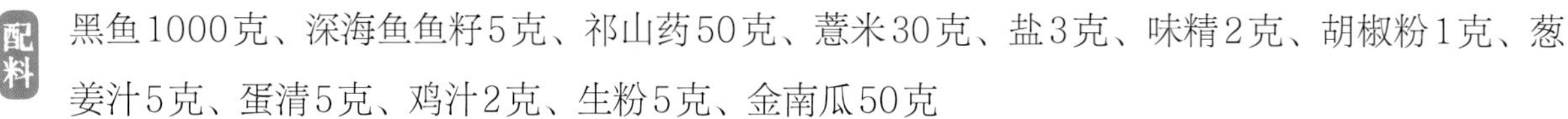

配料 黑鱼1000克、深海鱼鱼籽5克、祁山药50克、薏米30克、盐3克、味精2克、胡椒粉1克、葱姜汁5克、蛋清5克、鸡汁2克、生粉5克、金南瓜50克

做法 将黑鱼处理完毕，洗净，去皮取肉；将鱼肉切成条，加入盐、味精、胡椒粉、葱姜汁、蛋清、鸡汁少许、生粉少许，放入打碎机中打成泥蓉；将祁山药洗净切小丁和薏米蒸熟待用；取出裱花袋，选择月牙形裱花嘴，加入打好的鱼蓉；按照糕点制作牡丹花的方法，用裱花袋逐个做出牡丹花雏形，放入开水中慢煮一分钟，捞出待用；将蒸好的山药丁和薏米加入容器中，放入牡丹花，将南瓜泥和鱼汤调制而成的金汤顺容器边加入，用深海鱼籽点缀花蕊即可。

黄精千层肉

口味特点：肥而不腻，入口香糯

配料 黄精10克、精选五花肉500克、青笋100克、胡萝卜100克、春不老150克、大料3克、葱10克、姜10克、盐10克、面酱15克

做法 将五花肉去毛洗净，锅内加水、黄精、大料、葱、姜、盐，煮40分钟，捞出五花肉，沥干水分，肉皮抹面酱；锅内放油烧八成热，肉皮朝下放入，炸至上色捞出，冷却待用；五花肉切薄片，逐层码入碗中；春不老焯水后沥干水分，切段入碗，加入面酱、盐、葱、姜等调制成的味汁，大火蒸熟后扣入盘中，加入用胡萝卜、青笋雕刻成的绣球点缀四周。

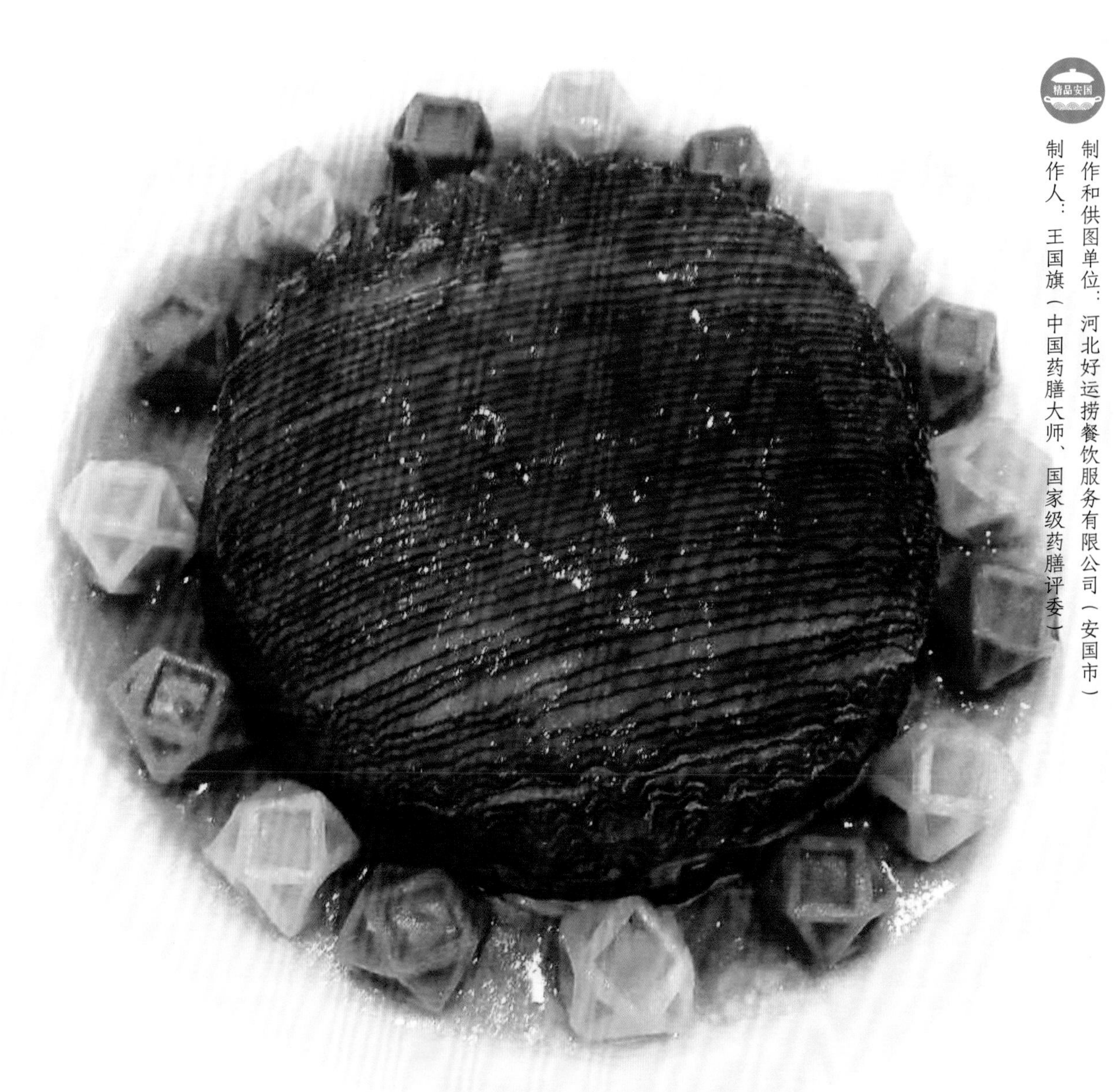

精品安国

制作和供图单位：河北好运捞餐饮服务有限公司（安国市）

制作人：王国旗（中国药膳大师、国家级药膳评委）

祁白芷牛腩煲

配料 牛腩500克、祁白芷5克、白萝卜200克、葱5克、姜5克、盐2.5克、味精2.5克、料酒30克

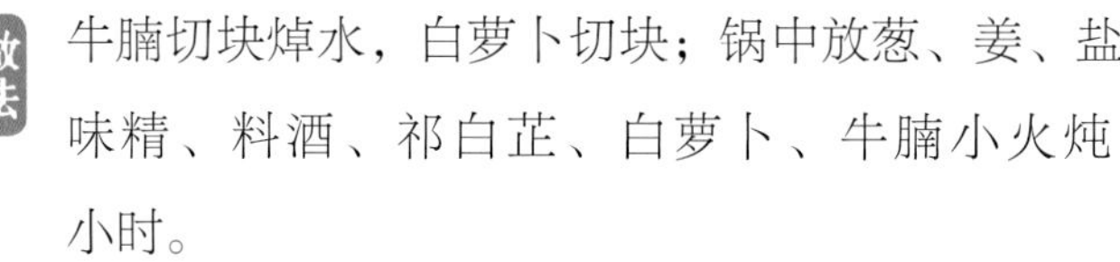

做法 牛腩切块焯水，白萝卜切块；锅中放葱、姜、盐、味精、料酒、祁白芷、白萝卜、牛腩小火炖1小时。

精品安国

制作单位：安国市祁膳坊
制作人：吕静龙
摄影：王幸来

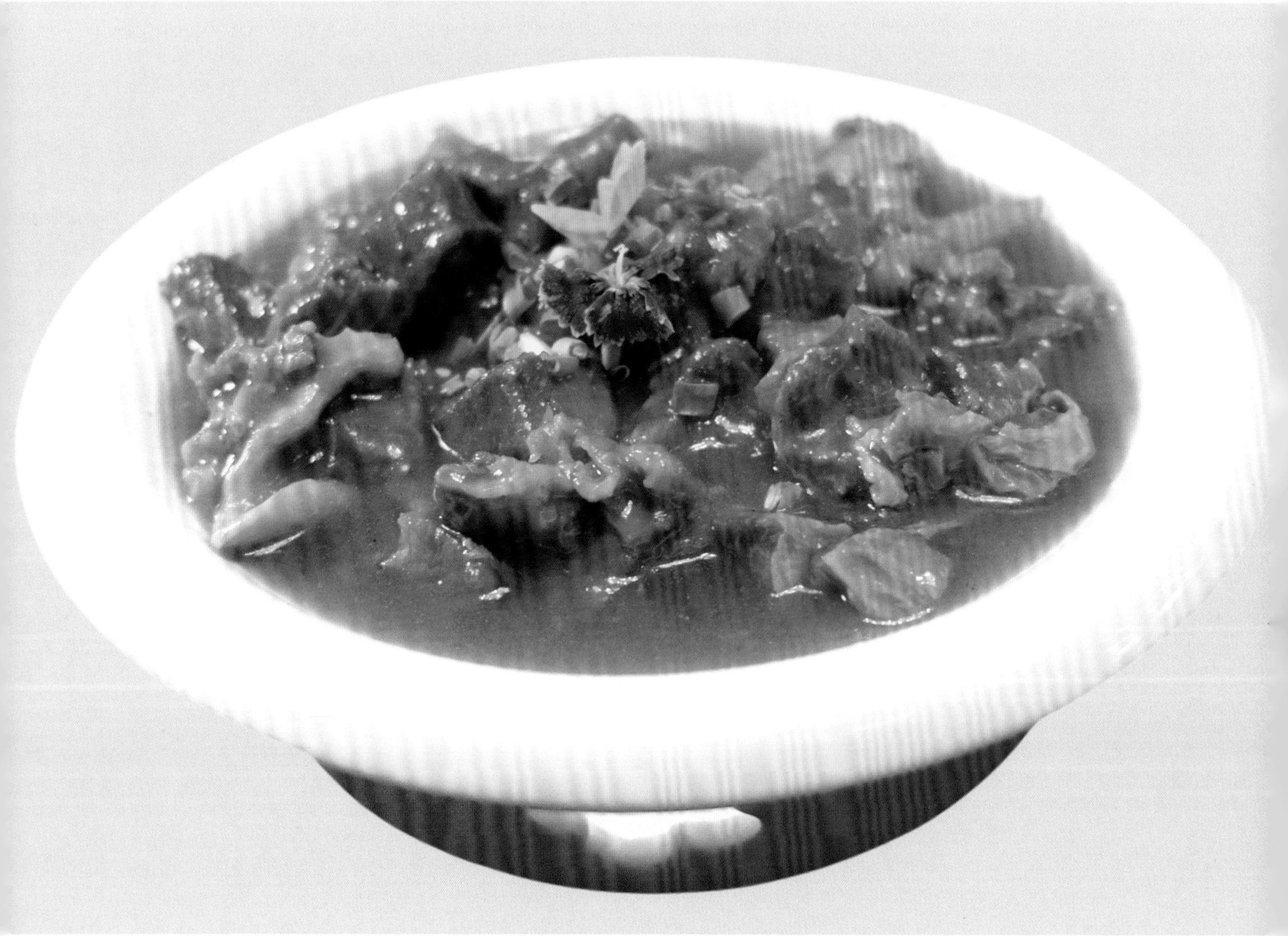

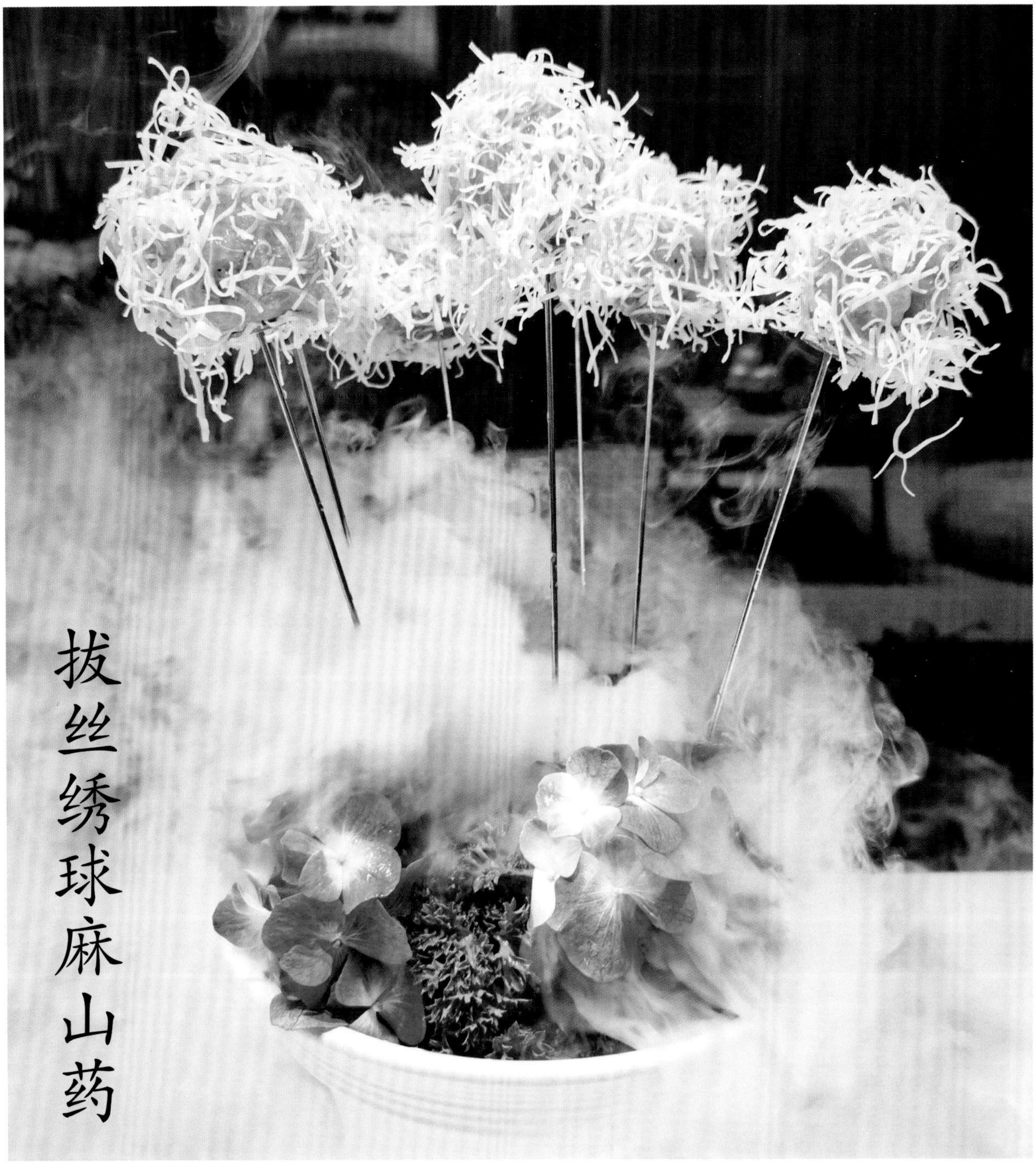

拔丝绣球麻山药

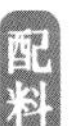
配料 麻山药200克、面包丝100克

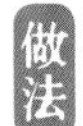
做法 麻山药去皮蒸熟，改刀成2厘米的小块油炸备用；锅中加入白糖，熬成拔丝状态，下入炸好的麻山药；出锅后沾上炸好的面包丝，叉上钢签点缀即可。

制作和供图单位：河北好运捞餐饮服务有限公司（安国市）
制作人：王国旗（中国药膳大师、国家级药膳评委）

藿香虾球

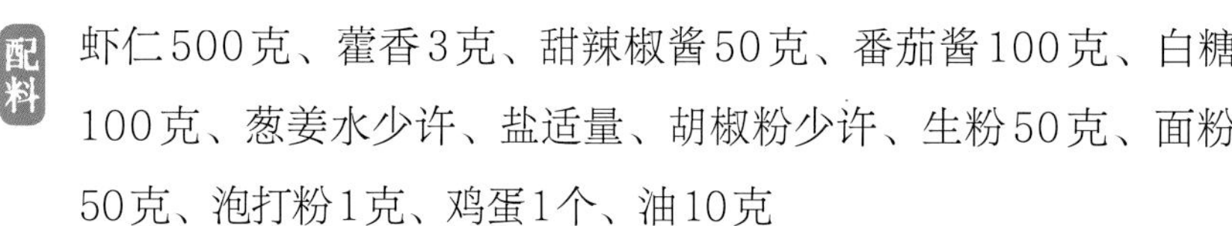

配料 虾仁500克、藿香3克、甜辣椒酱50克、番茄酱100克、白糖100克、葱姜水少许、盐适量、胡椒粉少许、生粉50克、面粉50克、泡打粉1克、鸡蛋1个、油10克

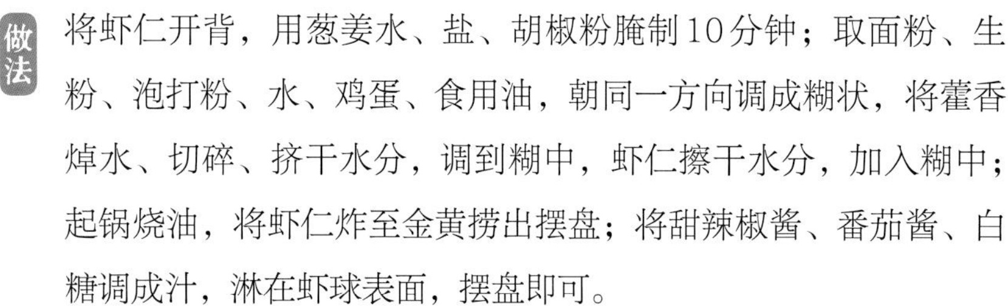

做法 将虾仁开背，用葱姜水、盐、胡椒粉腌制10分钟；取面粉、生粉、泡打粉、水、鸡蛋、食用油，朝同一方向调成糊状，将藿香焯水、切碎、挤干水分，调到糊中，虾仁擦干水分，加入糊中；起锅烧油，将虾仁炸至金黄捞出摆盘；将甜辣椒酱、番茄酱、白糖调成汁，淋在虾球表面，摆盘即可。

制作单位：安国市祁膳坊

制作人：井香成

摄影：王幸来

红胡椒干煸山药

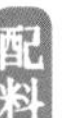

配料 山药200克、红胡椒3克、虾籽3克

做法 山药去皮放入加好盐的水中浸泡20分钟；将红胡椒粒放入烤箱中烤制10分钟取出备用；将山药切成滚刀块，拍粉腌制；平底锅放黄油、调料、虾籽，将炸好的山药和红胡椒一起放入锅中拌匀，点缀即可。

精品安国

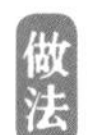

制作和供图单位：河北好运捞餐饮服务有限公司（安国市）

制作人：王国旗（中国药膳大师、国家级药膳评委）

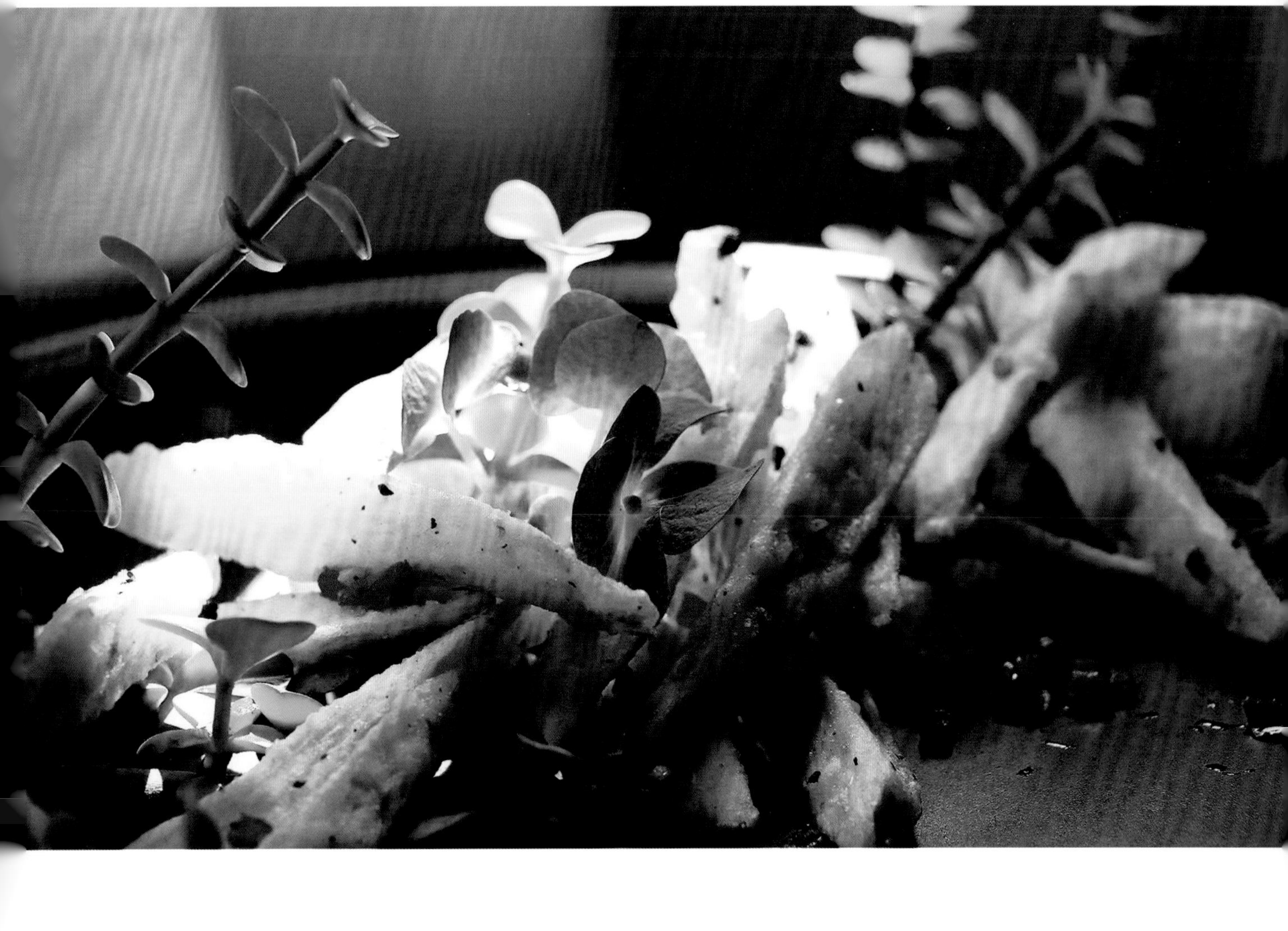

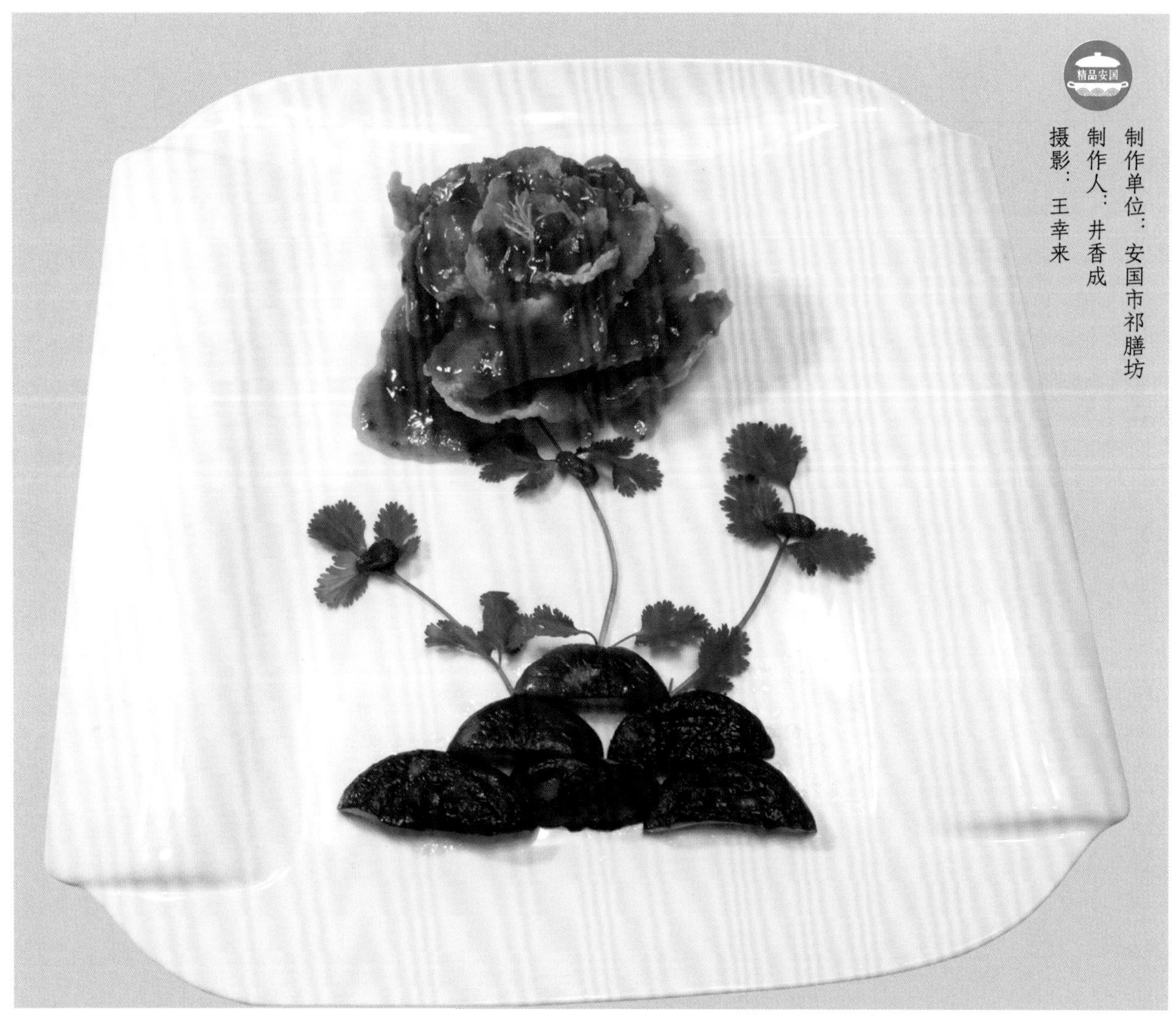

白芷牡丹鱼片

配料 清江鱼1条、祁白芷1克、祁山药2克、番茄酱10克、甜辣椒酱5克、白糖10克、白醋5克，淀粉、盐、葱、姜适量

做法 将清江鱼去骨取净肉，切成扇形薄片，将鱼片与祁白芷、盐、葱、姜、白醋一起腌制后，将鱼片在两面拍上淀粉敲打成花瓣形状，下锅炸至金黄捞出备用；将祁山药洗净去皮蒸熟，打成泥，放入盘中备用；将鱼片插入山药泥，摆出花形，将番茄酱、甜辣椒酱、白糖、白醋调成汁淋上即可。

白玉罩雪

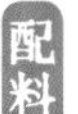

配料 祁山药500克，枸杞、白糖适量

做法 将祁山药洗净，去皮切成薄片，摆盘上锅蒸熟；将白糖撒在山药上，摆好枸杞即可。

精品安国

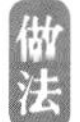

制作单位：安国市祁膳坊
制作人：井香成
摄影：王幸来

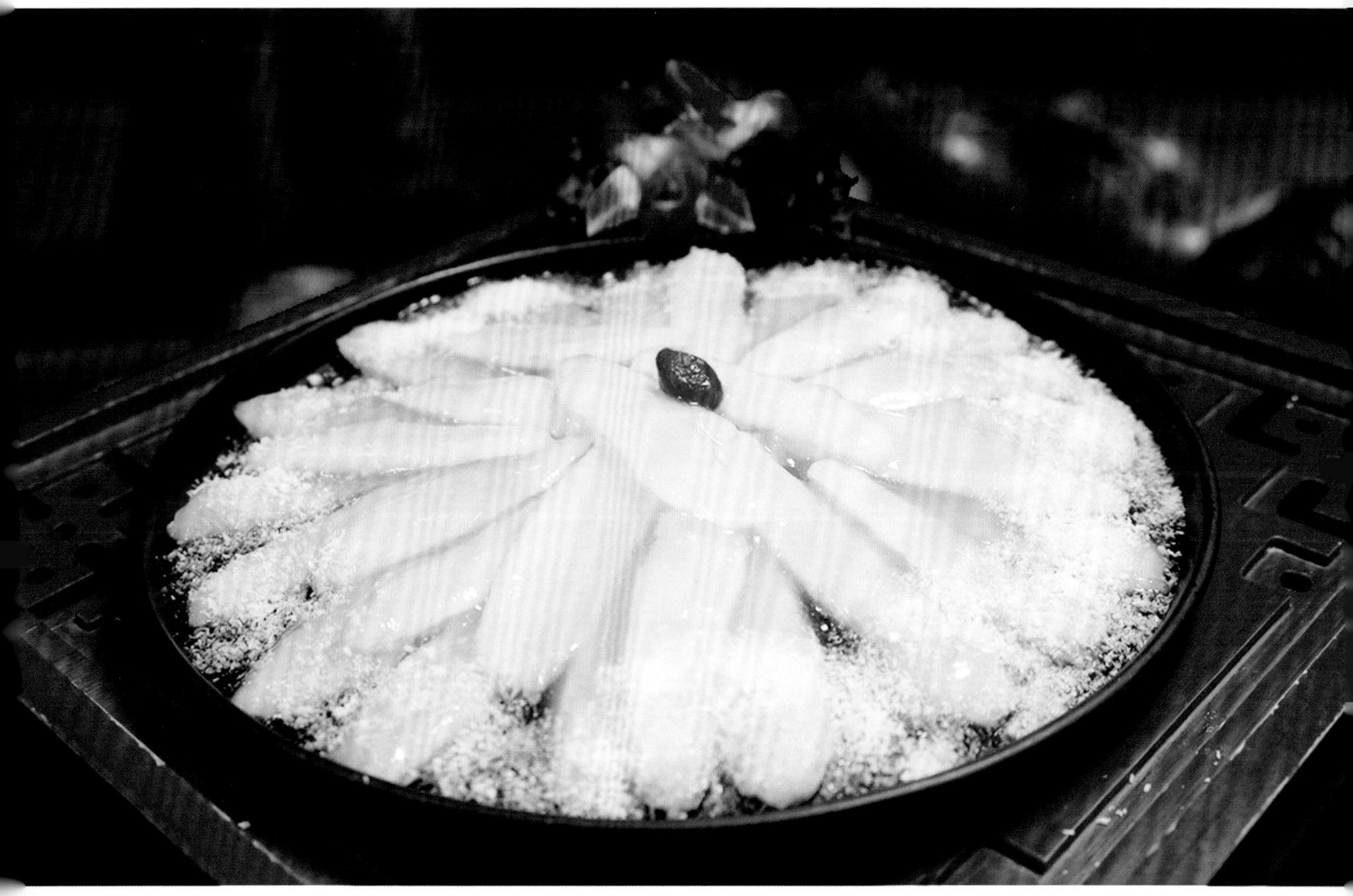

清真山药炖牛尾

配料 牛尾1根、山药200克、枸杞5克、生抽50克、盐适量

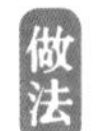

做法 将牛尾切成小段用水浸泡半小时捞出备用；锅里放水、牛尾、清真调料，小火炖1小时30分，放山药再炖10分钟即可。

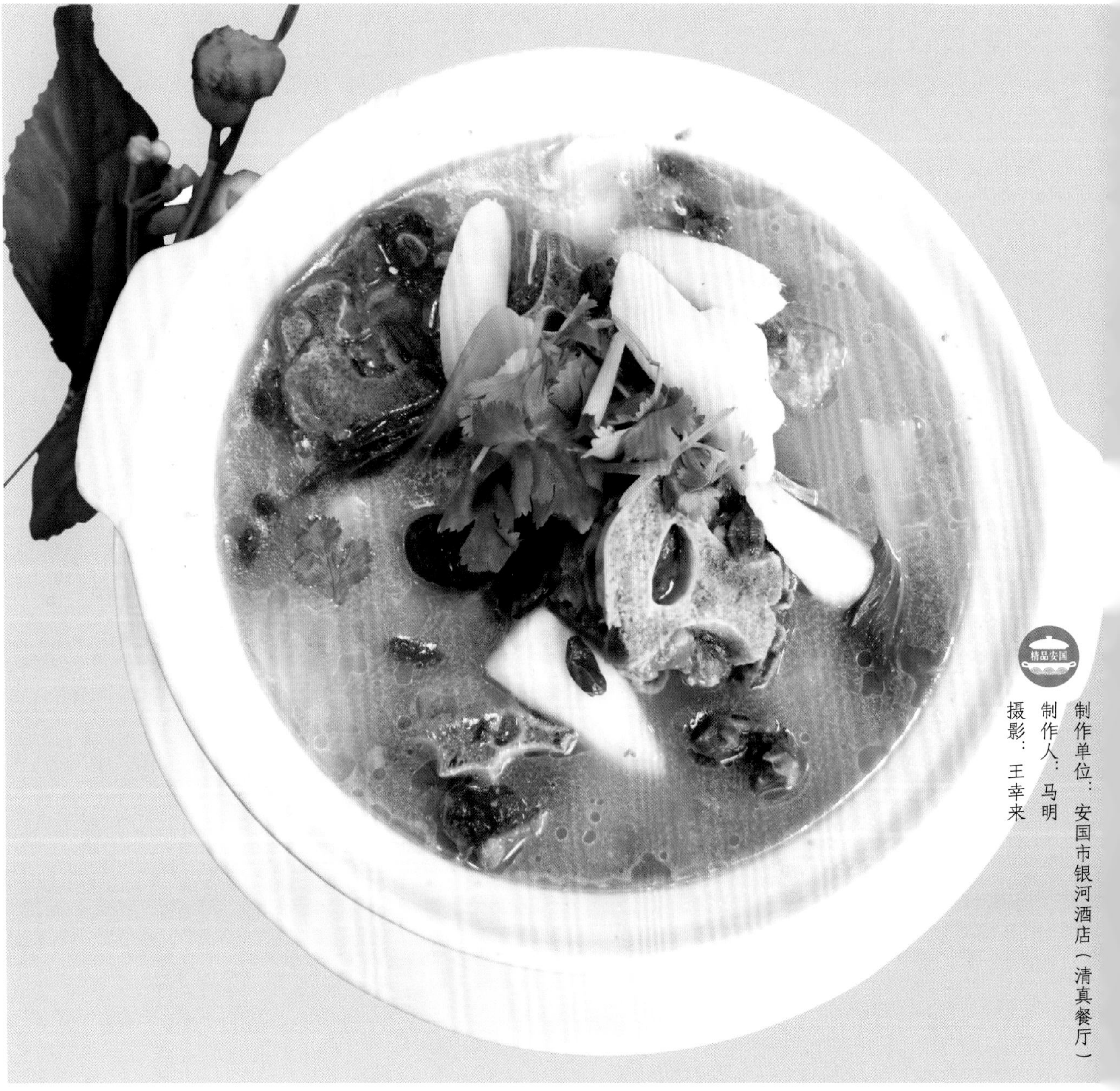

制作单位：安国市银河酒店（清真餐厅）
制作人：马明
摄影：王幸来

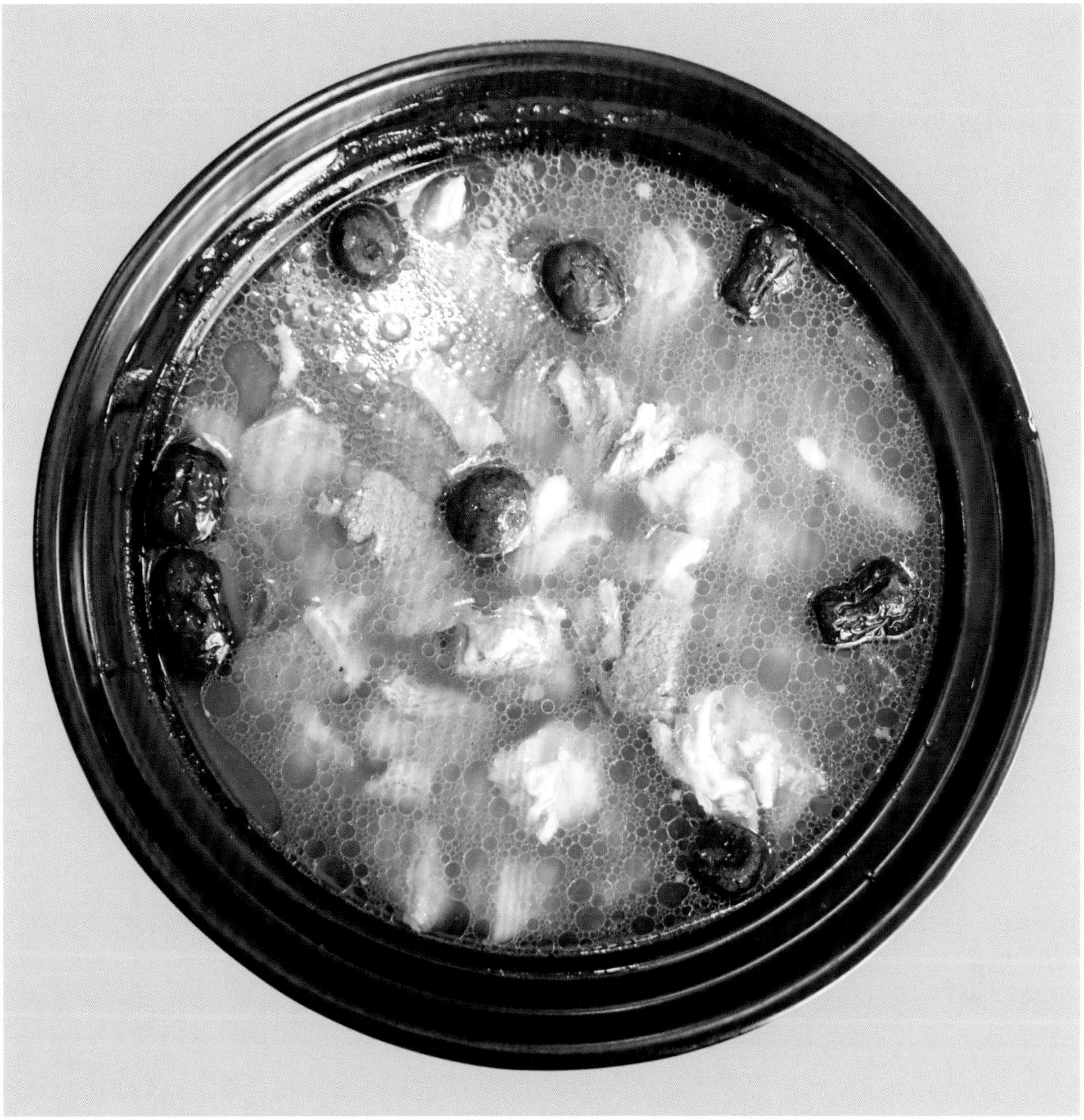

清真滋补羊肉煲

配料 羊肉750克、大枣10克、枸杞10克、桂圆5克、花椒3克、大料3克、小茴香2克、大葱10克、生姜10克，盐、味精、鸡精、胡椒粉适量

做法 将羊肉切成小块焯水，放入砂锅中，加水、大枣、枸杞、桂圆、各种调料，小火慢炖1小时即可。

制作单位：安国市银河酒店（清真餐厅）
制作人：马明
摄影：王幸来

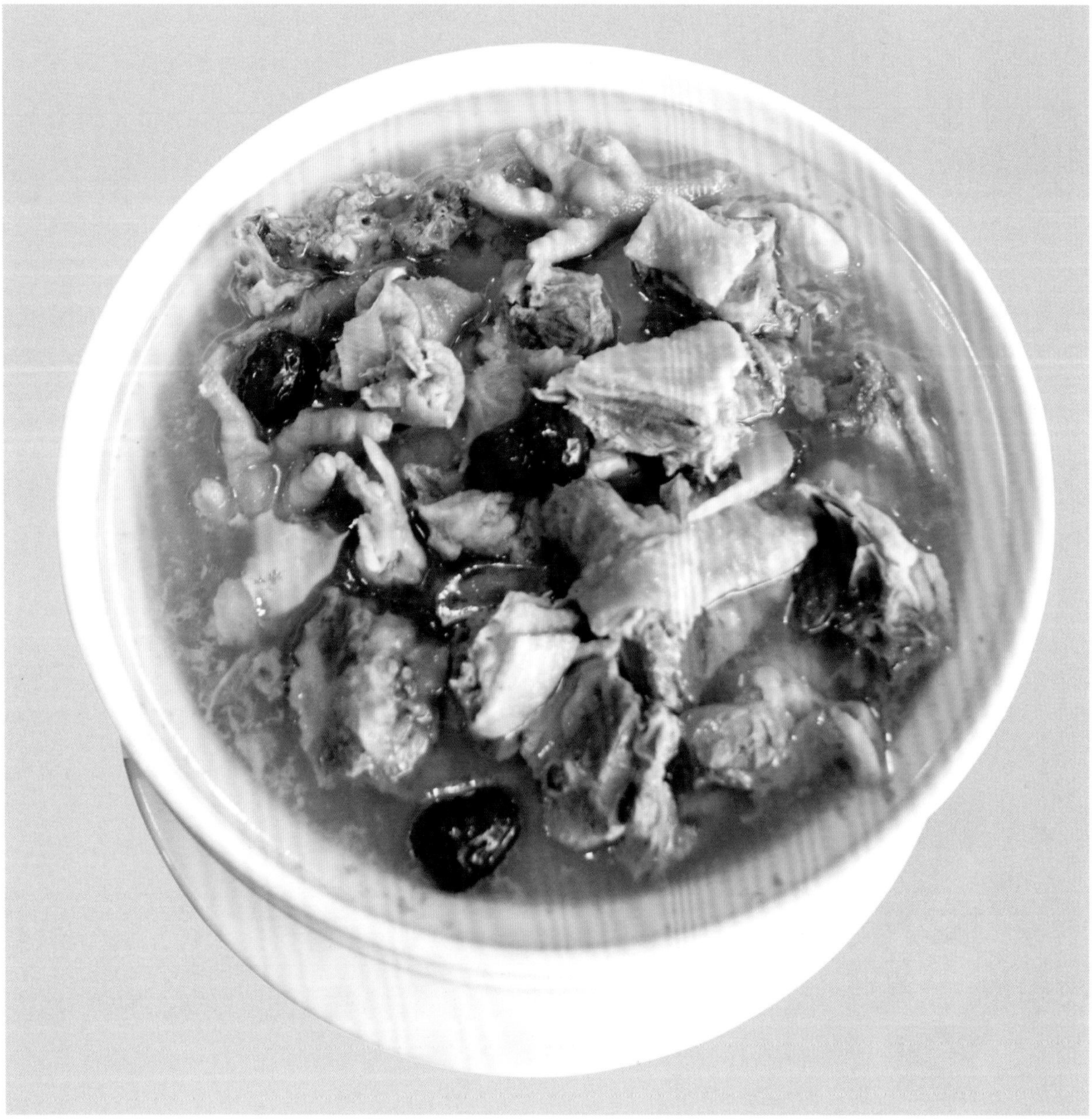

清真黄芪枸杞炖柴鸡

配料 柴鸡1只、黄芪5克、枸杞10克、大枣10克、菜籽油200克，葱、姜各10克，纯净水2升，花椒、大料、白芷、小茴香各3克

做法 将柴鸡切成块焯水，放入锅里加水、各种调料，再放入黄芪、枸杞、大枣，小火慢炖1小时40分钟即可。

制作单位：安国市银河酒店（清真餐厅）

制作人：马明

摄影：王幸来

第三章 药膳凉菜

安国药膳凉菜分为凉拌菜、熟制凉菜、塑型凉菜等系列，具有脆、鲜、嫩、爽等口感特征，都保持了药材、食材的有效成分和养生作用。历史上关东帮带到安国的“桔梗小菜”，在安国药膳中精制为“桔梗三丝”，即以新鲜桔梗手撕为竖丝，配以青椒丝、胡萝卜丝，加香菜、调料拌为凉菜，白、青、红颜色鲜艳，食用润肺，外形美观，不但是饭店客人常点菜，也是百姓家庭常见的三餐佐菜，“桔梗凉拌鱼丝”等也由此演变而来。“凉拌马齿苋”“粉丝荠菜”“麻酱蒲公英”等则是安国民间精细制作的美味野菜佳肴。熟制凉菜药膳品种繁多，“紫苏卷牛排”是将牛排煎熟切条，用黑椒酱拌匀，以洗净的鲜紫苏叶卷牛排条而成，理气解表、行气和胃；有补中益气作用的“党参牛舌”，即在牛舌中穿入党参，卤炖后切片，配以黄瓜、小米椒、蒜仔、香葱、花生米和蘸料，五颜六色，使人食欲大增；“白玉罩雪”加工简单，仅用安国特产小白嘴山药和白砂糖，山药去皮切马蹄片焯水断生、沥干、摆盘、撒上白砂糖，即可成一道老少咸宜的美味药膳凉菜，并且易于在民间推广。塑形药膳凉菜美观爽口，“胭脂果味祁山药”以小白嘴山药和红心火龙果加白糖、蜂蜜制作而成，白白的山药变成粉红色，软糯清甜，色彩艳丽；“鱼籽百合水晶虾”“二白猪皮冻”等均是晶莹剔透的塑形药膳，观赏和口感极佳。

胭脂果味祁山药

口味特点：软糯香甜，色彩艳丽

配料 祁山药500克、红心火龙果1个、白糖和蜂蜜适量

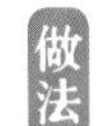

选优质祁山药去皮蒸熟；红心火龙果取肉用榨汁机榨汁，加白糖、蜂蜜；把蒸好的祁山药切成长10厘米的段，放入火龙果汁水中泡6小时装盘即可。

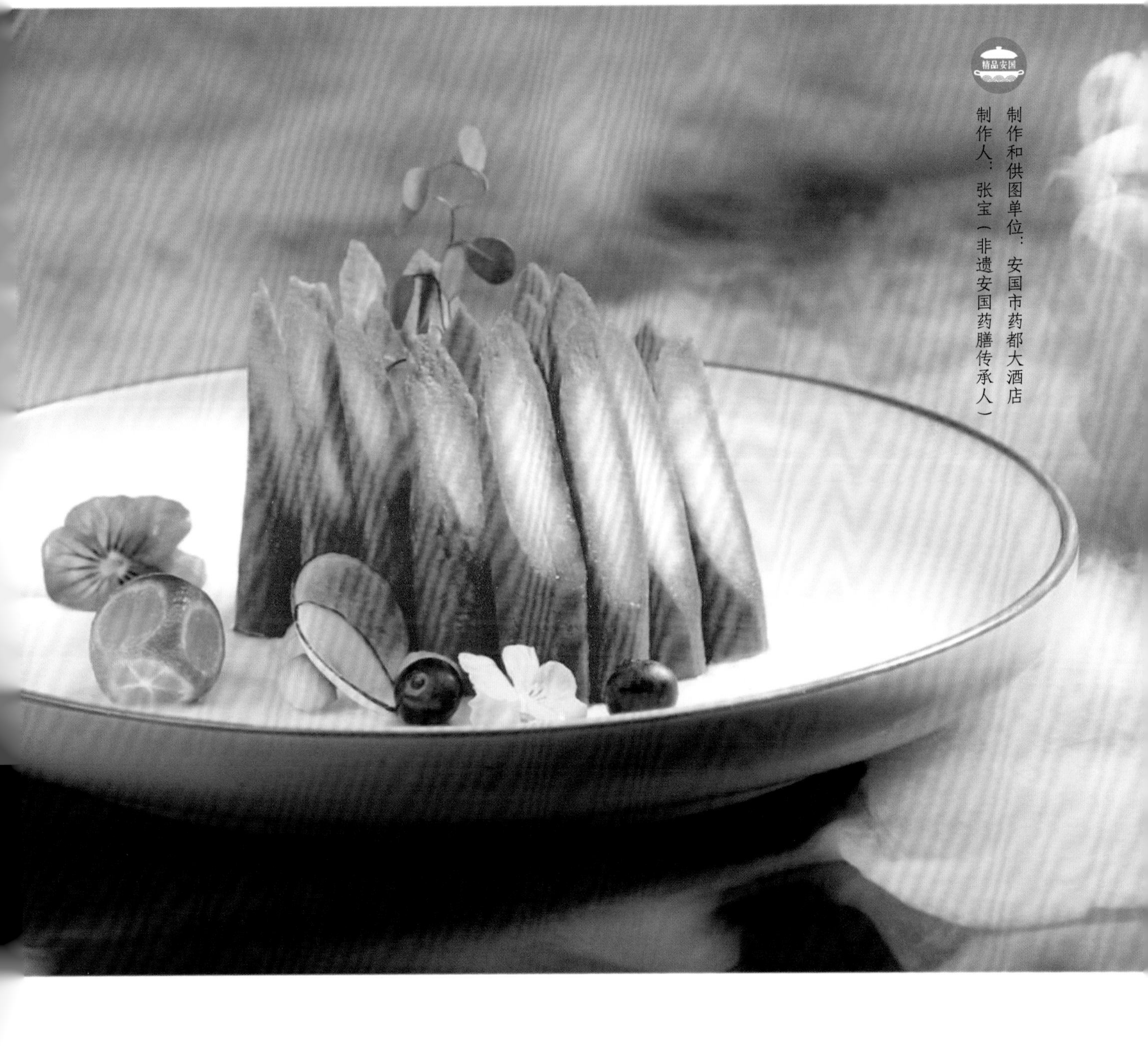

精品安国

制作和供图单位：安国市药都大酒店

制作人：张宝（非遗安国药膳传承人）

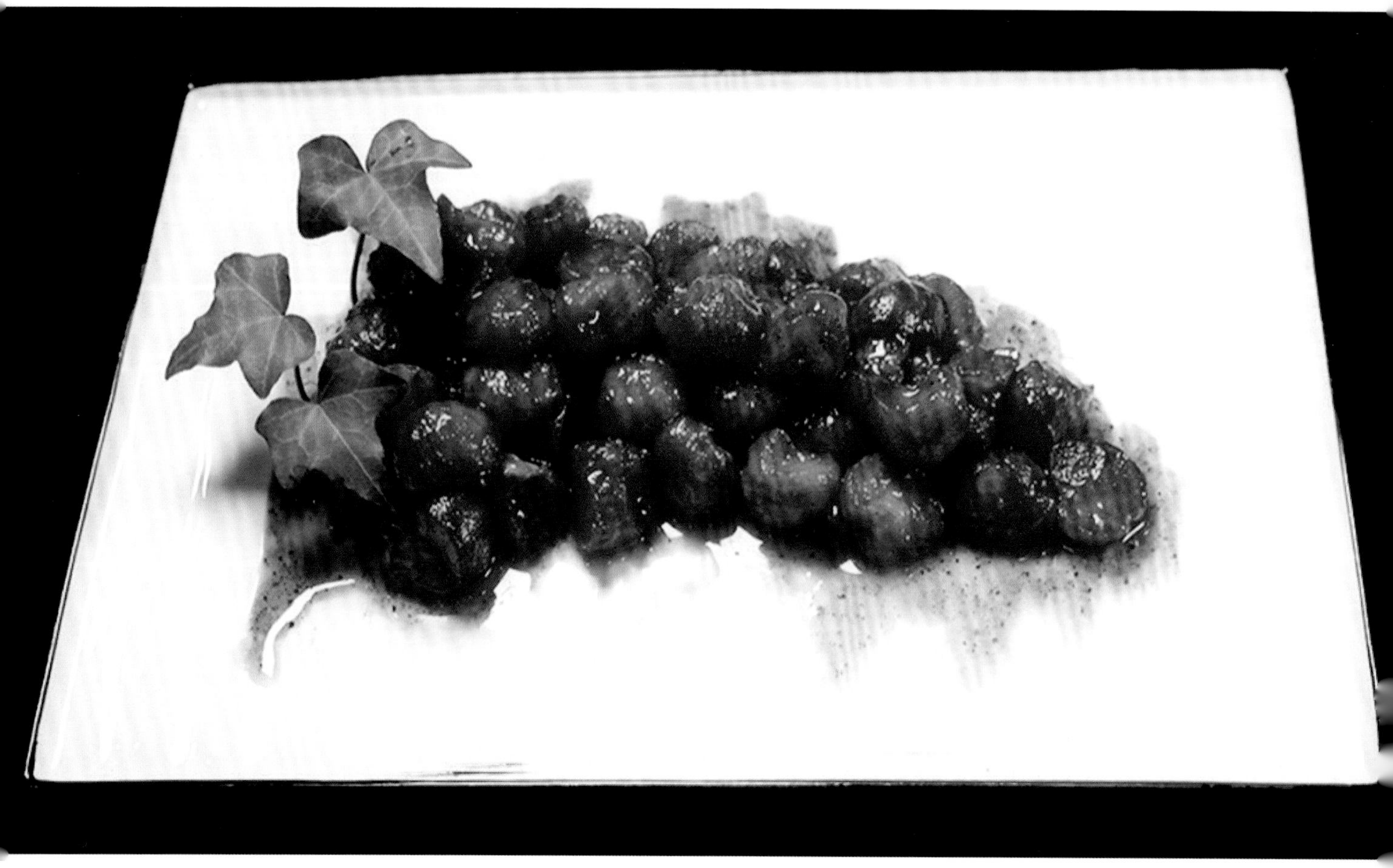

嫣红甸果

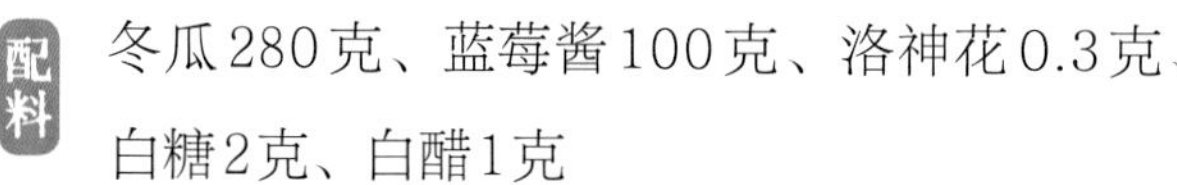

配料 冬瓜280克、蓝莓酱100克、洛神花0.3克、白糖2克、白醋1克

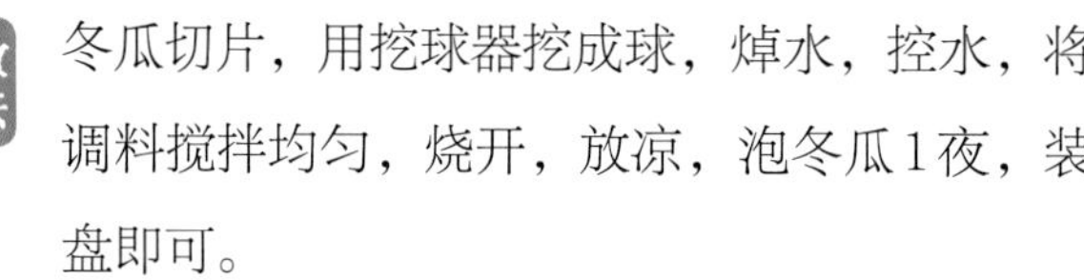

做法 冬瓜切片，用挖球器挖成球，焯水，控水，将调料搅拌均匀，烧开，放凉，泡冬瓜1夜，装盘即可。

制作单位：祁膳坊

制作人：焦萌

摄影：王幸来

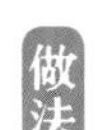

制作和供图单位：安国市药都大酒店
制作人：张宝（非遗安国药膳传承人）

鱼籽百合水晶虾

口味特点：晶莹剔透，造型美观，虾肉有弹性，百合脆嫩

配料 虾仁10个、鲜百合50克，鱼籽、猪皮、老鸡、西蓝花、盐、姜片适量

做法 将猪皮清洗干净去除油脂，老鸡砍块焯水备用；把猪皮、老鸡放入盆中，加纯净水、姜片、盐蒸5小时；虾仁、鲜百合、西蓝花分别煮熟冲凉备用；把虾仁、鲜百合、西蓝花放入模具中，加蒸好的猪皮水，放入保鲜冰箱冷却1小时，装盘点缀鱼籽即可。

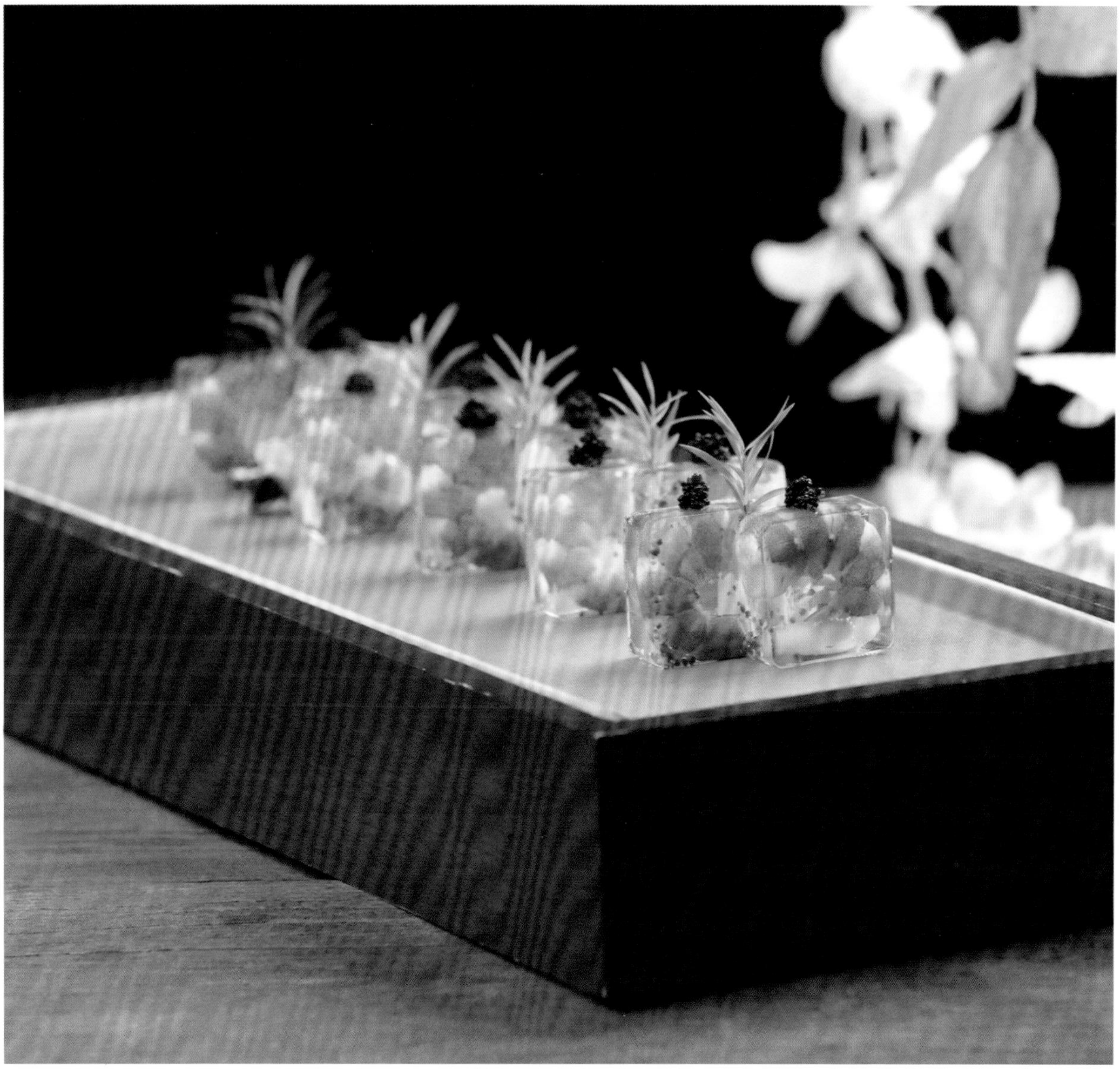

九制黄精马家芹

口味特点：爽脆清口

配料 马家芹150克、九制黄精少许，盐、白糖、苹果醋、蒜末适量

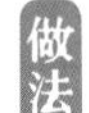

做法 将马家芹择洗干净，改刀5厘米段，泡水20分钟；九制黄精改刀小粒；马家芹沥干水分，加蒜末、盐、白糖、苹果醋，拌匀装盘撒上九制黄精小粒即可。

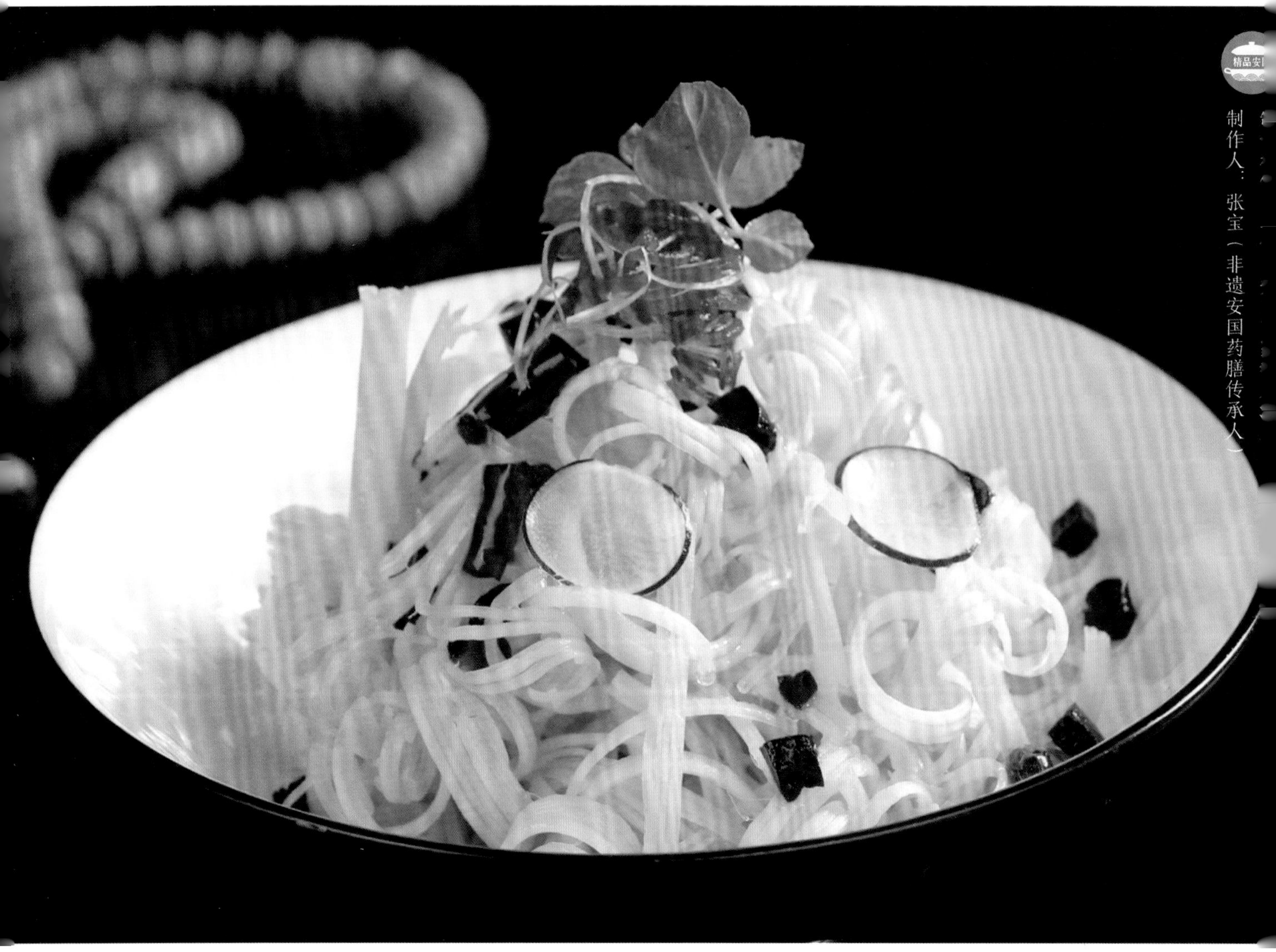

制作人：张宝（非遗安国药膳传承人）

古法花雕白芸豆

口味特点：色泽红亮，酒香浓郁

配料 白芸豆200克，香叶、干辣椒、白糖、生抽、老抽、八角、桂皮、花雕酒、葱、姜适量

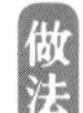

做法 白芸豆泡制10小时，放入高压锅，加白糖、生抽、老抽、花雕酒、葱、姜、香叶、干辣椒、八角、桂皮、水，压制20分钟，出锅装盘即可。

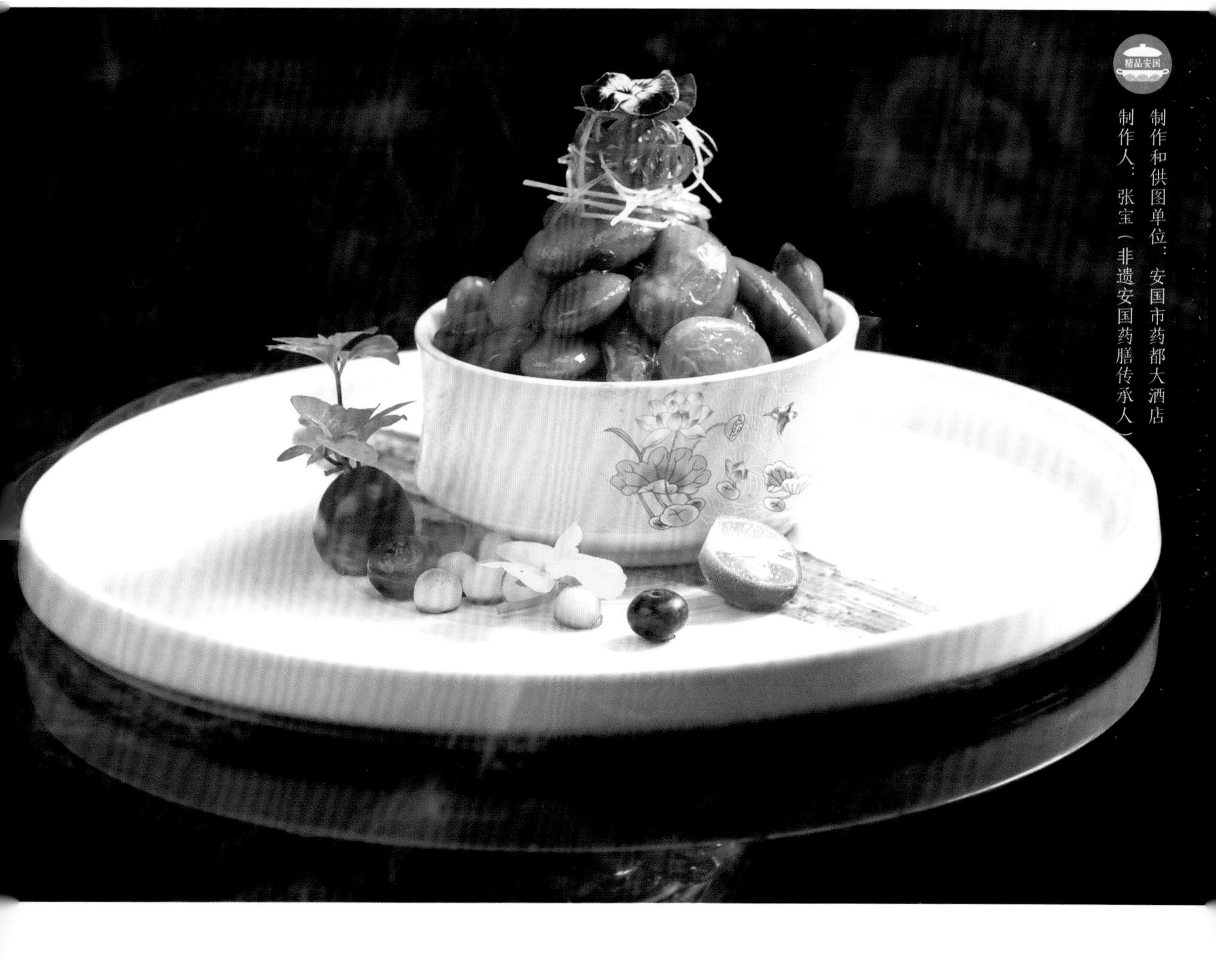

精品安国

制作和供图单位：安国市药都大酒店

制作人：张宝（非遗安国药膳传承人）

鲜橙金陵酱鸭脯

口味特点：色泽红亮，酱香浓郁

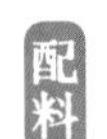

鸭脯肉250克、陈皮少许、鲜橙50克，排骨酱、冰糖、老抽、生抽、葱、姜、白蔻、白芷、香叶适量

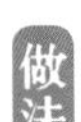

鸭脯肉冲洗干净加老抽上色，入200摄氏度油锅中炸制色泽红亮；另起锅加油、葱、姜炒香，加白芷、白蔻、香叶、陈皮、排骨酱、冰糖、生抽、老抽、鸭脯肉调色烧制35分钟，大火收汁至浓稠后出锅；将烧好的鸭脯改刀装盘，用鲜橙肉点缀即可。

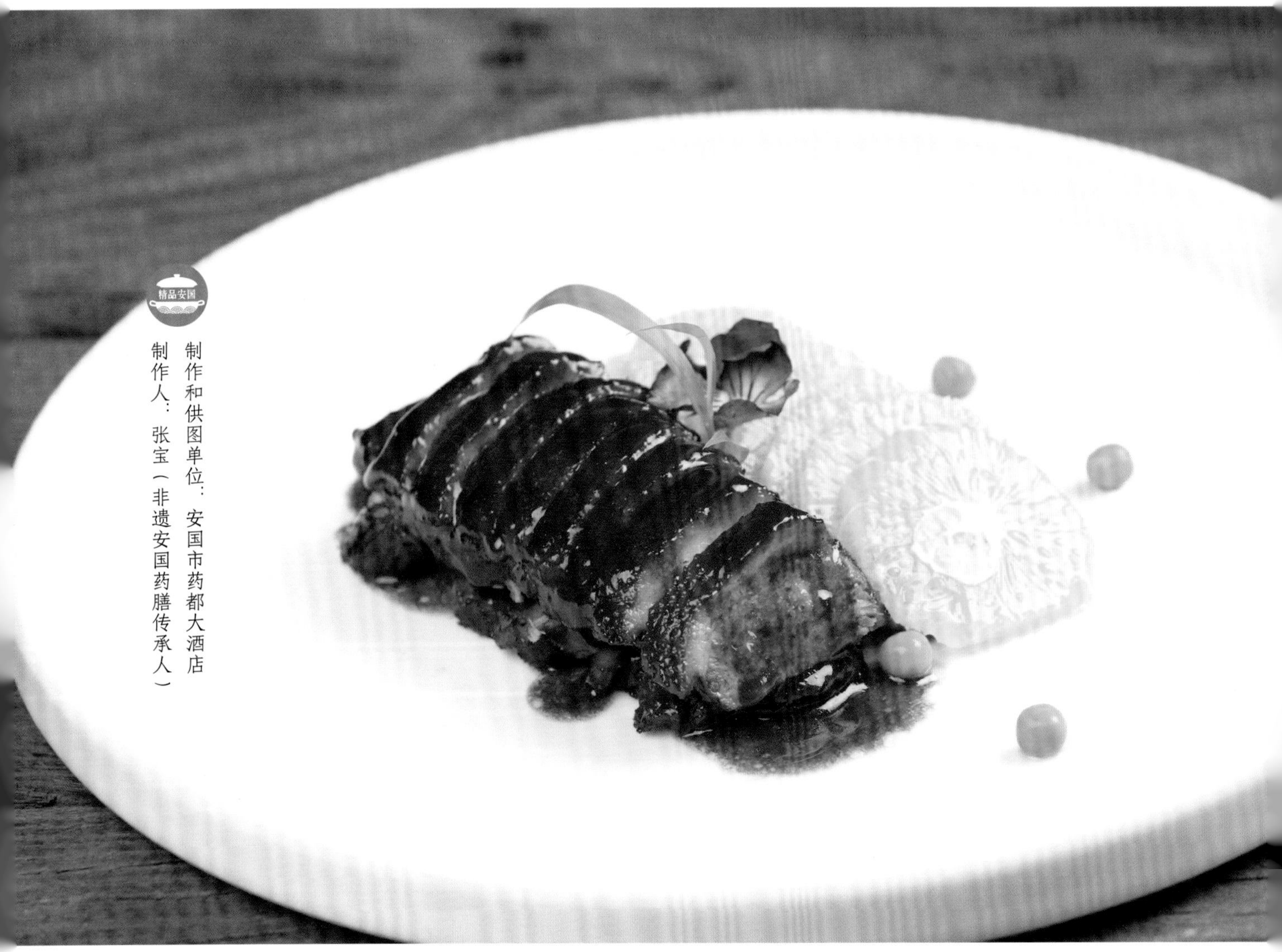

精品安国

制作和供图单位：安国市药都大酒店

制作人：张宝（非遗安国药膳传承人）

陈皮五香酱牛展

口味特点：筋肉分明，酱香浓郁

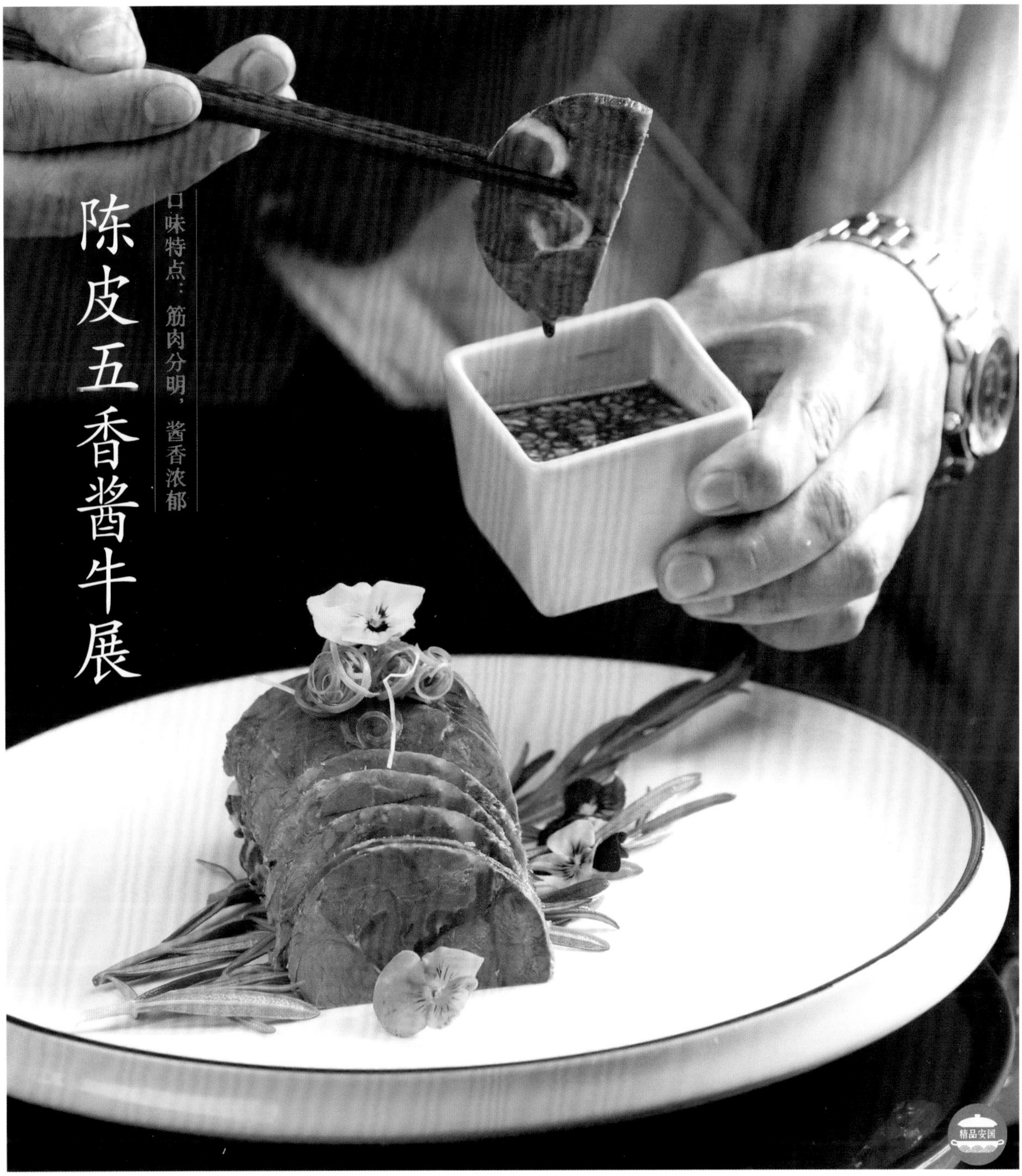

制作和供图单位：安国市药都大酒店

制作人：张宝（非遗安国药膳传承人）

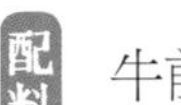

配料　牛前腱450克，葱、姜、陈皮、料酒、老汤适量

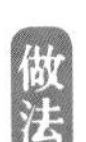

做法　牛前腱改刀，加葱、姜、料酒焯水；老汤里加葱、姜、料酒、陈皮、焯好水的牛前腱肉，小火卤制1小时，泡制2小时出锅；用模具压制成型，冷却；改刀装盘，点缀花草即可。

金桂脆皮鸽

口味特点：皮脆肉香，色泽红亮

配料 乳鸽3只、桂花酱10克、椒盐10克、甜辣酱10克，五香粉、胡椒粉、鸡粉、沙姜粉、盐、白醋、大红浙醋、麦芽糖适量

做法 将洗干净的乳鸽用五香粉、鸡粉、胡椒粉、沙姜粉、盐腌制2小时；清洗干净腌制好的乳鸽，用晾鸽钩挂起来，入沸水中烫5～10秒冲凉；淋皮水（麦芽糖、白醋、大红浙醋）风干2小时；放入160摄氏度油锅内炸制10分钟，出锅改刀装盘即可。桂花酱、椒盐、甜辣酱分别放入蘸料盘备用。

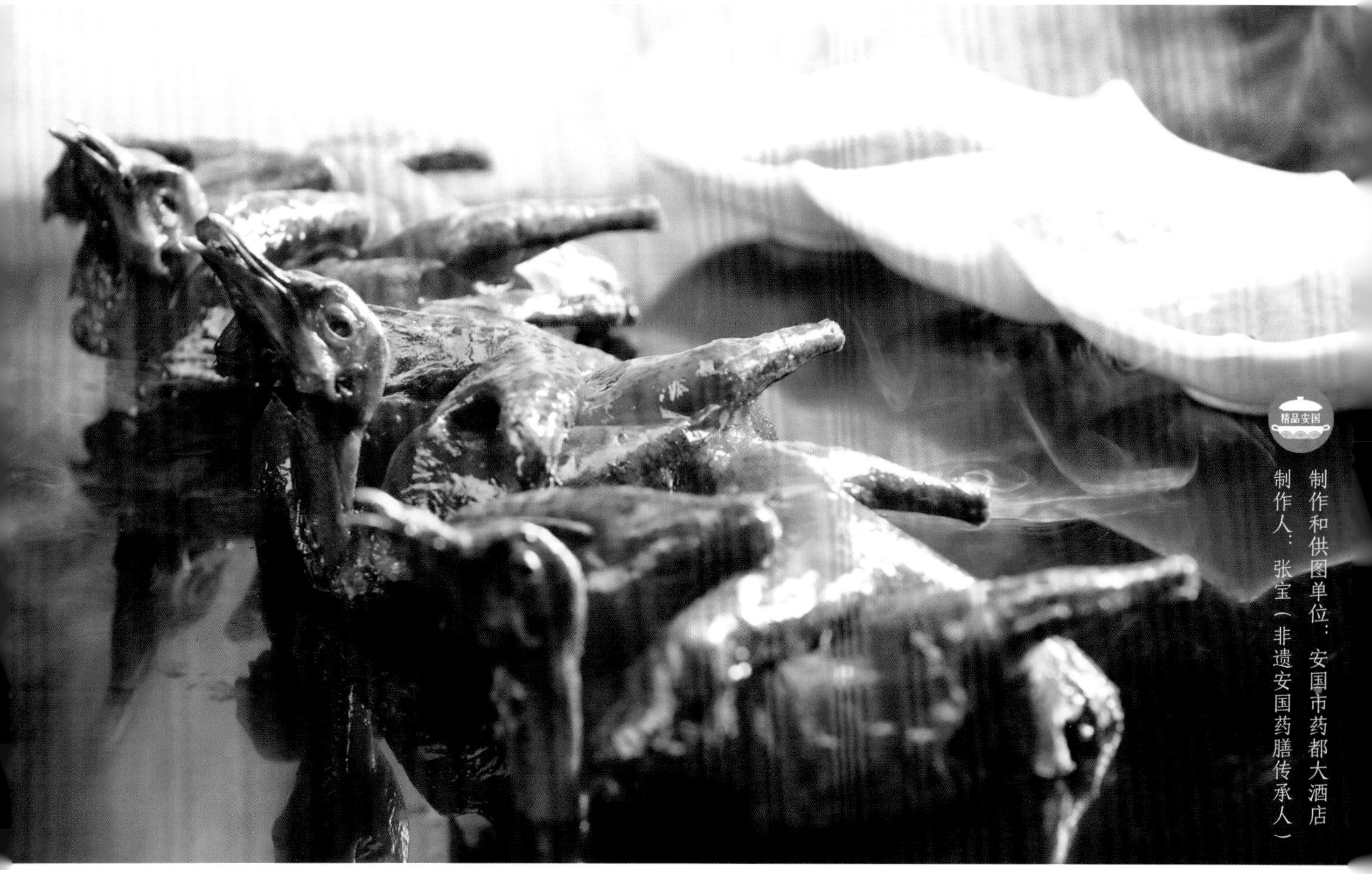

精品安国

制作和供图单位：安国市药都大酒店

制作人：张宝（非遗安国药膳传承人）

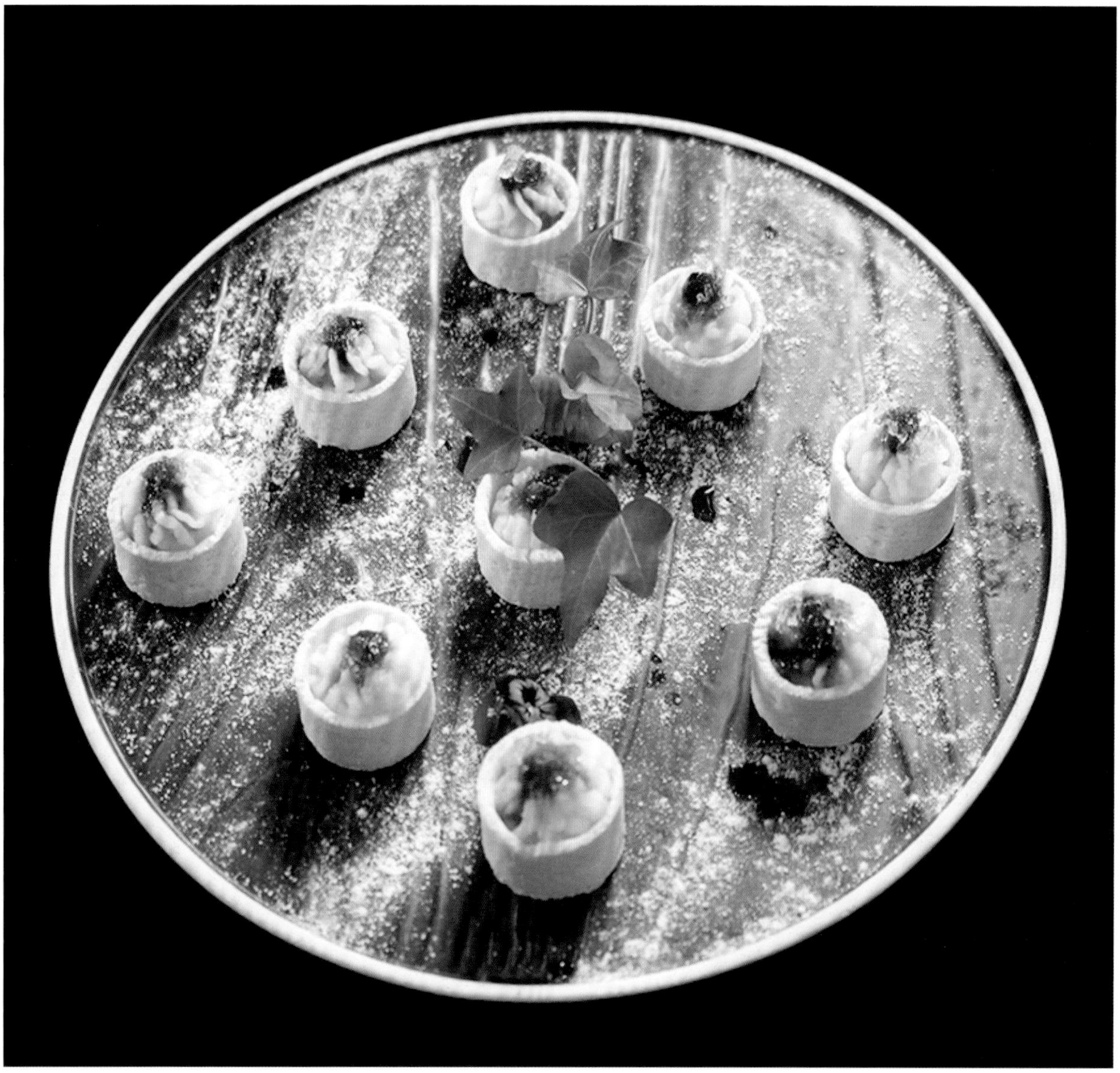

雪燕山药

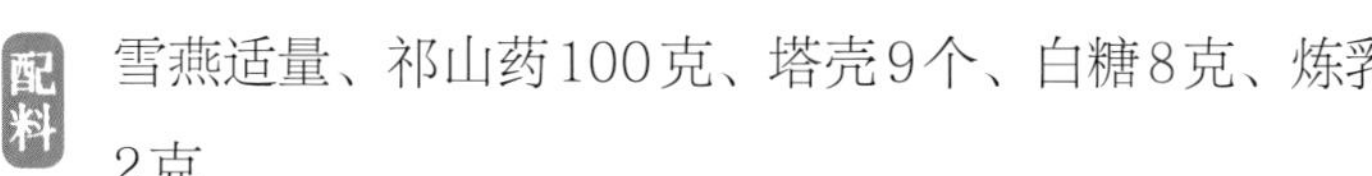

配料 雪燕适量、祁山药100克、塔壳9个、白糖8克、炼乳2克

做法 祁山药去皮洗净，蒸30分钟，放凉，打成泥，调味，装入裱花袋，装盘，点缀蓝莓酱和雪燕即可。

制作单位：祁膳坊
制作人：焦萌
摄影：王幸来

薏米金瓜虾

配料 鲜虾1000克、薏米15克、香菇10克、青椒8个、芹菜45克、淀粉5克、盐2克、鸡汁2克、胡椒粉1克、姜汁3克

做法 取部分鲜虾去头尾洗净去皮，焯水备用；将余下的鲜虾去头尾，去皮控干水分，剁成虾蓉，加薏米、淀粉、盐、鸡汁、胡椒粉、姜汁，拌匀上劲，做成虾球备用；取煮熟虾，12条为一组，虾背向外虾尾向上，包住虾球捏紧，做成金瓜状，上屉蒸熟；香菇洗净焯水，刻成瓜藤，青椒取蒂作为金瓜蒂，与芹菜叶一起摆盘，将蒸熟金瓜虾放入盘中即可。

精品安国

制作和供图单位：河北好运捞餐饮服务有限公司（安国市）

制作人：王国旗（中国药膳大师、国家级药膳评委）

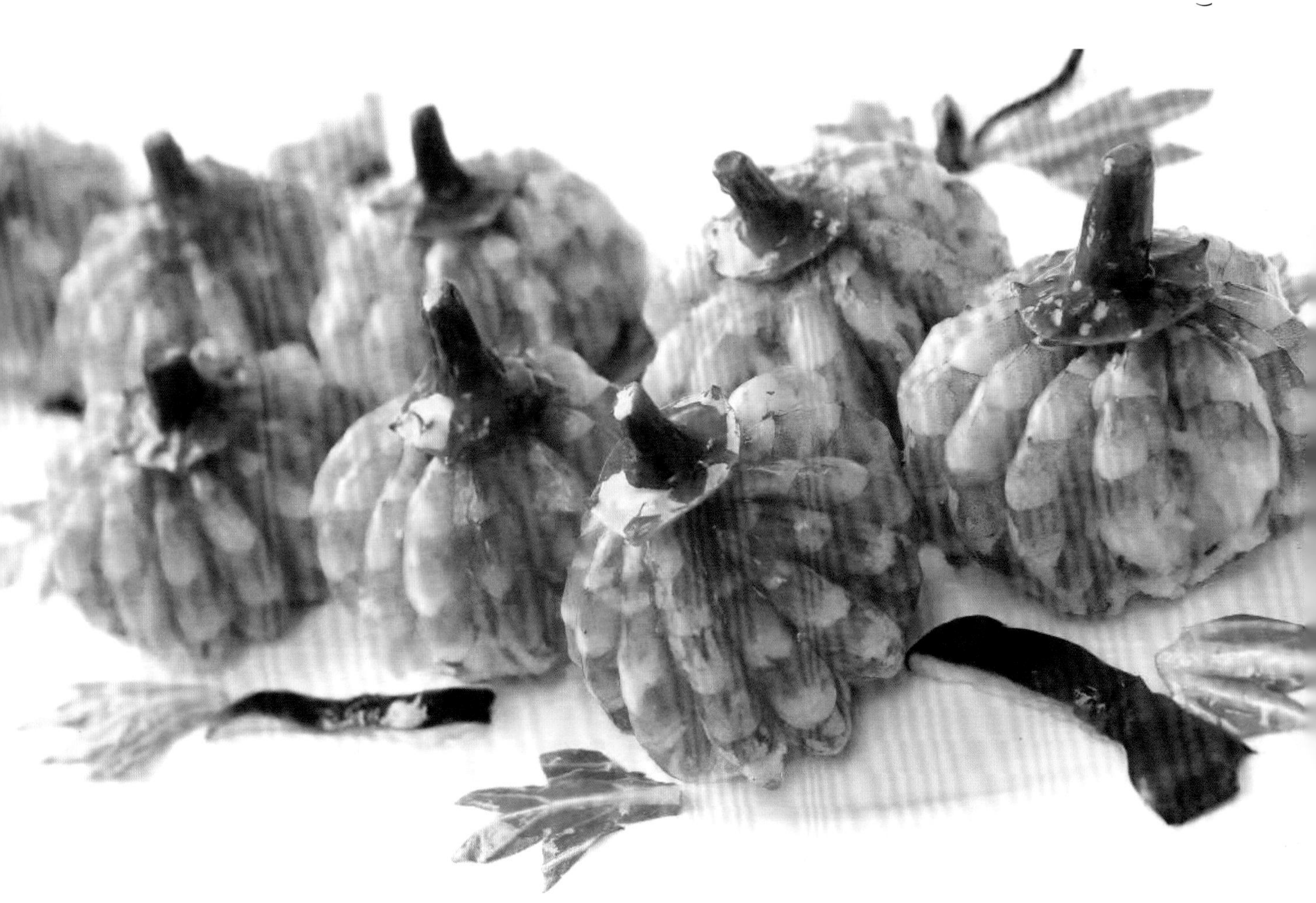

灵芝蛋黄卷

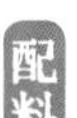

灵芝6克、豆腐皮150克、咸鸭蛋黄50克

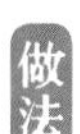

灵芝用30克水冲开，搅拌均匀抹在豆腐皮一面，再卷上鸭蛋黄，用筷子夹住做成花瓣状，用保鲜膜定型；蒸柜上汽蒸10分钟取出，放冰箱冷却，切片摆盘即可。

制作单位：安国宾馆

制作人：张宇（中国药膳大师）

摄影：吕亚敏

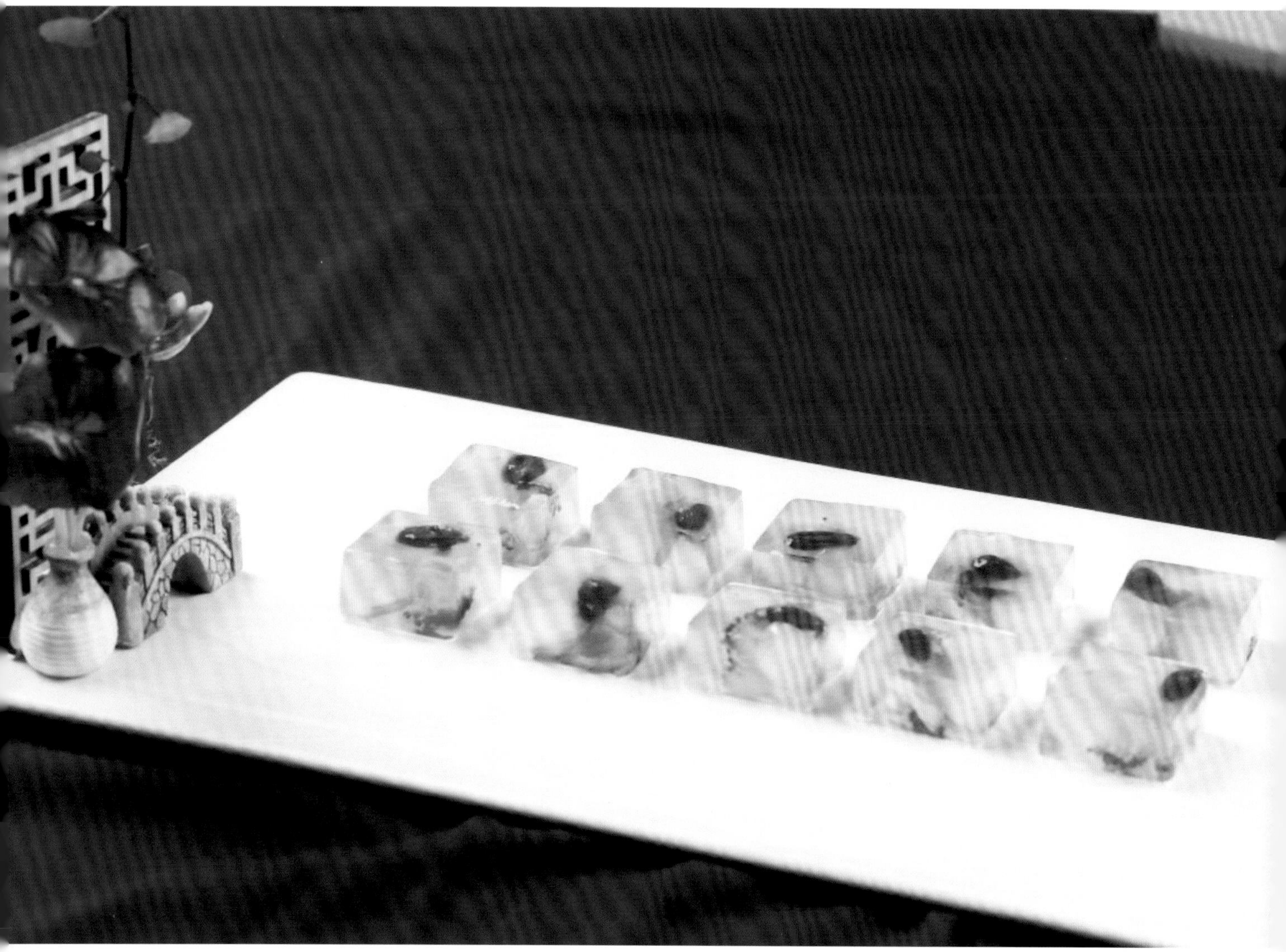

虫草兰花蹄筋

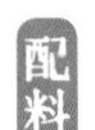

配料 熟牛蹄筋200克、西蓝花100克、虫草花30克，盐、味精、鸡汁适量

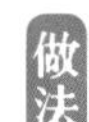

做法 牛蹄筋切小丁，西蓝花取花的部分；虫草花洗净备用。牛蹄筋加200克水和适量盐、味精、鸡汁，放入蒸车蒸40分钟取出，倒入若干模具里，每个模具里面放一朵西蓝花、2根虫草花，放入冰箱冷却后摆盘即可。

精品安国
制作单位：安国宾馆
制作人：张宇（中国药膳大师）
摄影：吕亚敏

蜜汁人参

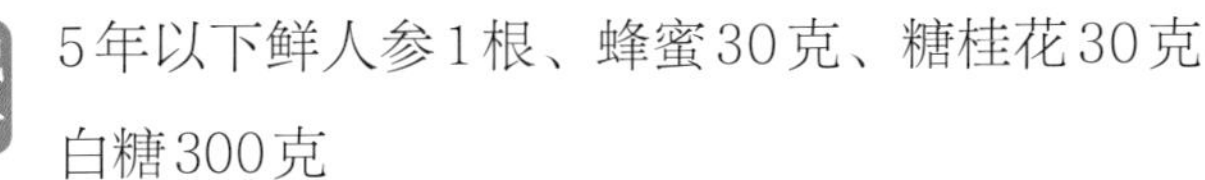

配料 5年以下鲜人参1根、蜂蜜30克、糖桂花30克、白糖300克

做法 高压锅加水150克，放入人参，加盖上汽后，压制5分钟后，放气开盖；白糖熬化，加蜂蜜、糖桂花制成糖汁；人参摆盘，浇上糖汁即可。

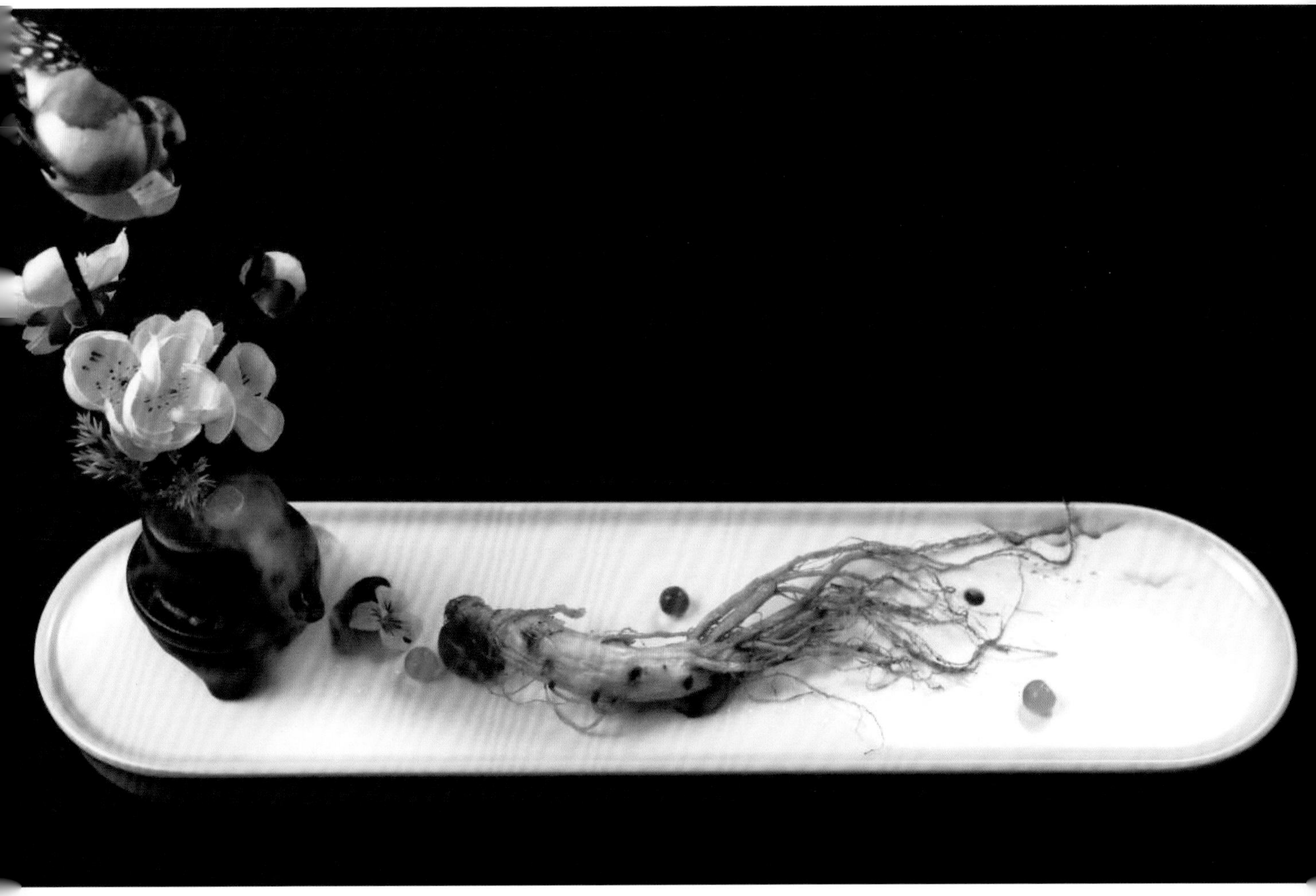

制作单位：安国宾馆
制作人：张宇（中国药膳大师）
摄影：吕亚敏

核桃仁三脆

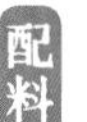

配料 去皮核桃仁50克、玛咖菌50克、熟猪耳300克

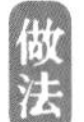

做法 玛咖菌温水浸泡4小时备用；用猪耳均匀裹好泡发好的玛咖菌和核桃仁，用保鲜膜定型，放入蒸车上汽15分钟取出，放入冰箱冷却，切片摆盘即可。

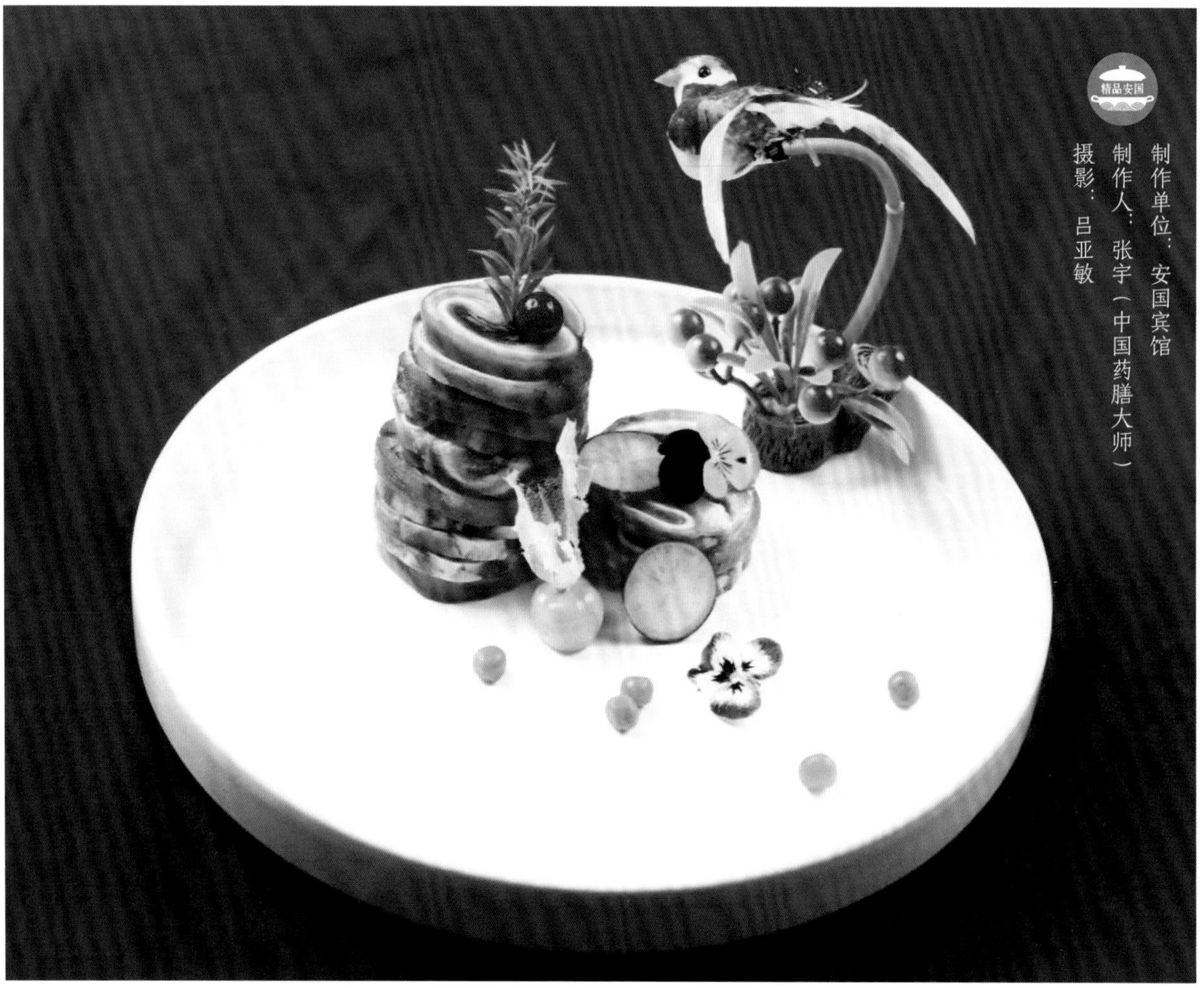

精品安国
制作单位：安国宾馆
制作人：张宇（中国药膳大师）
摄影：吕亚敏

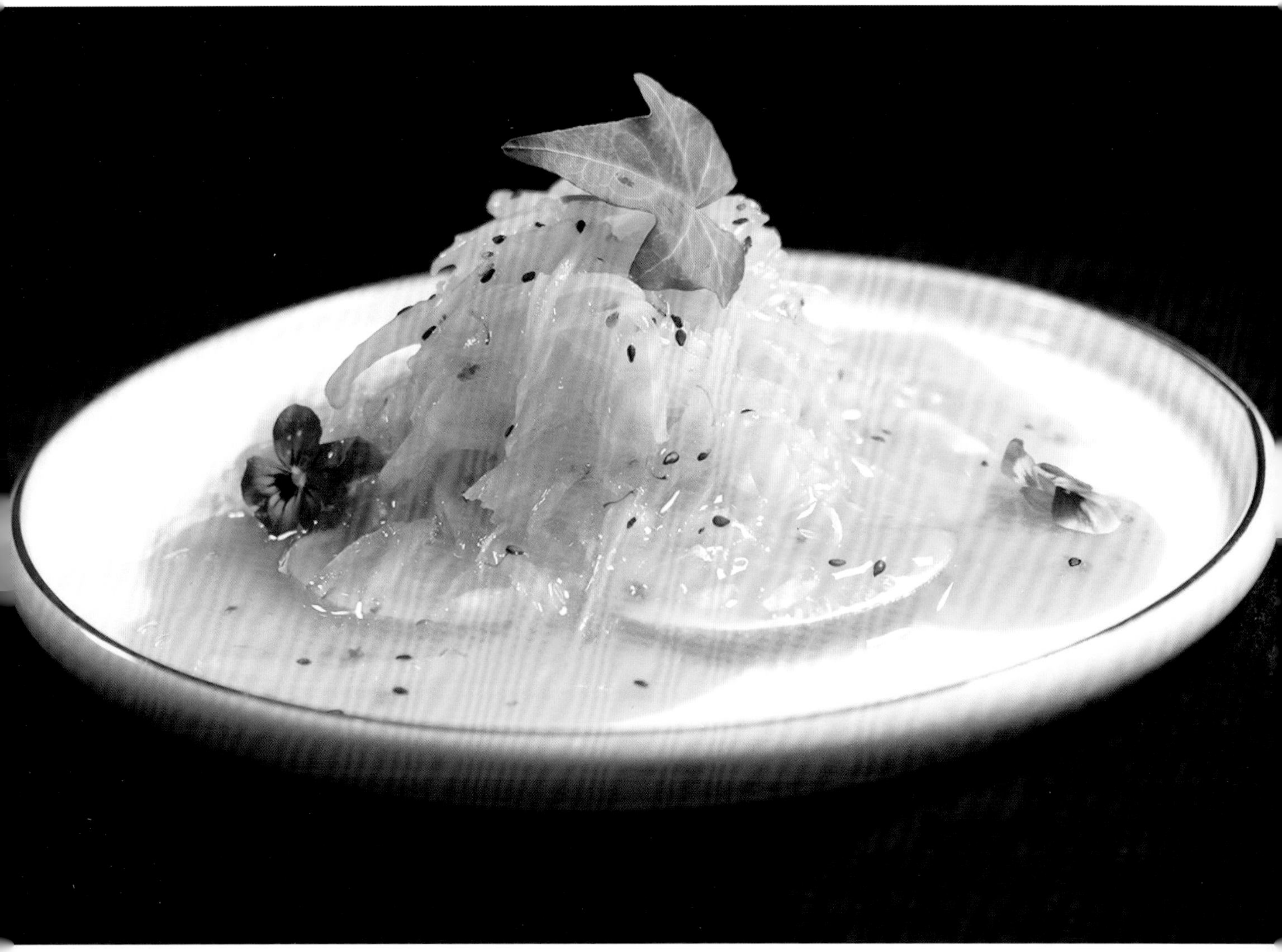

果香天麻

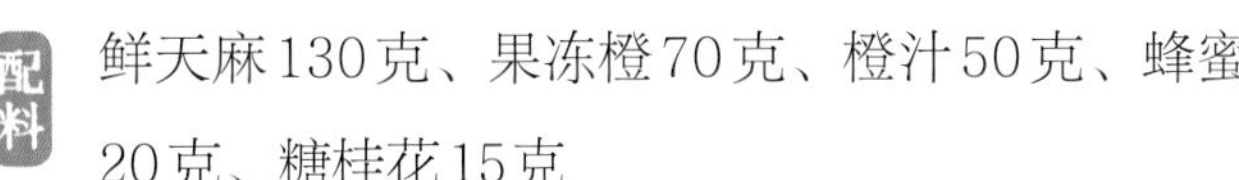
配料　鲜天麻130克、果冻橙70克、橙汁50克、蜂蜜20克、糖桂花15克

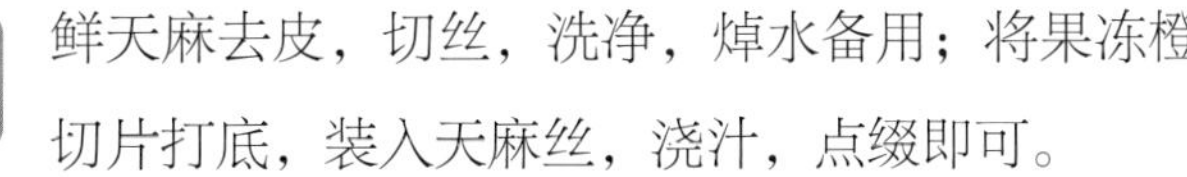
做法　鲜天麻去皮，切丝，洗净，焯水备用；将果冻橙切片打底，装入天麻丝，浇汁，点缀即可。

制作单位：祁膳坊
制作人：焦萌
摄影：王幸来

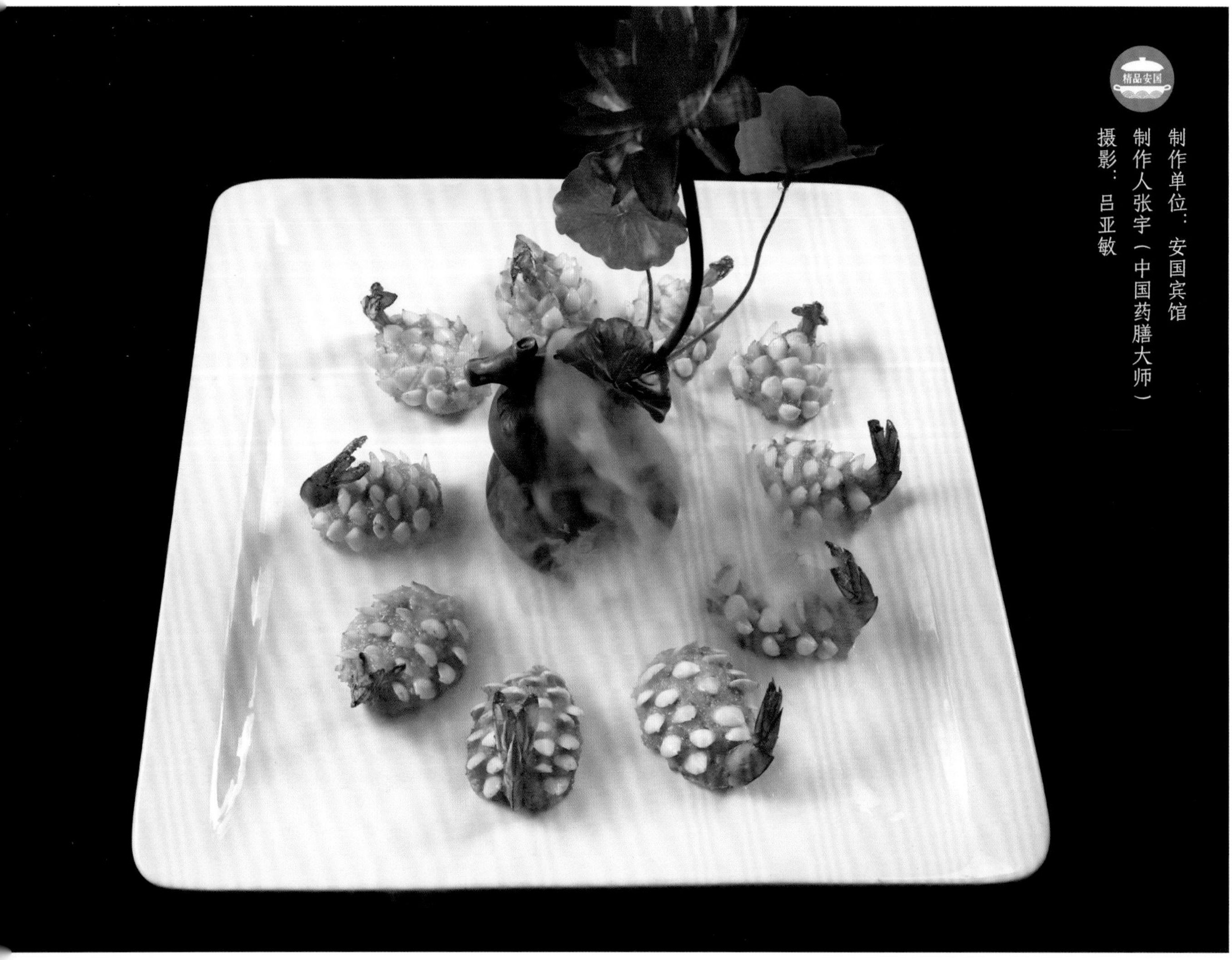

精品安国
制作单位：安国宾馆
制作人张宇（中国药膳大师）
摄影：吕亚敏

杏仁凤尾虾

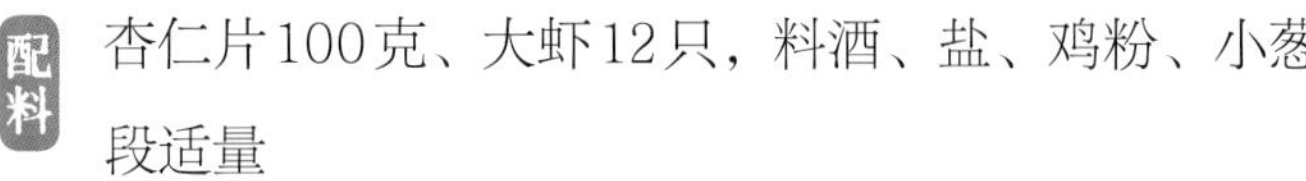

配料 杏仁片100克、大虾12只，料酒、盐、鸡粉、小葱段适量

做法 大虾去头、去壳，留下尾部，开背，去虾线；片好的虾放料酒、盐、鸡粉、小葱段，腌制10分钟；虾表面拍粉沾蛋液，均匀裹上杏仁片；锅中烧油，三四成油温时下锅炸至金黄色捞出摆盘即可。

祁菊脆鳞鱼

制作单位：安国宾馆

制作人：张宇（中国药膳大师）

摄影：吕亚敏

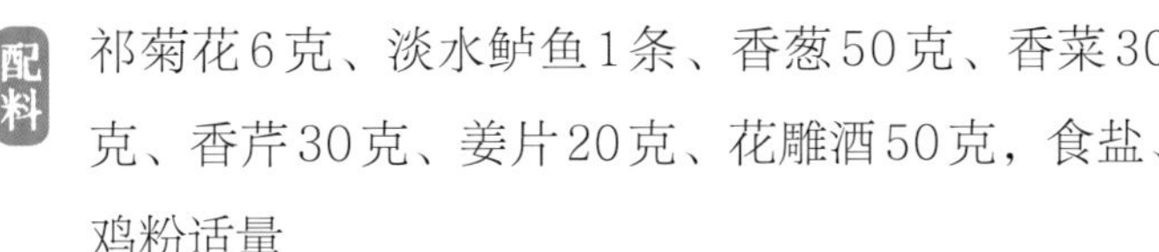

配料 祁菊花6克、淡水鲈鱼1条、香葱50克、香菜30克、香芹30克、姜片20克、花雕酒50克，食盐、鸡粉适量

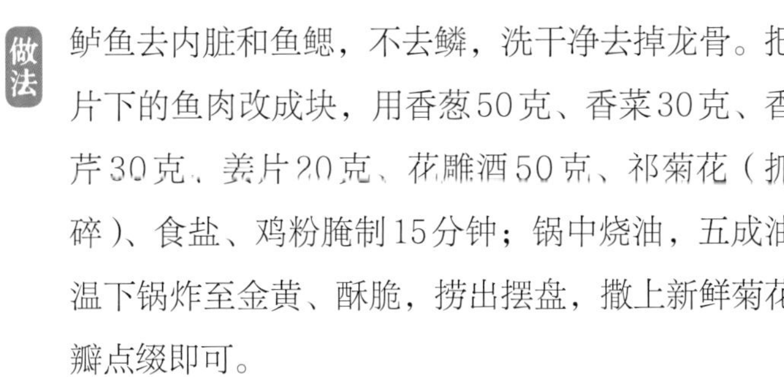

做法 鲈鱼去内脏和鱼鳃，不去鳞，洗干净去掉龙骨。把片下的鱼肉改成块，用香葱50克、香菜30克、香芹30克、姜片20克、花雕酒50克、祁菊花（抓碎）、食盐、鸡粉腌制15分钟；锅中烧油，五成油温下锅炸至金黄、酥脆，捞出摆盘，撒上新鲜菊花瓣点缀即可。

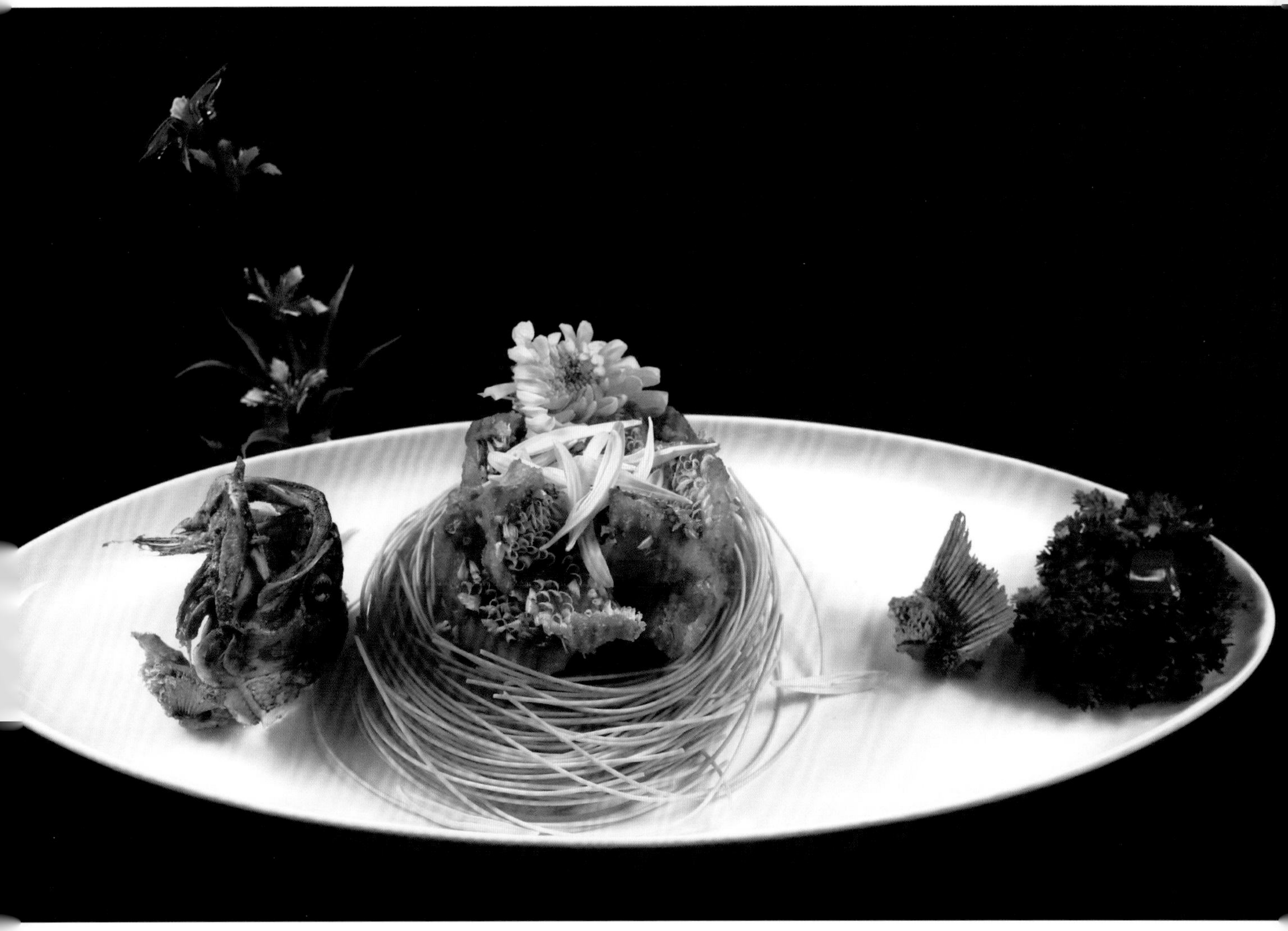

西湖醉鱼

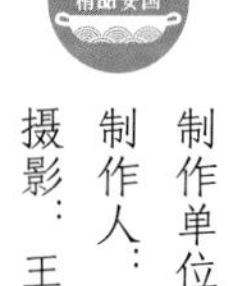

制作单位：祁膳坊
制作人：焦萌
摄影：王幸来

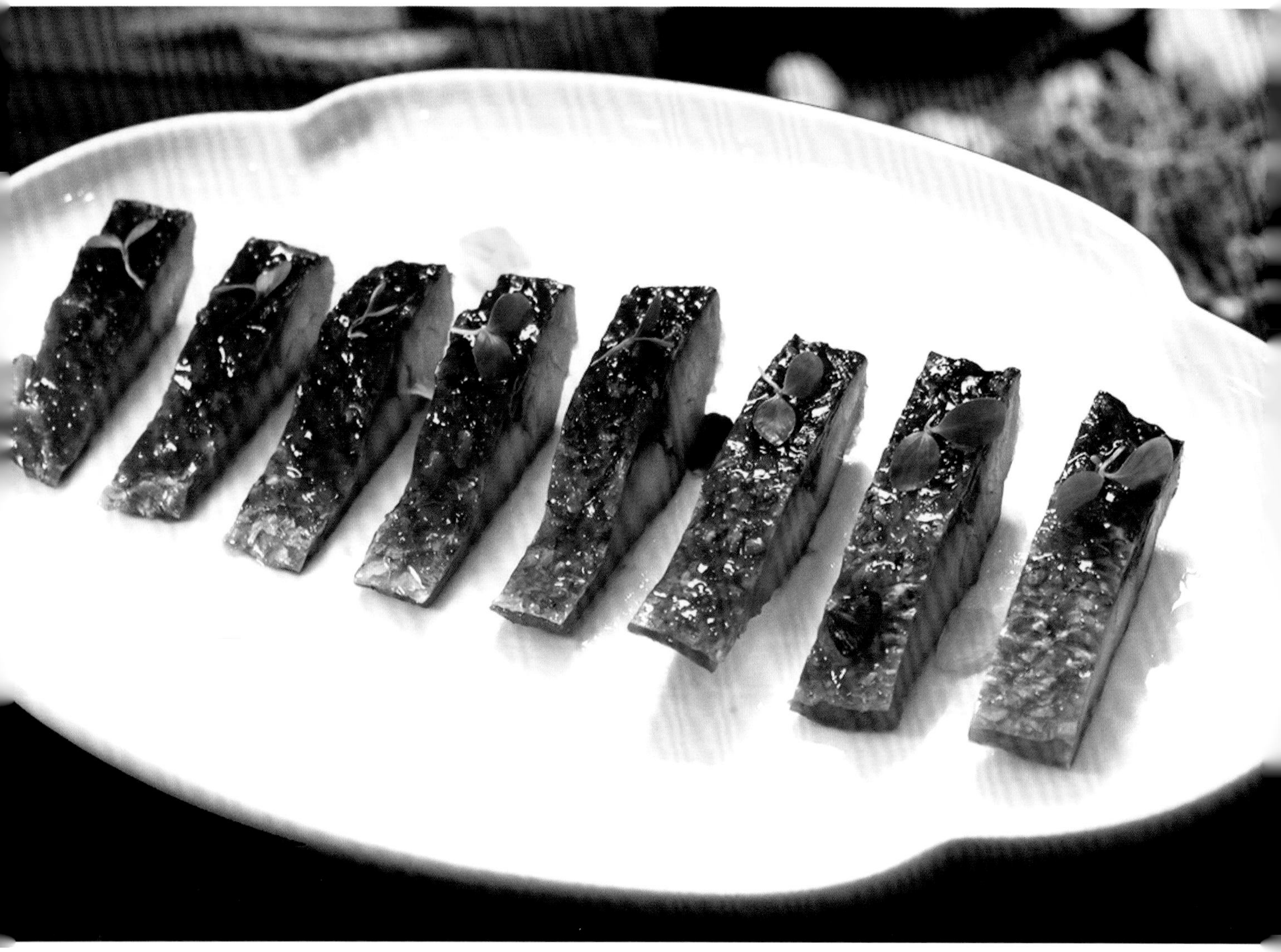

配料 清江鱼750、党参36克、葱3克、姜2克、香菜2克、香叶1克，白芷1克、山奈1克、桂皮1克；蔬菜汁：香芹35克、香菜40克、胡萝卜20克、青椒10克、香葱20克、加水80克，打成蔬菜汁；蒸鱼汁：白兰地酒10克、香糟卤60克、花雕酒30克、生抽20克、醪糟10克

做法 清江鱼去骨，用花椒油、盐腌制6小时，晾晒，用大号电风扇吹20小时，然后用蔬菜水泡制1小时，取出洗净，在放调料汁里上蒸车蒸半小时，放凉装盘即可。

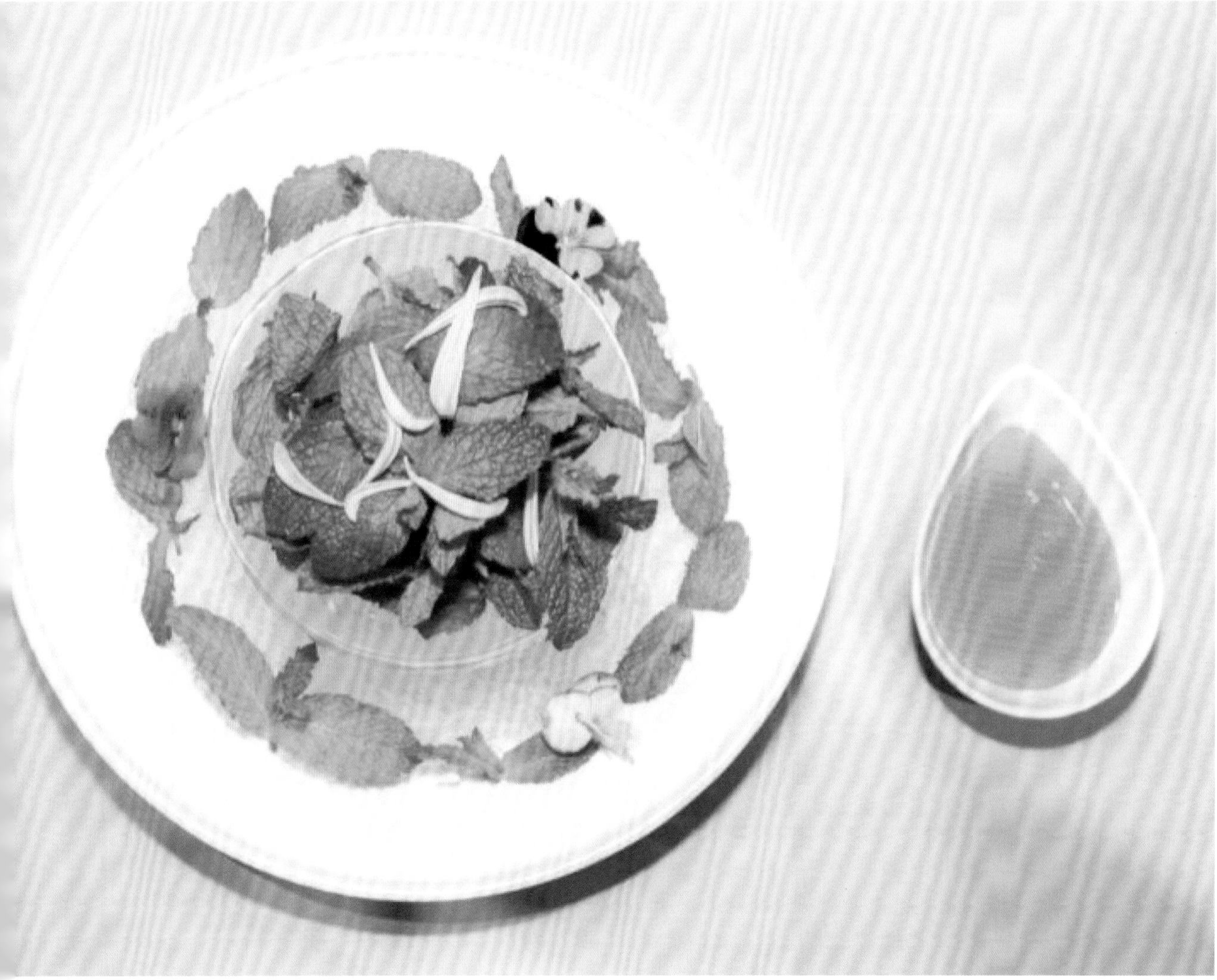

冰鲜薄荷

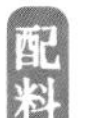

配料 祁薄荷叶180克、冰碗1个、浓缩橙汁20克

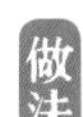

做法 将鲜薄荷叶洗净，放入制好的冰碗中，淋上橙汁搅拌均匀即可。

制作单位：长寿食博馆（河北）餐饮有限公司（安国市）、安国市国际大酒店
制作人：刘忠光　邢朝辉
摄影：常征

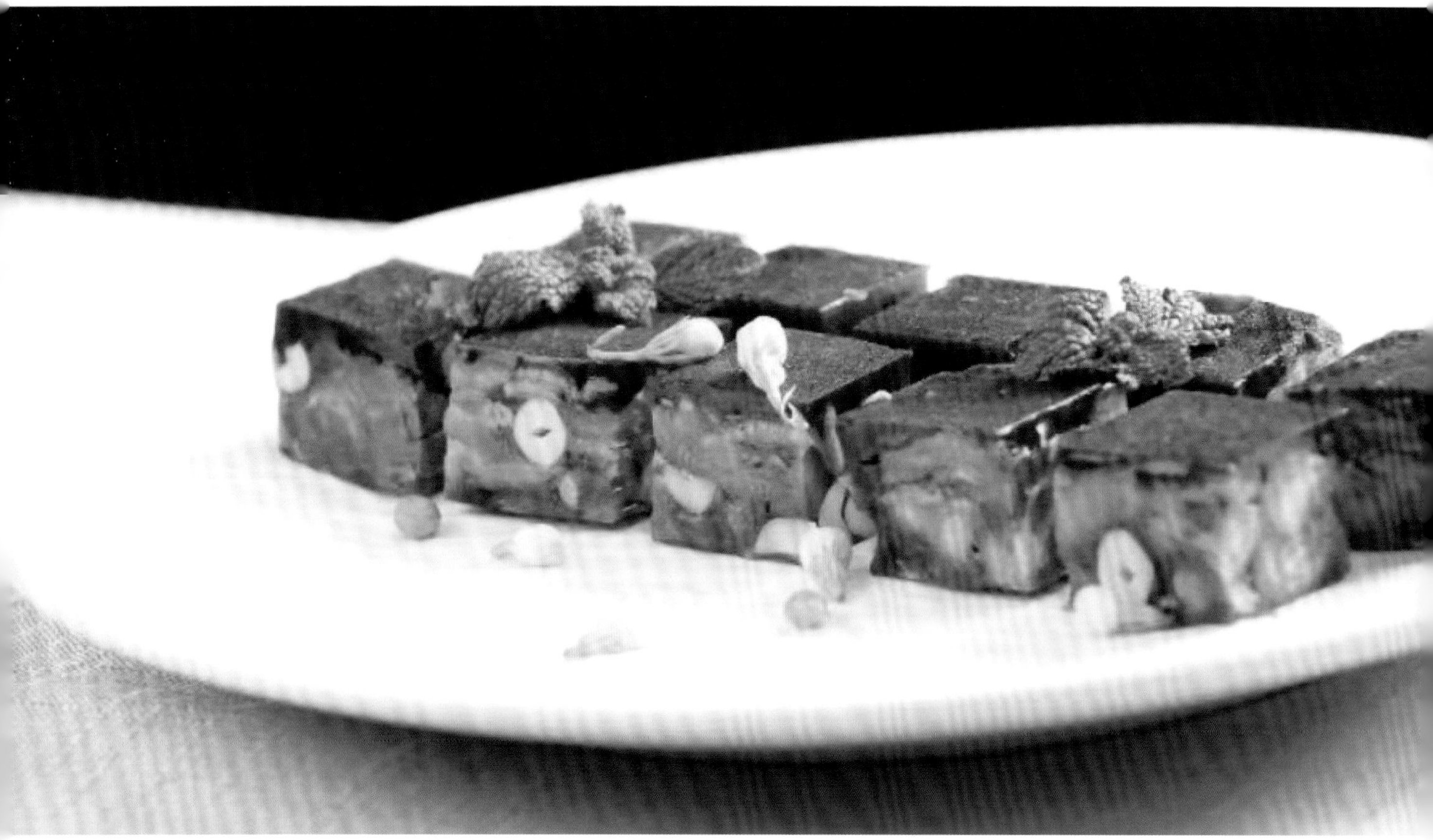

阿胶薏米猪手

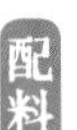
配料 猪蹄200克、薏米3克、阿胶10克、老卤汤适量

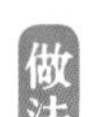
做法 把猪手处理干净，用老卤汤卤制2小时出锅去骨；托盘放入去骨的猪手、薏米，然后压上一个托盘加重物，压制2小时加入熬好的阿胶盖在猪蹄上，冷却即可。

制作和供图单位：河北好运捞餐饮服务有限公司（安国市）

制作人：王国旗（中国药膳大师、国家级药膳评委）

黄精炖猪肾

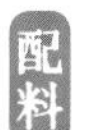

配料 猪腰220克、黄精20克、枸杞10克、姜片30克，葱、蒜、白酒适量

做法 将所有调料调制成卤水；猪腰去筋膜，加葱、姜、蒜、白酒浸泡半小时去腥，洗净焯水，下入卤水，开锅卤制20分钟，关火浸泡两小时入味；切成薄片装盘即可。

精品安国

制作单位：安国市祁膳坊
制作人：焦萌
摄影：王幸来

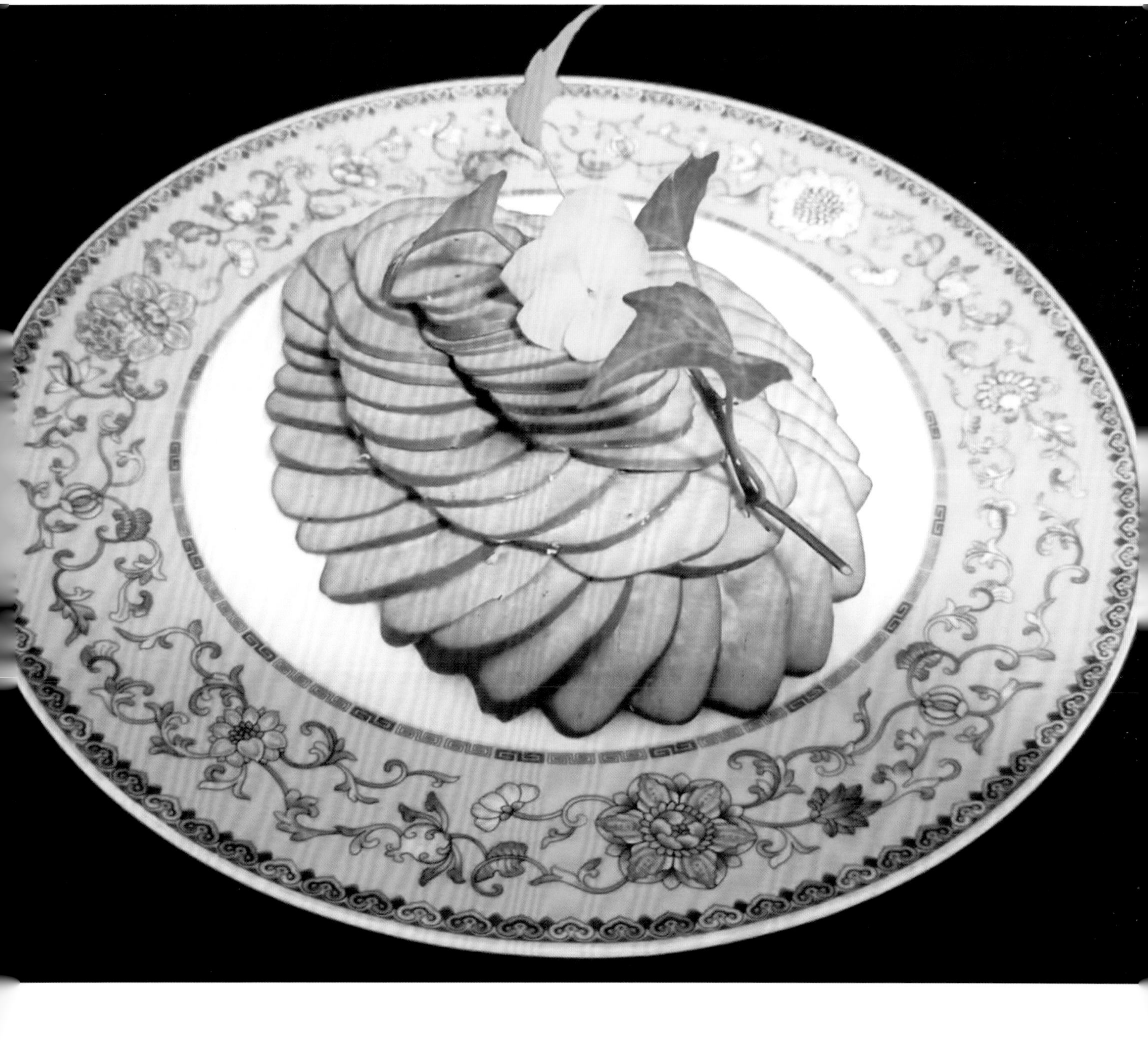

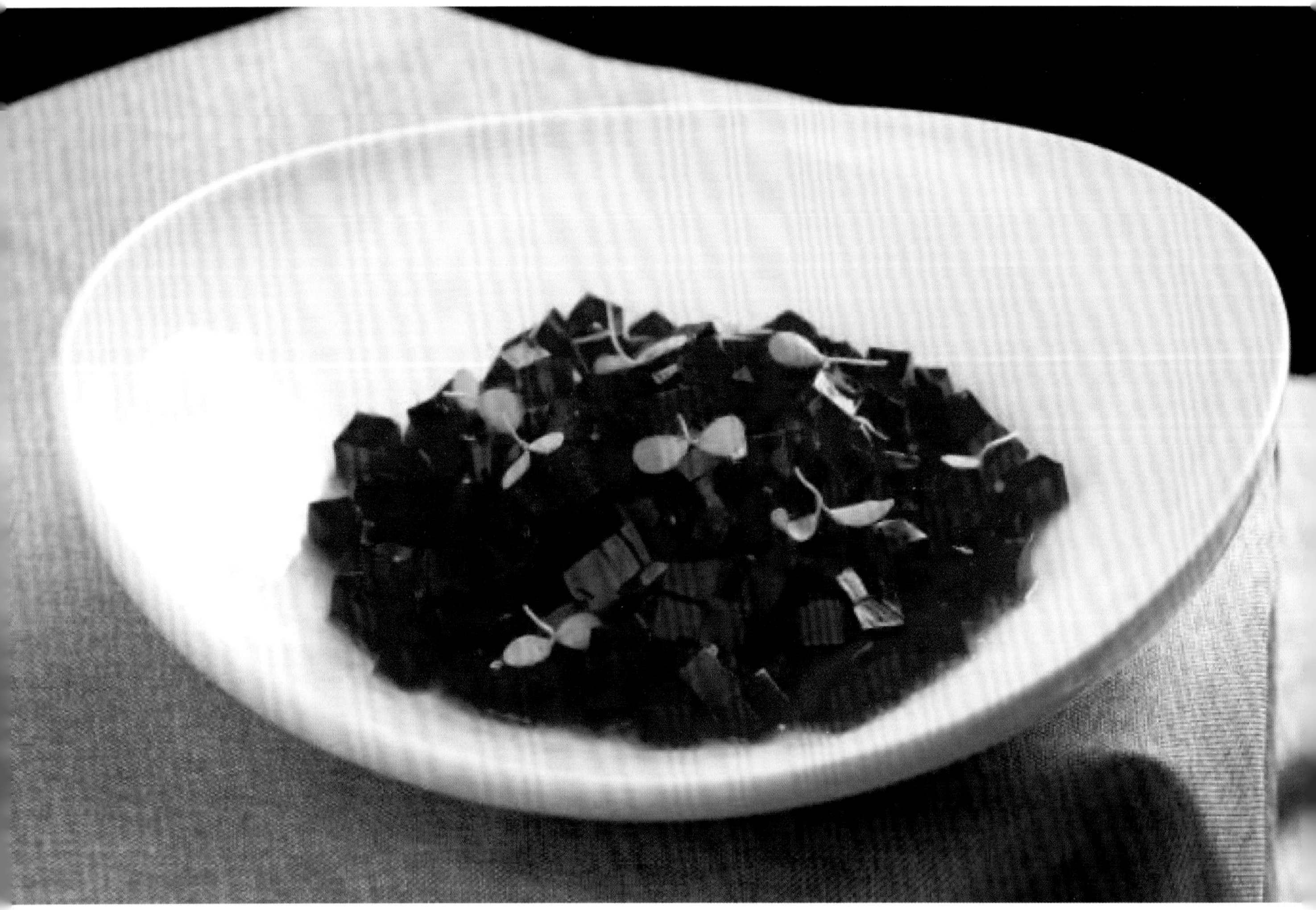

洛神花红酒蛰头

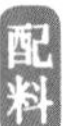

配料 深海蛰头150克、洛神花3克、食用明胶适量

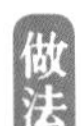

做法 将处理好的蛰头放入用洛神花浸泡的料水中腌制备用；洛神花水加入食用明胶，定型后冷藏；腌好的蛰头底上放洛神花冻，点缀即可。

精品安国

制作和供图单位：河北好运捞餐饮服务有限公司（安国市）

制作人：王国旗（中国药膳大师、国家级药膳评委）

菊花萝卜

配料 胡萝卜200克、祁菊花1克、白糖30克、蜂蜜10克、冰糖15克、白醋20克、橙汁适量

做法 胡萝卜改刀切成条，加白糖腌制24小时；加冰糖、蜂蜜、橙汁、白醋，上锅小火煮190分钟，期间，祁菊花泡水循次加入，关火放凉装盘即可。

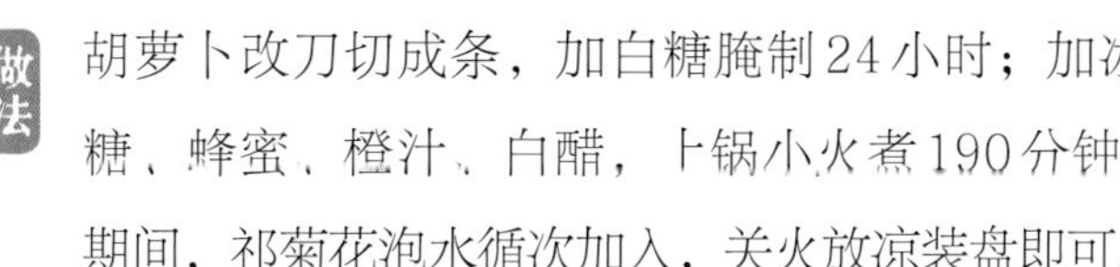

精品安国

制作单位：安国市祁膳坊
制作人：焦萌
摄影：王幸米

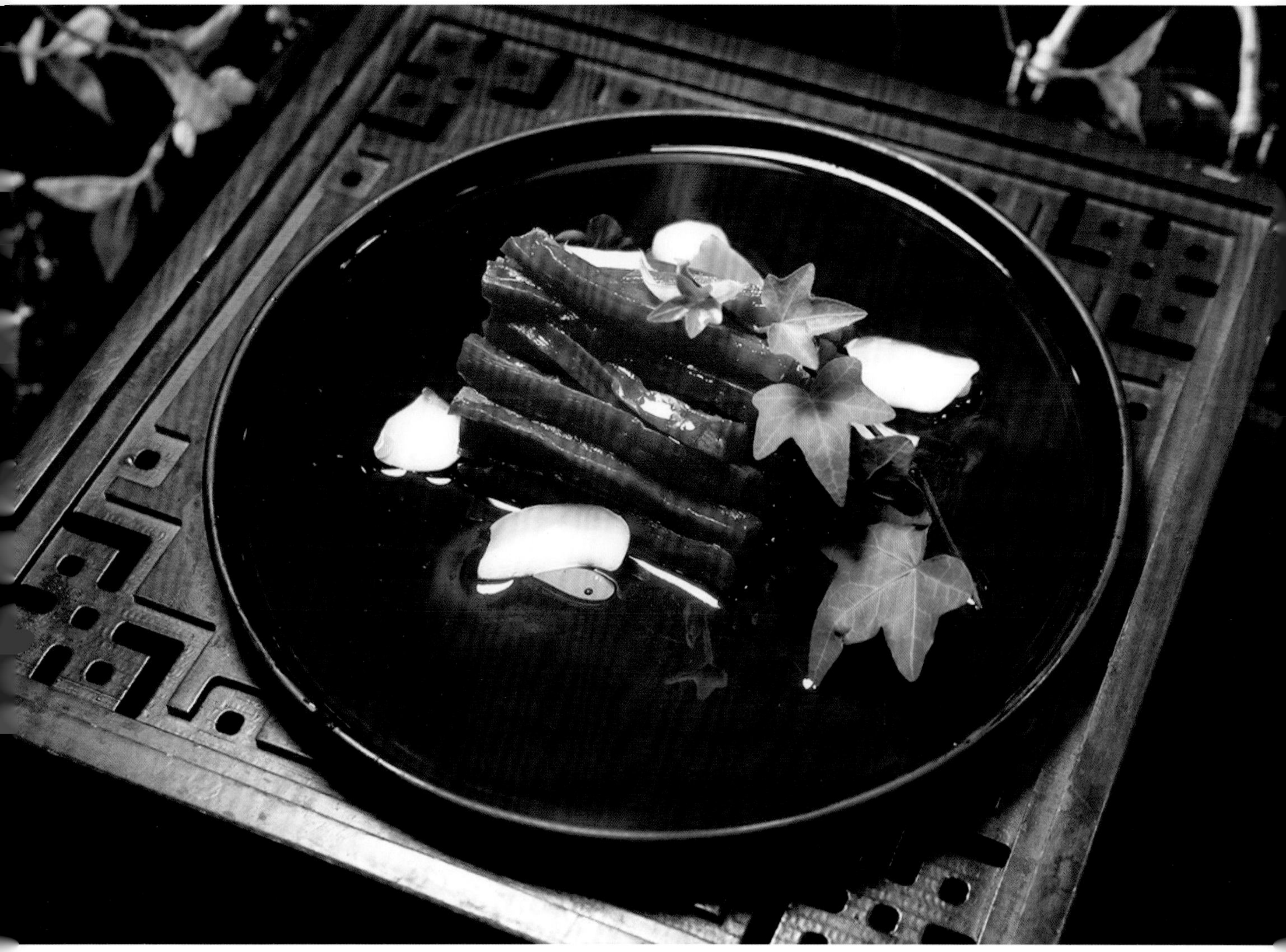

人参肘片

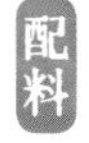

配料 猪前肘180克、五年以下人参6克、盐2克、味精1克、糖0.5克、干黄酱1克、海鲜酱0.5克、葱1克、姜1克、蒜2克、卤水500克

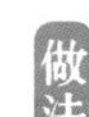

做法 将猪前肘洗净，放入卤水中，加入调料，小火卤制120分钟出锅，去骨；在去骨的猪前肘中，加入人参卷成小卷，改刀装盘即可。

制作单位：安国市祁膳坊
制作人：焦萌
摄影：王幸来

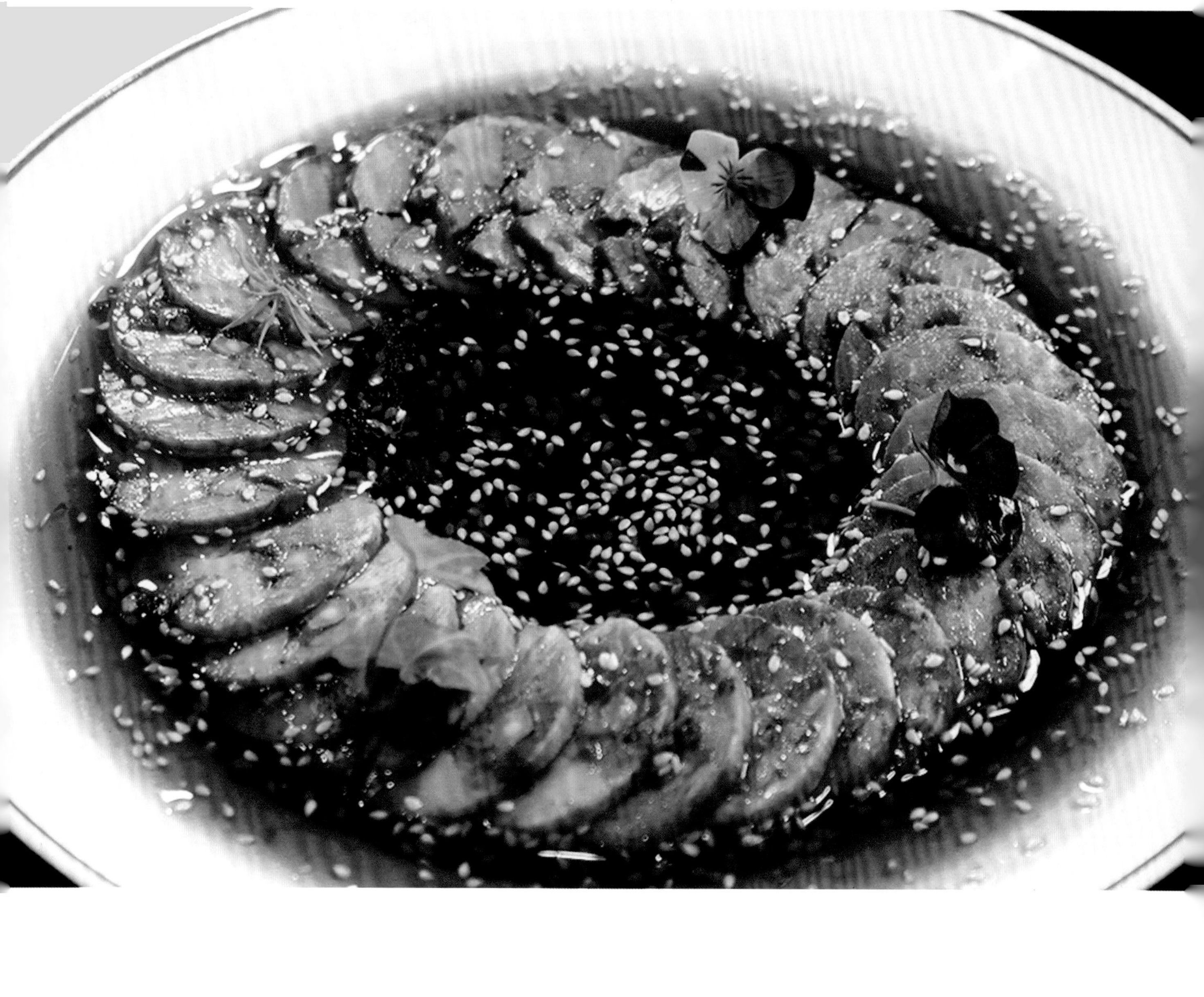

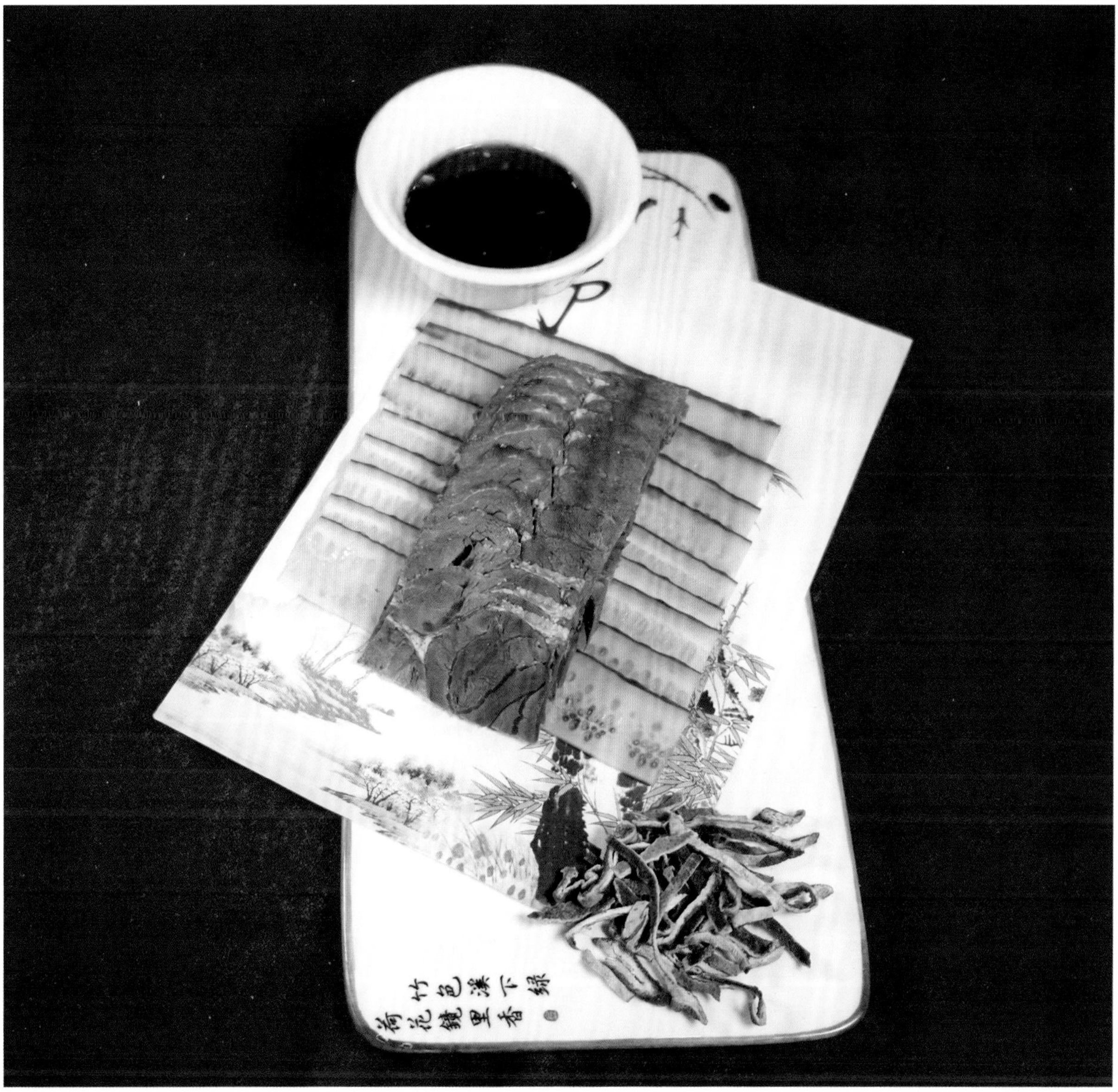

清真陈皮牛肉

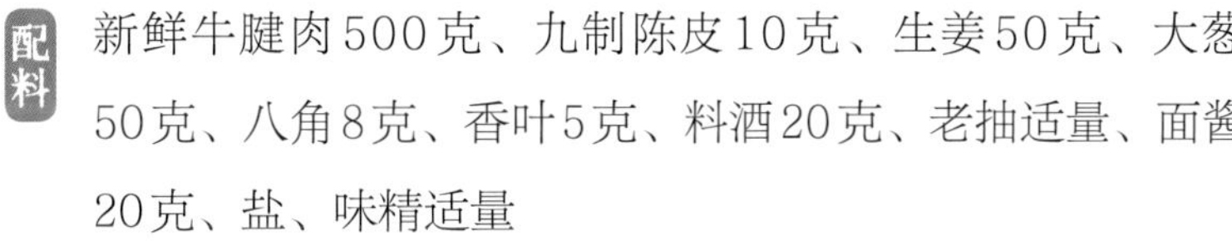

配料 新鲜牛腱肉500克、九制陈皮10克、生姜50克、大葱50克、八角8克、香叶5克、料酒20克、老抽适量、面酱20克、盐、味精适量

做法 牛腱肉焯水捞出，加生姜、料酒、八角、香叶、面酱等调料，放入高压锅焖煮15分钟；倒出焖酥的牛肉和汤去除生姜等调味料，加入老抽、陈皮大火烧开，小火焖煮收汁；切片摆盘，蘸料食用。

制作单位：安国市银河酒店（清真餐厅）
制作人：马明
摄影：王幸来

清真秋葵牛蹄筋

制作单位：安国市银河酒店（清真餐厅）
制作人：马明
摄影：王幸来

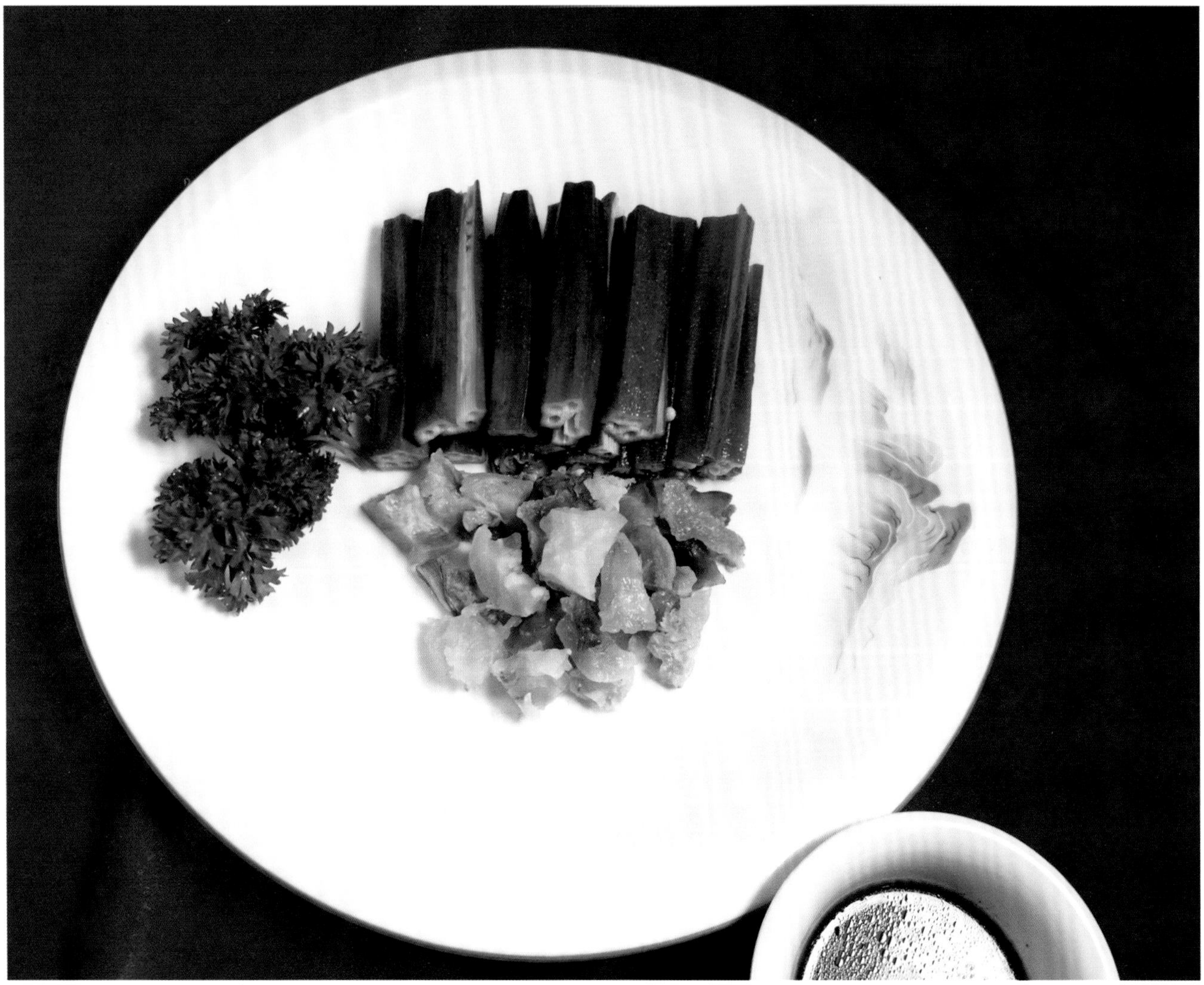

配料 秋葵150克、牛蹄筋150克，生抽、盐、味精适量，麻辣鲜露30克、辣鲜露10克、矿泉水20克、蚝油20克、绵白糖30克、花椒油10克、鲜味宝5克

做法 将牛蹄筋发开加生抽、盐煮熟；秋葵入开水煮熟，去头去尾摆入盘中；碗中置秘制涝汁，蘸食即可。

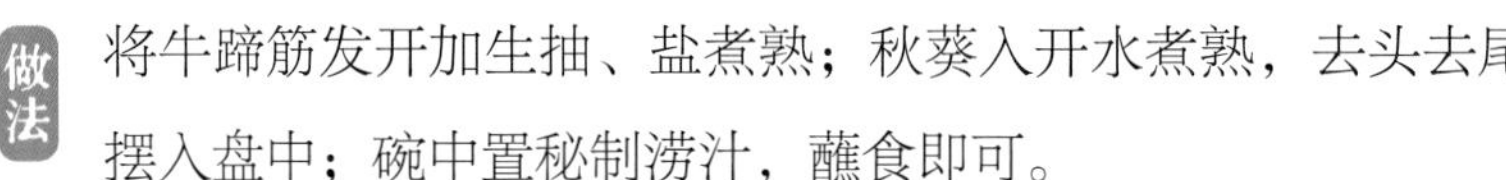

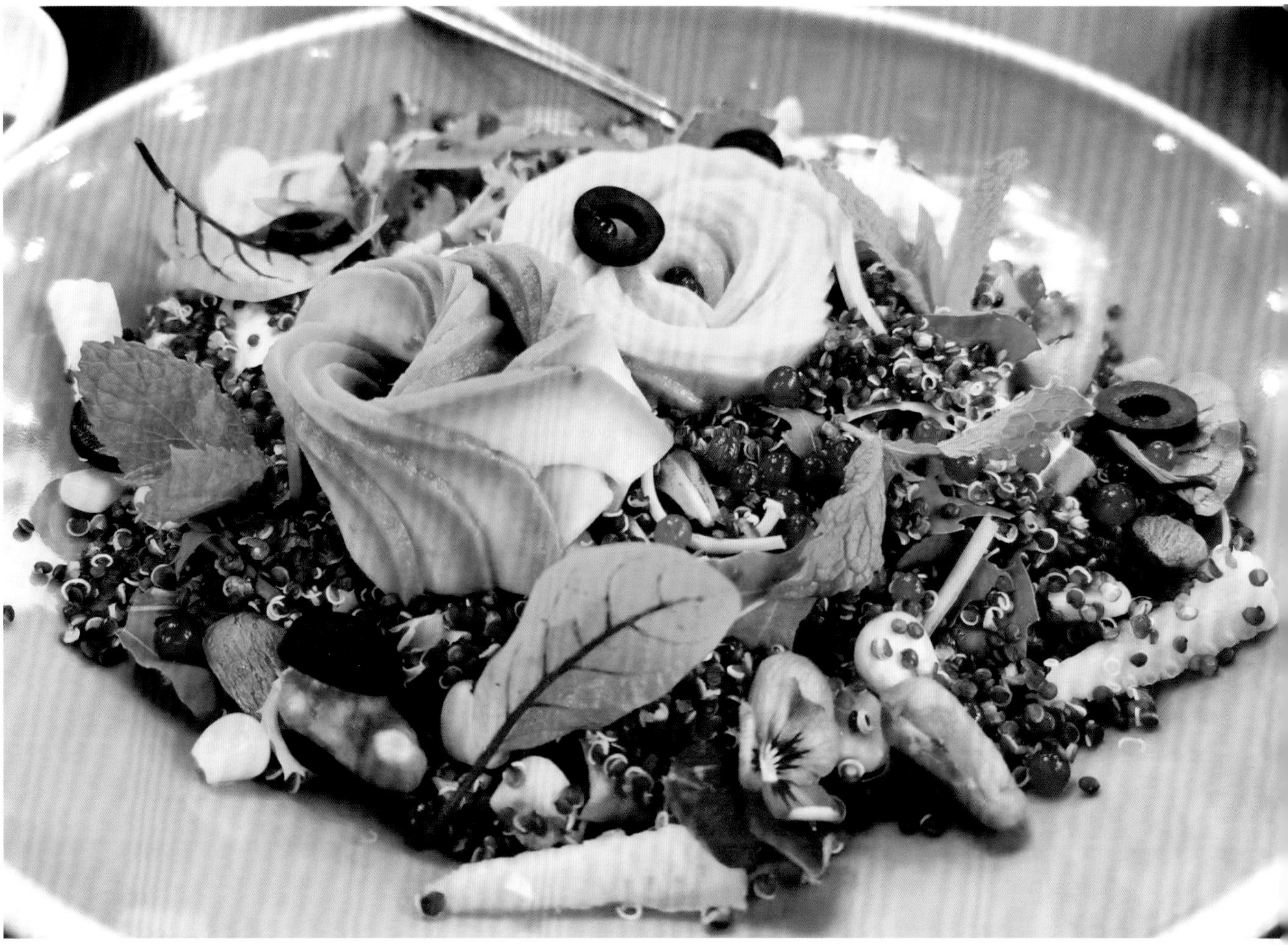

薏米果园沙拉

配料 芝麻菜60克、冰草50克、苦菊50克、牛油果30克、芝麻3克、薏米仁（蒸好）5克、腰果10克、藜麦若干

做法 把各种食材洗净后装盘，用自调的沙拉汁，浇上即可。

精品安国

制作和供图单位：河北好运捞餐饮服务有限公司（安国市）

制作人：王国旗（中国药膳大师、国家级药膳评委）

精品安国
制作单位：安国宾馆
制作人：张宇（中国药膳大师）
摄影：吕亚敏

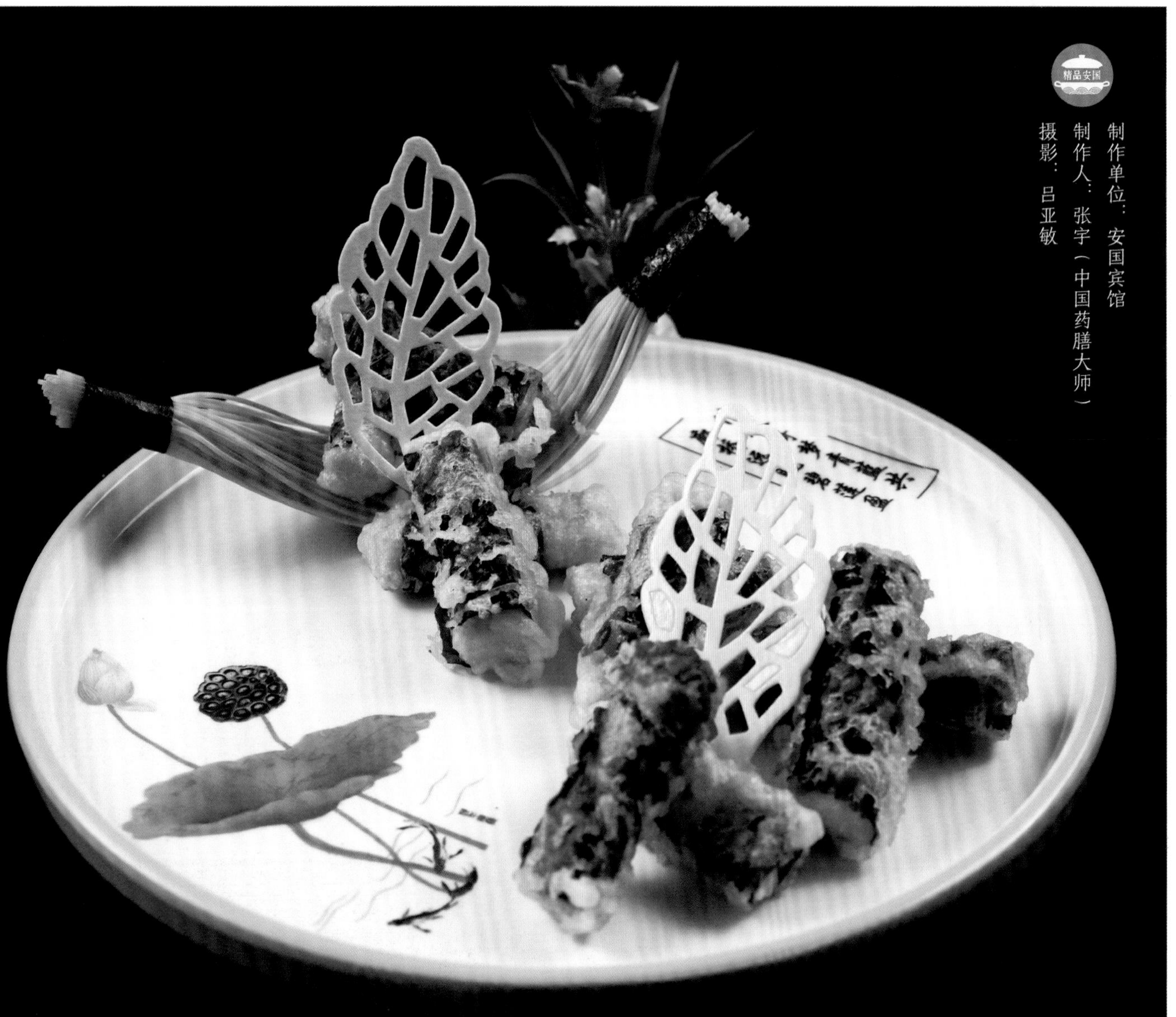

藿香鱼柳

配料 藿香叶30片、黑鱼200克、鸡蛋2个、天妇罗粉100克、淀粉50克，盐、鸡粉适量

做法 藿香叶洗净，焯水冲凉控干水分备用；宰杀好的黑鱼去龙骨、皮、小毛刺，剁成鱼蓉；在剁好的鱼蓉中加入1个蛋清，适量盐、鸡粉上浆，铺在托盘里厚约1厘米，入蒸车蒸制6分钟取出，切成宽1厘米，长5厘米的段，然后用藿香叶卷好；锅中烧油，将卷好的鱼柳卷沾上调好的脆炸粉（蛋清1个，天妇罗粉100克，淀粉50克，水80克）；三四成油温下锅，炸制酥脆捞出装盘即可。

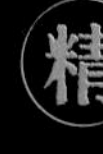
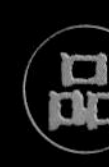
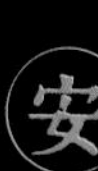
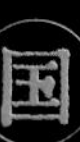
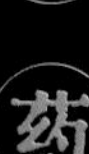
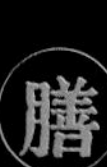
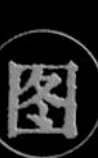
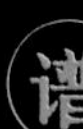

第四章 药膳粥羹饮品

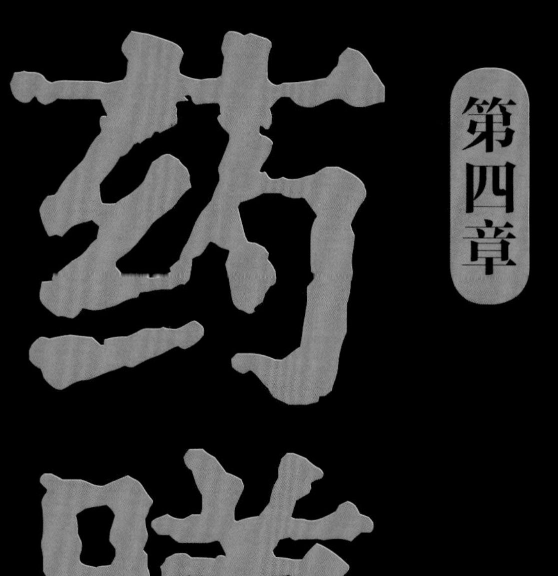

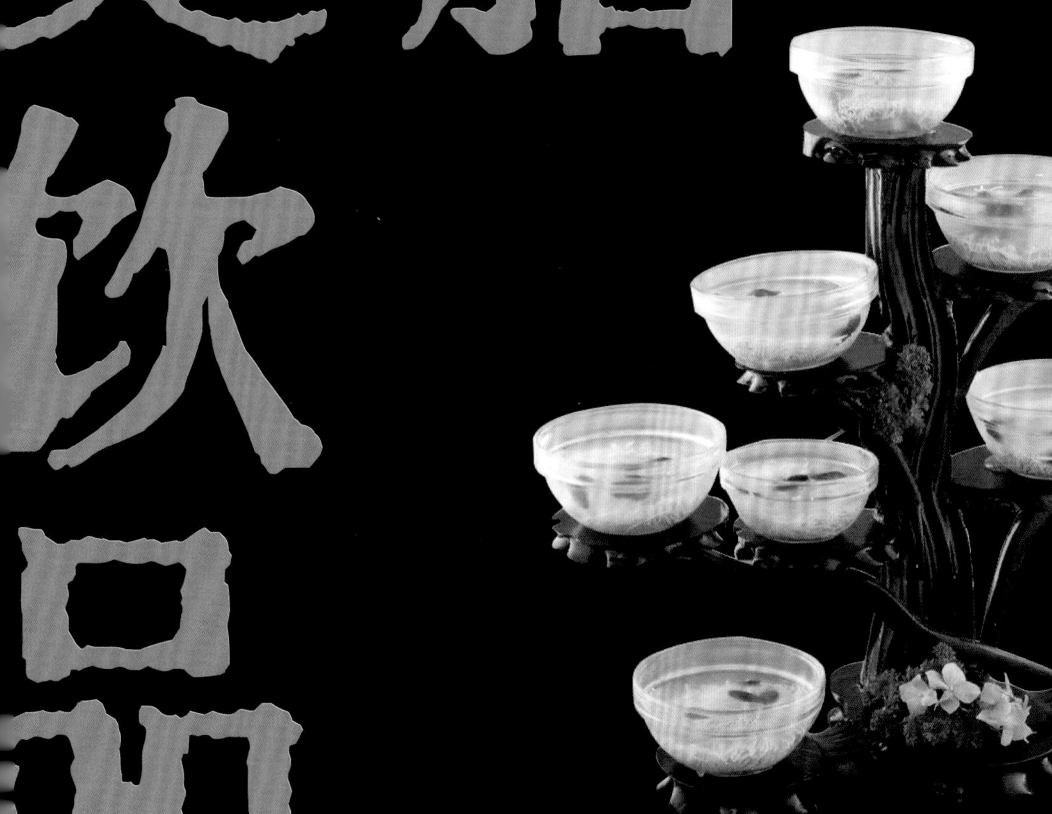

药膳的形式主要是以粥汤羹为主，口味上保持食物和药物的本来鲜味。安国药膳粥汤羹包含粥、糊、羹、汤等形式，是各类群体都喜欢的药膳剂型。安国药膳粥以安国特产小白嘴山药为主要原料的品种最多，民间有健脾益肾润肺作用的“山药粥”，以山药、黄豆嘴、白菜、玉米面、少许食盐等熬制而成。在此基础上延伸的“薏米山药粥”“百合山药粥”“莲芡山药大枣粥”等，于泡好的小米、大米、燕麦中分别加入山药、薏米、百合、莲子等，熬制出不同季节、不同养生人群需求的药膳粥。“三白三黄粥”以白山药片、白茯苓丁、白蔻粉、黄精丁、黄小米、黄玉米碴为原料熬粥，健脾胃、益肝肾，老幼皆宜，尤其适合中老年人食用，口感清香，广受欢迎。此外，还有“羊肉山药粳米粥”“豆豉粥”“杏仁粥”“黑豆粥”“枸杞大枣瘦肉粥”“参芪十宝粥”“芹菜菊花粥”“人参生脉粥”等。以糊入膳的药膳多由富含淀粉的食料细粉，配以药食两用药材，经炒、炙、蒸、煮等处理，水解加工后制成干燥品，内含糊精和糖类成分较多，开水冲调成糊状食用，尤其适宜儿童、老人、脾胃虚弱者，安国药膳中主要有“内金芝麻面粉糊”“山药藕粉莲子糊”“养肾三黑米糊”“杏仁粉面糊”等。羹类药膳以肉、蛋、奶或海产品等为主要原料，加入药食两用药材制成的较为稠厚的汤液。“长寿羹”是安国独有的健身养生羹，主要成分火麻仁是药食两用药材。相传清代祁州（安国）一些贫困农户，常吃掺有树皮、草根的食物度日，消化不良，常患便秘。南关药市一药商用火麻仁碾碎熬汤施给人们喝，便秘痊愈。后来安国人研制为“长寿羹”，主要由火麻仁、猪棒骨、老鸭、柴鸡、金华火腿、干贝等煨制而成。汤类药膳是应用非常广泛的一种剂型，食用汤液多是一煎而成，所煮食料也可食用。以桃胶、金桂、银耳、大枣、枸杞等为原料的“金桂桃胶银耳羹”，和血养气，滋阴养颜，深受女性喜爱。“八宝冬瓜盅”是安国汤类药膳中具有代表性的品种之一，以骨头汤、精瘦肉、干贝、鸡脯肉、香菇等为原料，加入黄精、黄芪、莲子、菊花等八味药材，冬瓜雕刻成盅，内盛五颜六色的食材，有强身壮体之效，消体内污秽之功。

黄芪乳鸽汤

配料 黄芪3克、乳鸽2只、鹿茸菌10克、茶树菇10克、羊肚菌5个、白芸豆30克、白芷1克、花椒5克、人参10克、天麻2克、大枣3克、枸杞5克

做法 鸽子汆水备用，各种配料放入瓦罐煨制5小时。

精品安国

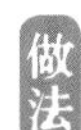

制作单位：祁膳坊
制作人：李文强
摄影：王幸来

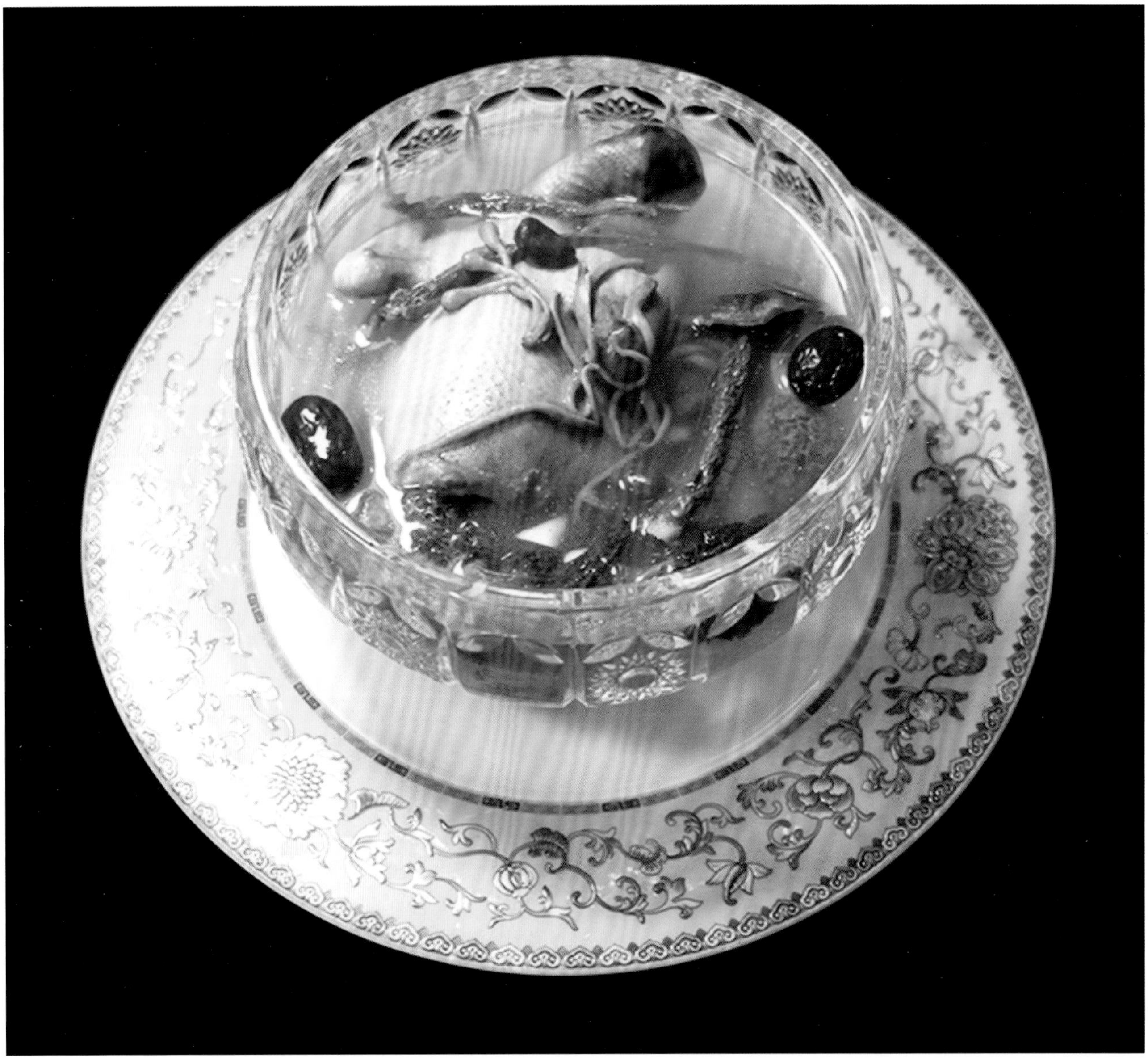

含硒长寿汤

配料 火麻仁10克、蒜米5克、青菜10克、木耳5克、天然硒泉水250克、盐5克、味精3克、鸡汁2克、蚝油1克

做法 火麻仁去杂质洗净备用；蒜米温油炸成金黄色，用盐、味精、鸡汁、蚝油调好味道，上蒸箱蒸30分钟备用；青菜、木耳择净，焯熟过凉，切丝备用，火麻仁加入天然硒泉水，用豆浆机打碎煮熟，加入蒸好的蒜米，切好的青菜丝、木耳丝，置锅中慢慢熬开即可。

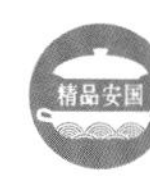

制作单位：长寿食博馆（河北）餐饮有限公司（安国市）、安国市国际大酒店

制作人：刘忠光　邢朝辉

摄影：常征

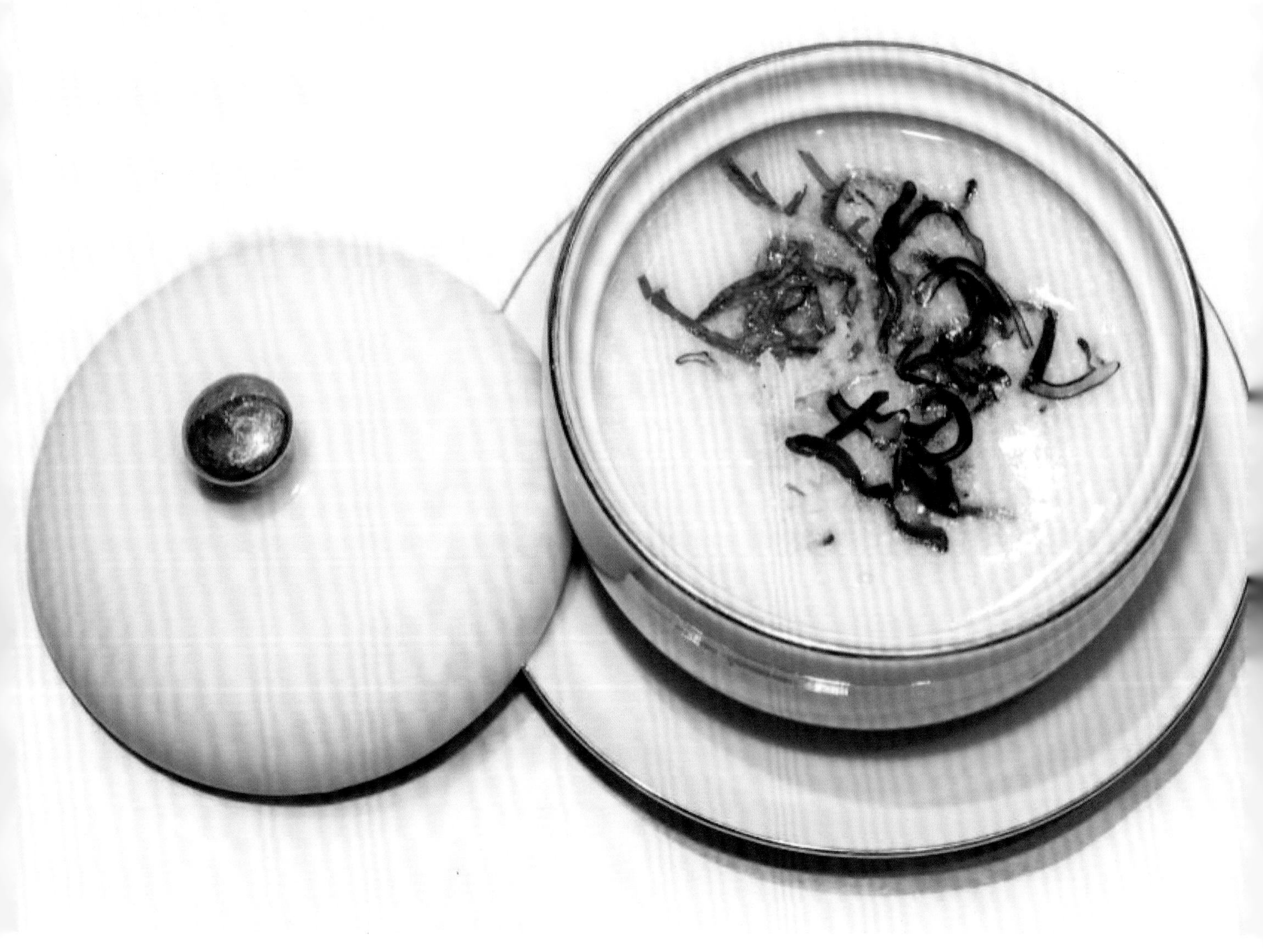

含硒雪燕粥

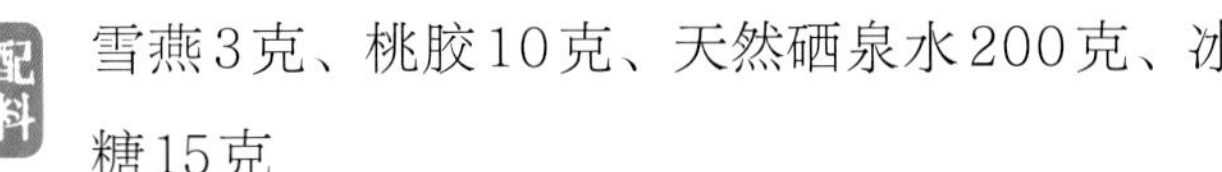

配料 雪燕3克、桃胶10克、天然硒泉水200克、冰糖15克

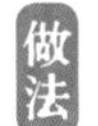

做法 将雪燕、桃胶泡发8小时，去杂质备用；将天然硒泉水大火烧开，放入雪燕、桃胶熬煮30分钟，转小火炖1小时30分钟，放入冰糖即可。

精品安国

制作单位：长寿食博馆（河北）餐饮有限公司（安国市）、安国市国际大酒店

制作人：刘忠光　邢朝辉

摄影：常征

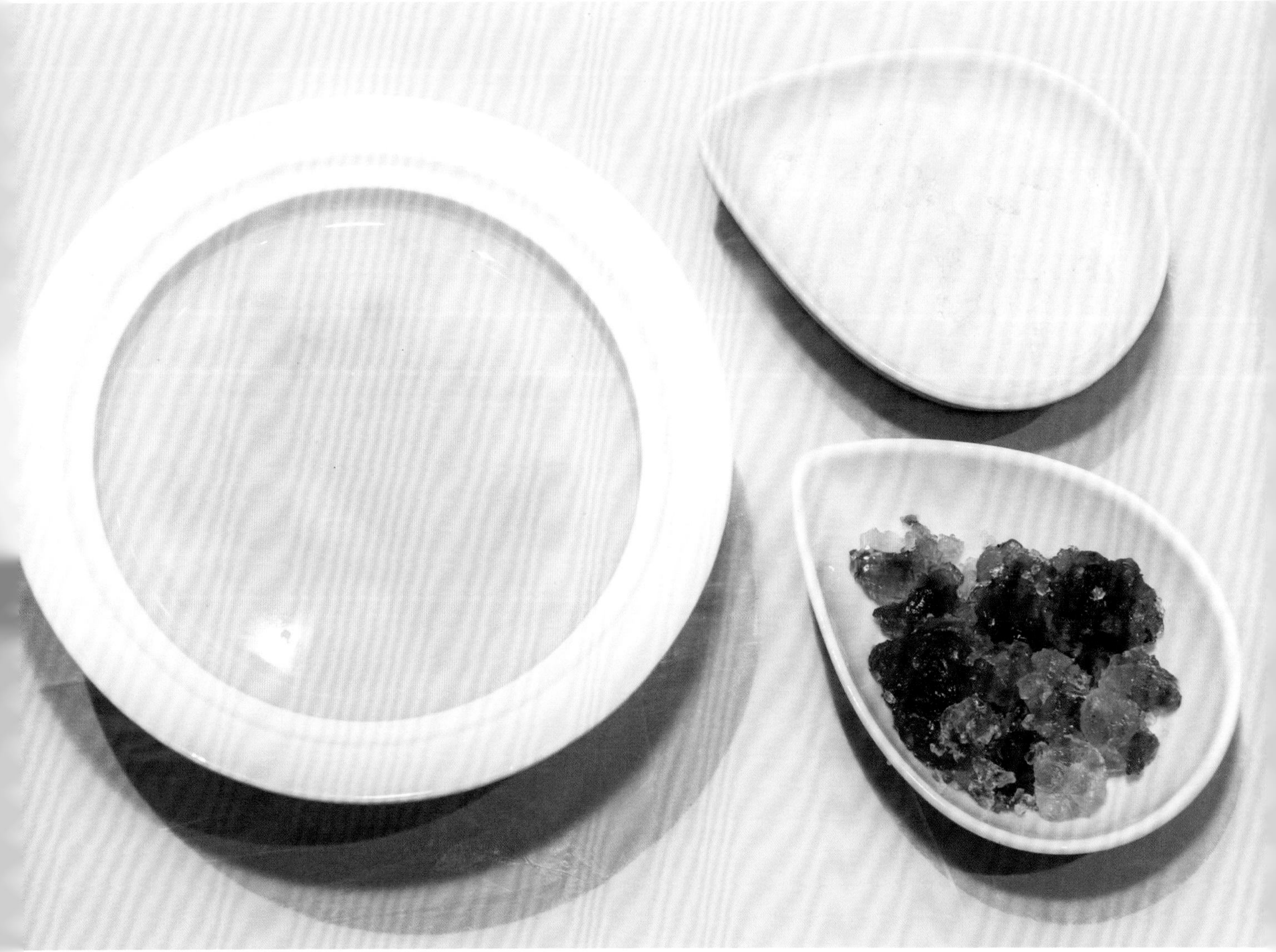

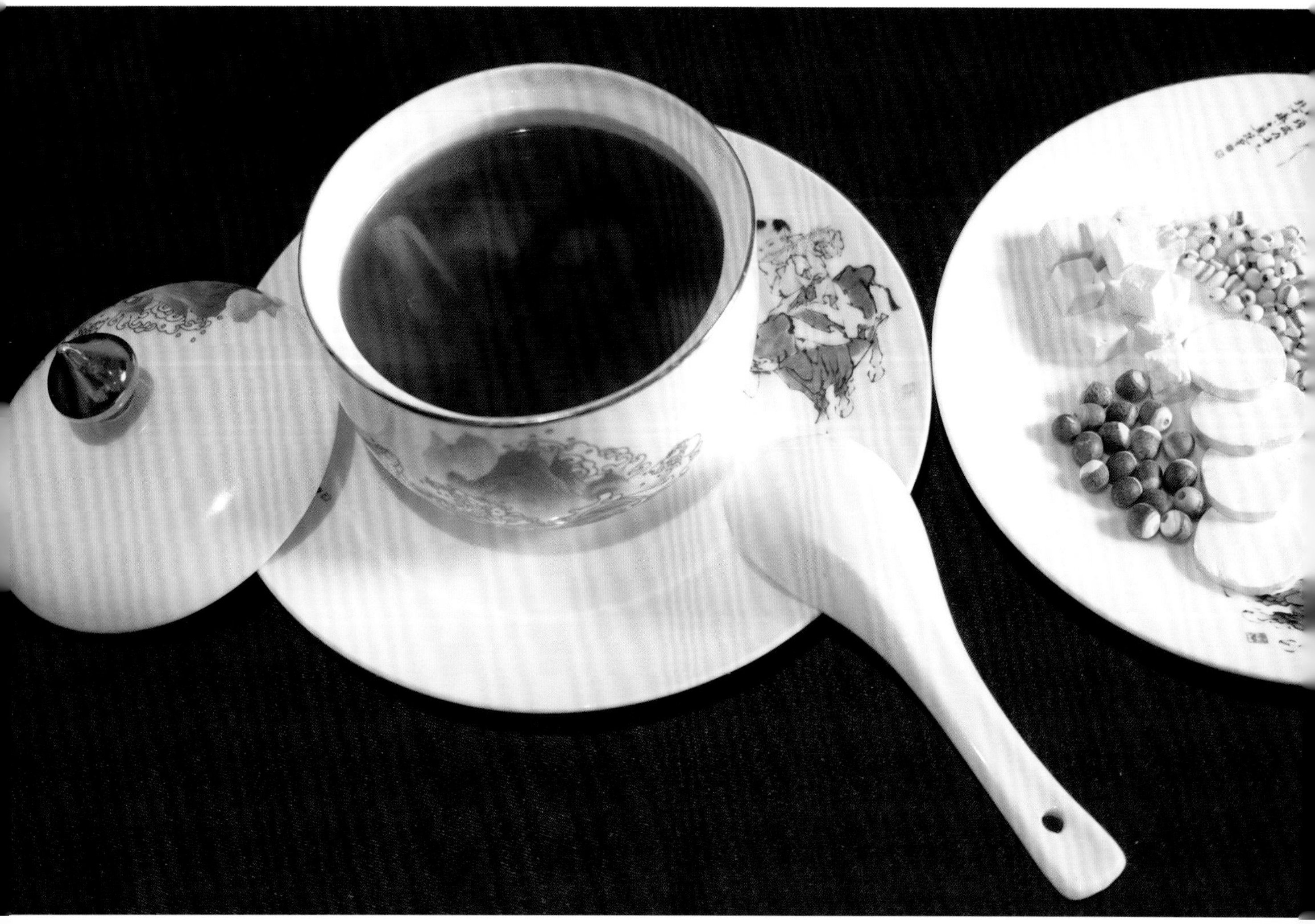

淮山云苓薏米汤

配料 处理好的排骨300克、五指毛桃根10克、淮山药15克、茯苓10克、薏米12克、芡实6克、花菇15克、盐适量

做法 淮山药泡2～3小时，茯苓、薏米、芡实、五指毛桃根泡30分钟洗净；所有材料下锅，加水，大火煮开转小火煮2小时，起锅前5分钟加盐调味。

制作单位：安国市药都大酒店
制作人：张宝（非遗安国药膳传承人）
摄影：王幸来 赵帅

五指毛桃芡实汤

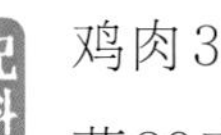

配料 鸡肉300克、五指毛桃10克、芡实8克、淮山药20克、桂圆肉10克、蜜枣20克、盐适量

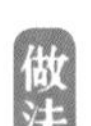

做法 芡实、淮山药泡2~3小时，蜜枣、桂圆肉清洗干净；所有材料下锅，加水，大火煮开转小火煮2小时，起锅前5分钟加盐调味。

制作单位：安国市药都大酒店
制作人：张宝（非遗安国药膳传承人）
摄影：王幸来 赵帅

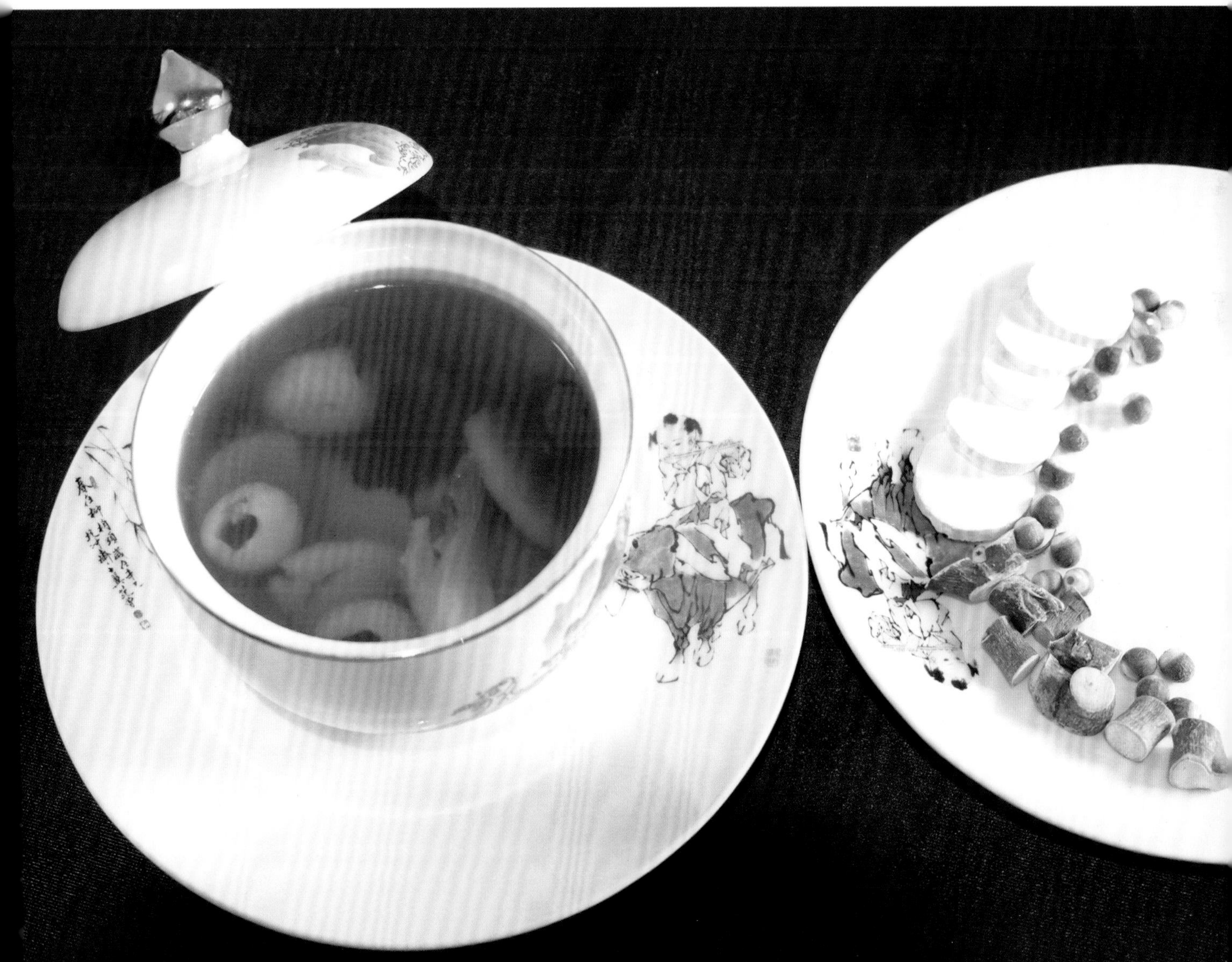

海珍花菇枸杞汤

制作人：张宝（非遗安国药膳传承人）
摄影：王幸来　赵帅

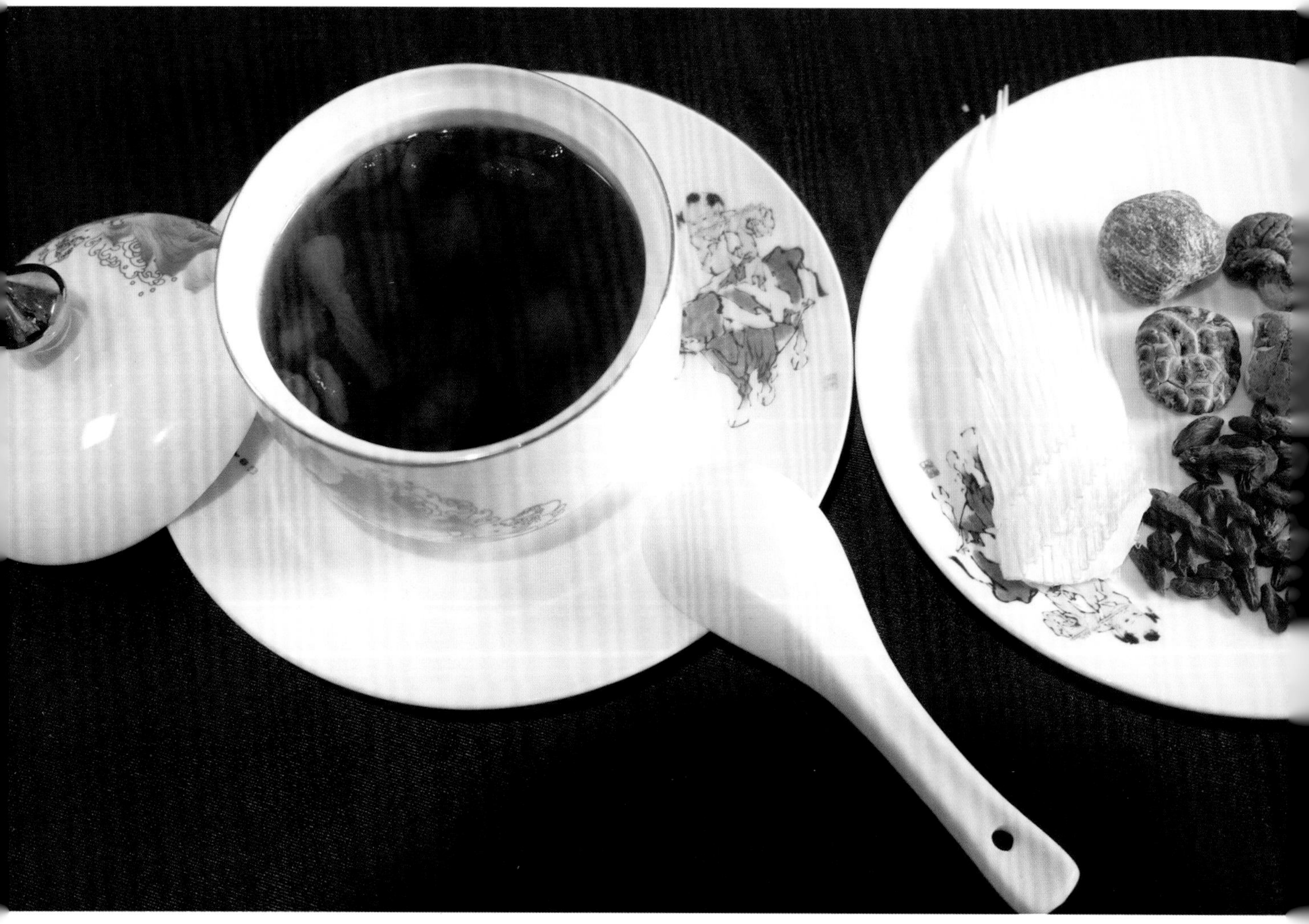

配料 牛肉250克、香菇2个、蜜枣20克、鱼骨10克、无花果12克、白扁豆8克、花菇10克、莲子10克、玉竹5克、枸杞10克、盐适量

做法 香菇浸泡2小时，蜜枣、枸杞洗干净，其他食材泡30分钟洗净；鱼骨加姜片泡30分钟，然后加姜片飞水去腥；所有材料下锅，加水，大火煮开转小火煮2小时，起锅前5分钟加盐调味。

猴头菇蛹虫草竹荪汤

配料 鸭肉300克、蛹虫草10克、白莲子8克、竹荪10克、猴头菇10克、食盐适量

做法 猴头菇加温盐水，压水底泡30分钟后用手反复挤压；竹荪用温水泡15分钟，切段备用，起锅前15分钟加入；蛹虫草(虫草花)过水清洗；除竹荪外所有材料下锅，加水，大火煮开转小火煮1.5～2小时，加竹荪，起锅前5分钟加盐调味。

制作单位：安国市药都大酒店

制作人：张宝（非遗安国药膳传承人）

摄影：王幸来　赵帅

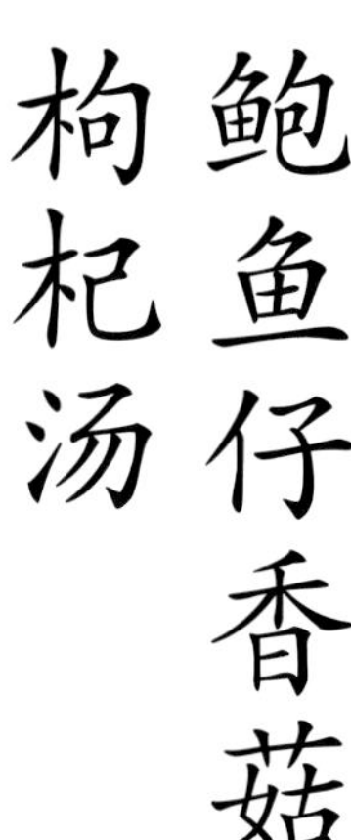

鲍鱼仔香菇枸杞汤

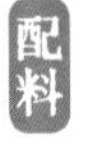

配料 猪瘦肉300克、鲍鱼仔15克、香菇2克、芡实8克、白莲子8克、无花果10克、枸杞10克、玉竹8克、蜜枣1个、盐和姜适量

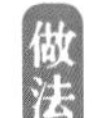

做法 鲍鱼仔加姜片泡12小时泡软，芡实、香菇泡2小时，枸杞、蜜枣清洗干净，其余食材泡30分钟；所有材料下锅，加入几片姜，加水，大火煮开转小火煮2小时，起锅前5分钟加盐调味。

精品安国

制作单位：安国市药都大酒店

制作人：张宝（非遗安国药膳传承人）

摄影：王幸来　赵帅

鸽子响螺淮山杞子汤

制作单位：安国市药都大酒店

制作人：张宝（非遗安国药膳传承人）

摄影：王幸来 赵帅

配料 鸽子1只（去毛、去内脏）、响螺肉20克、淮山药10克、枸杞8克、红枣1个、蜜枣2个、玉竹15克、盐适量

做法 响螺肉加姜片一起泡3小时，淮山药泡2小时，枸杞、红枣、蜜枣清洗干净，玉竹泡30分钟；所有材料下锅，加水，大火煮开转小火煮2小时，起锅前5分钟加盐调味。

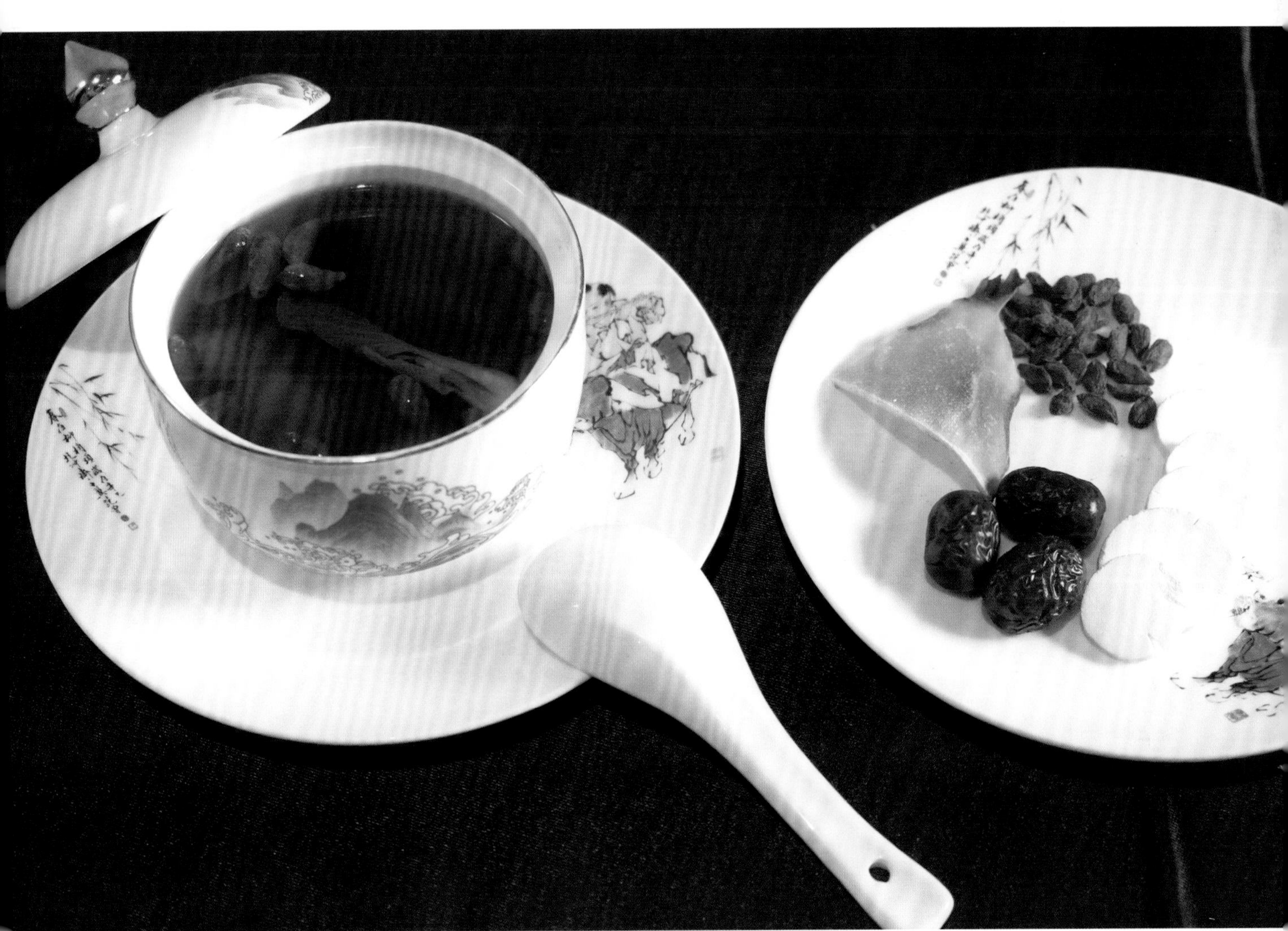

茶树花姬松茸汤

配料 猪展300克、香菇2个（小花菇）、茶树菇20克、姬松茸5克、枸杞8克、红枣1个、盐适量

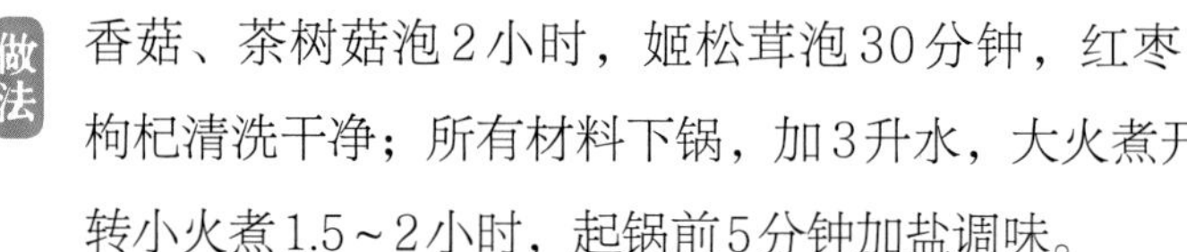

做法 香菇、茶树菇泡2小时，姬松茸泡30分钟，红枣、枸杞清洗干净；所有材料下锅，加3升水，大火煮开转小火煮1.5～2小时，起锅前5分钟加盐调味。

制作单位：安国市药都大酒店

制作人：张宝（非遗安国药膳传承人）

摄影：王幸来　赵帅

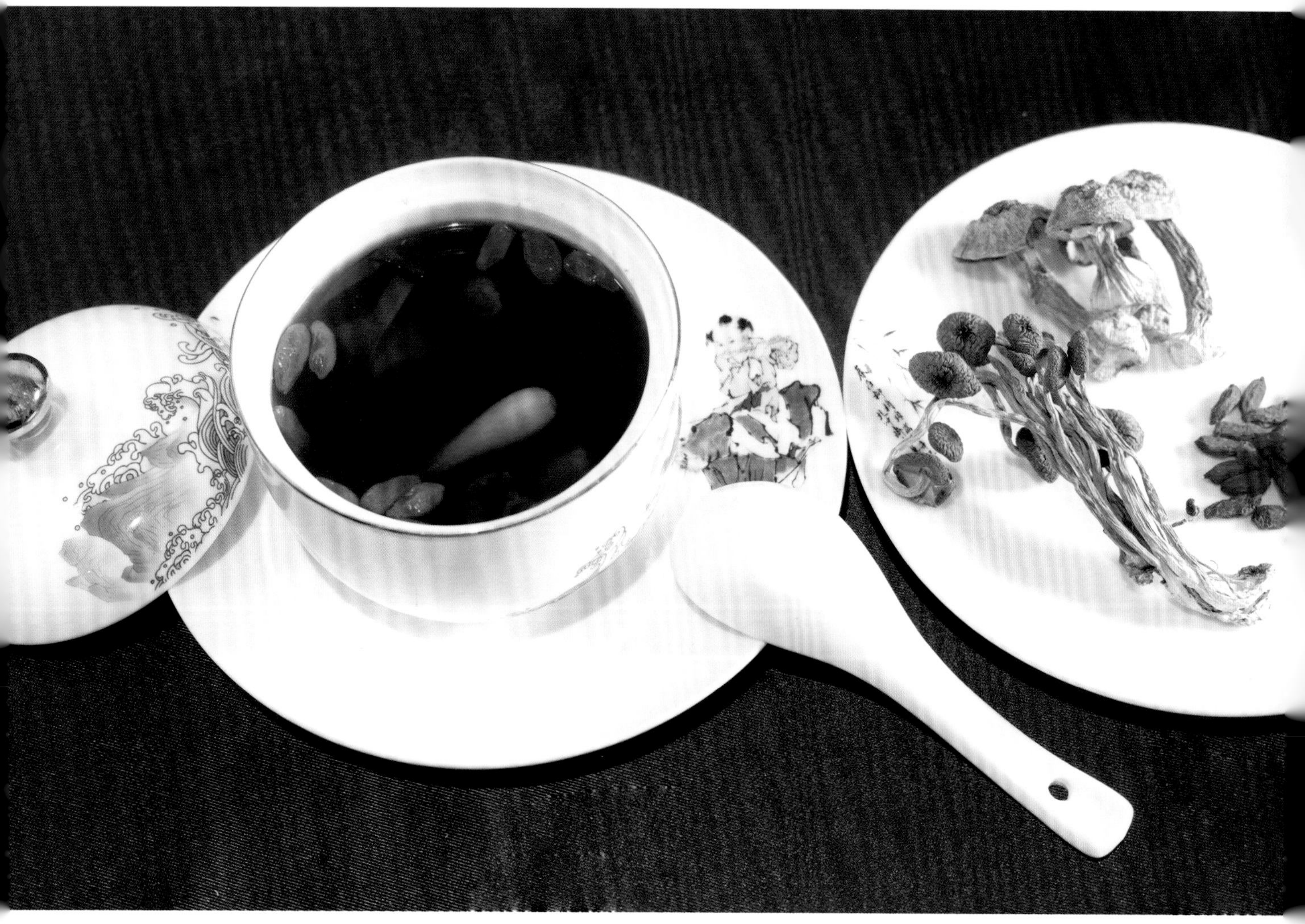

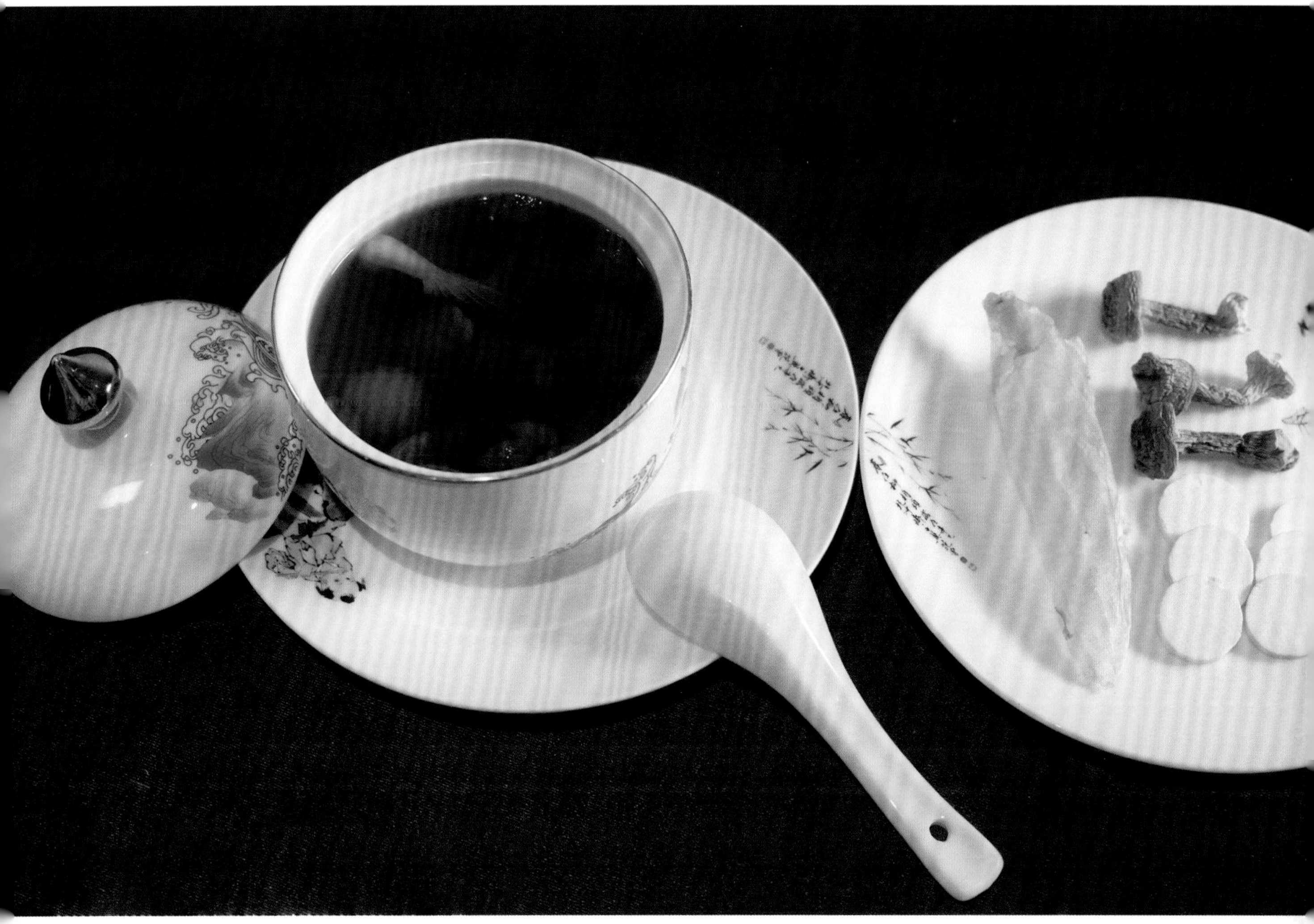

姬松茸花胶桂圆肉汤

配料 猪棒骨300克、姬松茸10克、花胶5克、枸杞3克、淮山药15克、桂圆肉10克、蜜枣2个、橘皮2克、盐和姜适量

做法 花胶加姜片泡3小时，淮山药泡2小时，姬松茸、橘皮泡30分钟，蜜枣、桂圆肉清洗干净；所有材料下锅，加2.5~3升水，大火煮开转小火煮1.5~2小时，起锅前5分钟加盐调味。

制作单位：安国市药都大酒店
制作人：张宝（非遗安国药膳传承人）
摄影：王幸来　赵帅

葛根花菇玉竹汤

配料 猪瘦肉200克、蛹虫草10克、香菇1个、腰果10克、淮山药10克、芡实12克、玉竹10克、枸杞3克、葛根5克、盐适量

做法 香菇泡2～3小时，芡实、淮山药浸泡2小时，玉米切段待用，其余食材清洗干净；所有材料下锅，加3升水，大火煮开转小火煮2小时，起锅前5分钟加盐调味。

制作单位：安国市药都大酒店
制作人：张宝（非遗安国药膳传承人）
摄影：王幸来　赵帅

枸杞红枣乌鸡汤

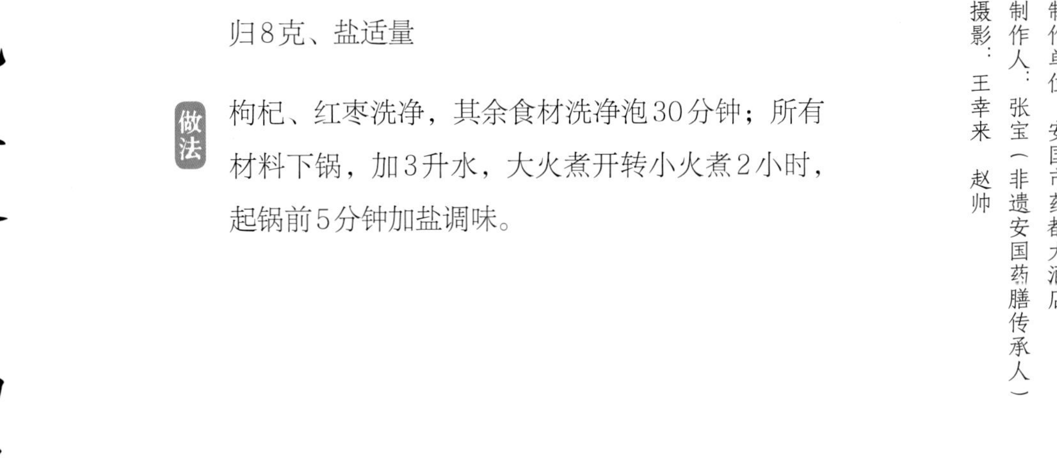

配料 乌鸡250克、枸杞3克、百合5克、薏米10克、红枣10克、红莲子5克、党参10克、黄芪5克、当归8克、盐适量

做法 枸杞、红枣洗净，其余食材洗净泡30分钟；所有材料下锅，加3升水，大火煮开转小火煮2小时，起锅前5分钟加盐调味。

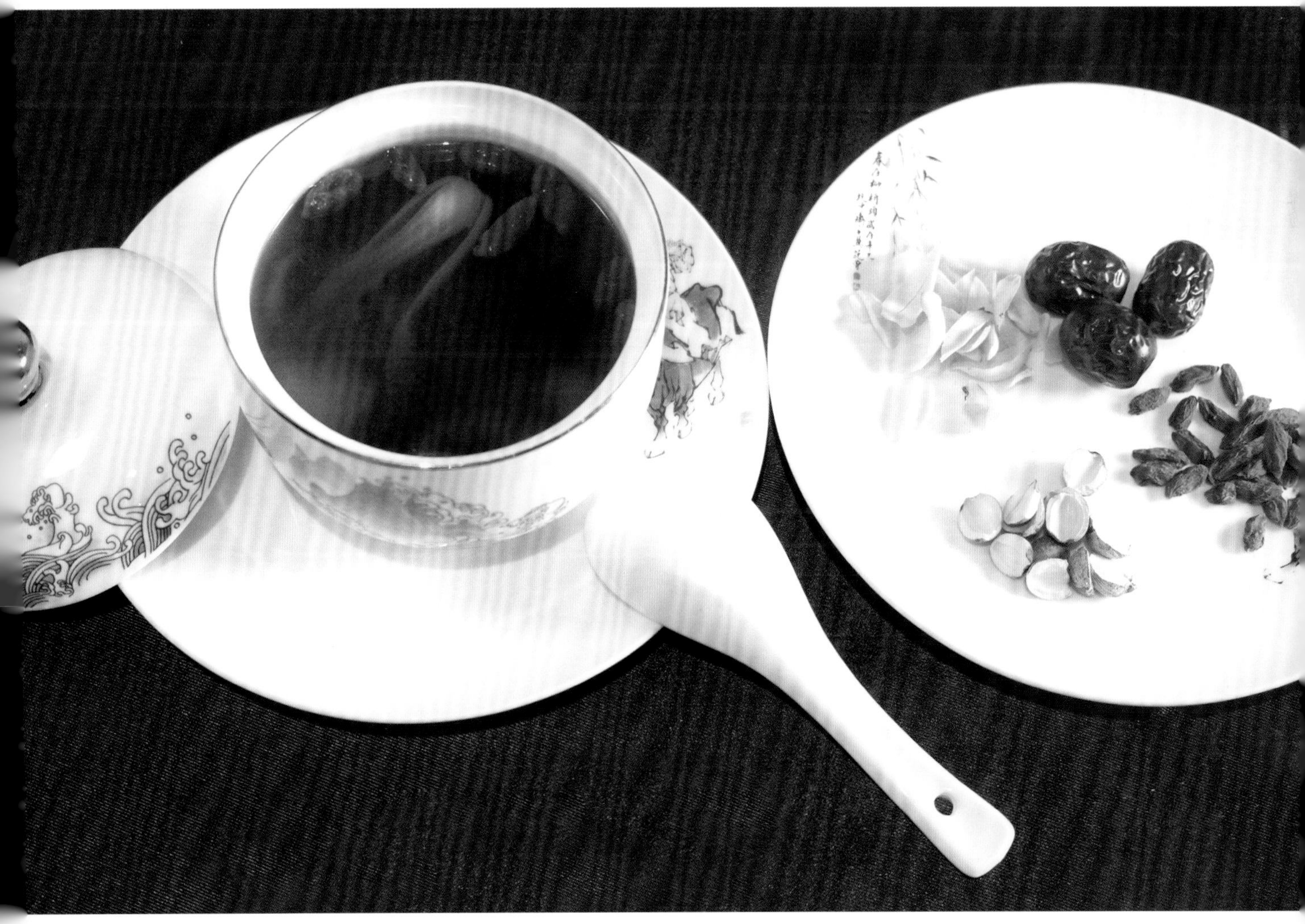

精品安国

制作单位：安国市药都大酒店

制作人：张宝（非遗安国药膳传承人）

摄影：王幸来 赵帅

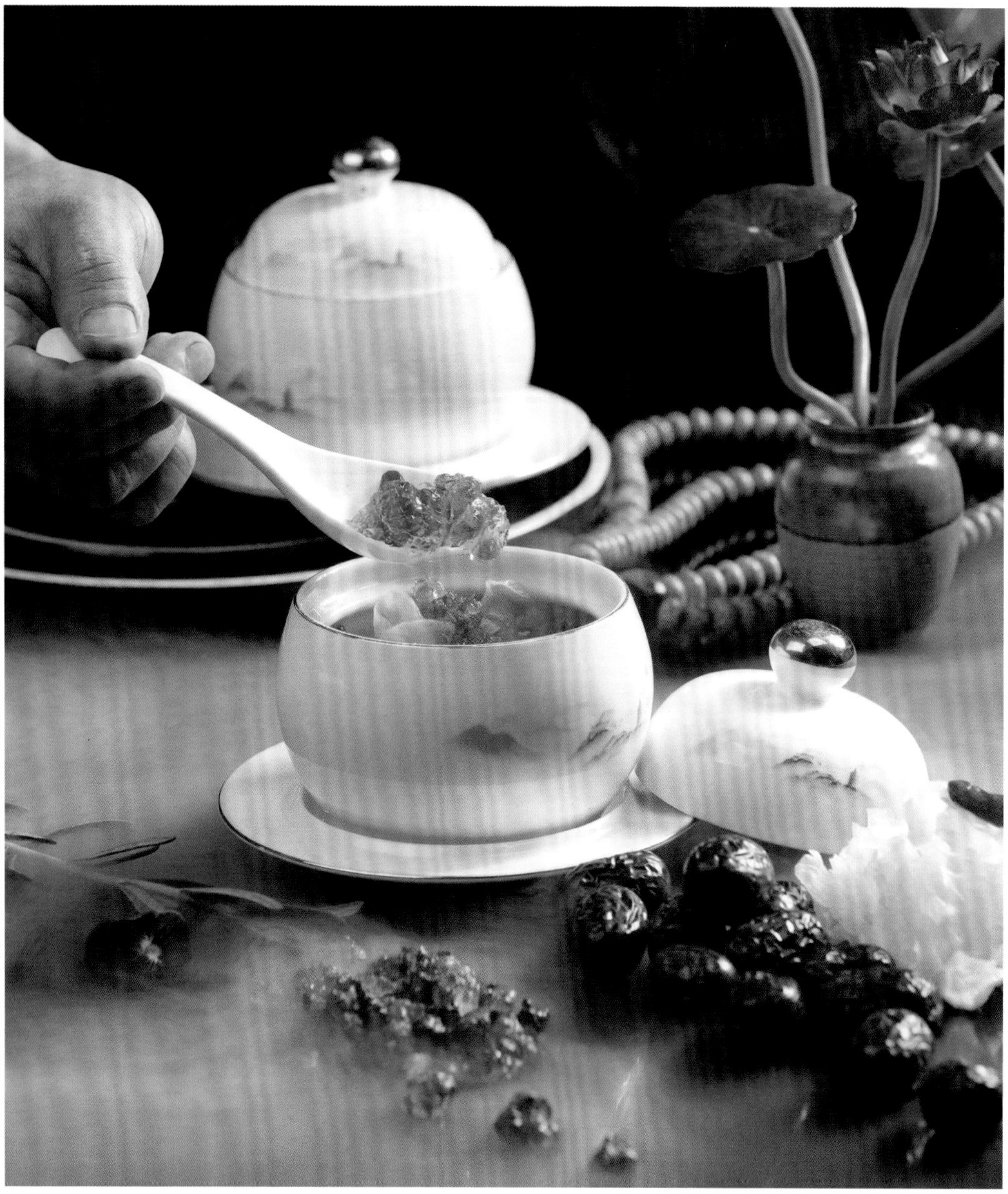

金桂桃胶银耳羹

口味特点：胶质丰富，香甜可口

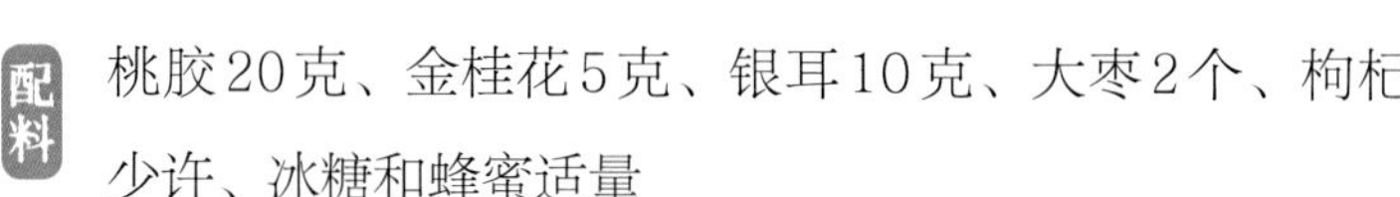

配料 桃胶20克、金桂花5克、银耳10克、大枣2个、枸杞少许、冰糖和蜂蜜适量

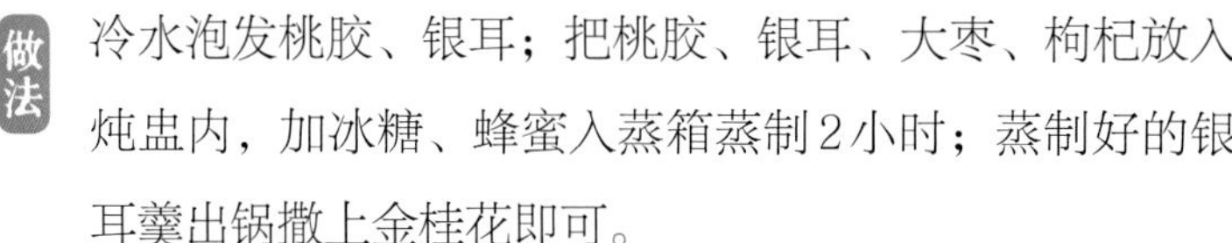

做法 冷水泡发桃胶、银耳；把桃胶、银耳、大枣、枸杞放入炖盅内，加冰糖、蜂蜜入蒸箱蒸制2小时；蒸制好的银耳羹出锅撒上金桂花即可。

精品安国

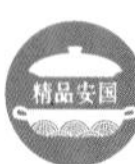

制作和供图单位：安国市药都大酒店

制作人：张宝（非遗安国药膳传承人）

茯苓排骨养胃汤

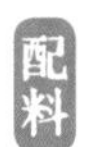

配料 排骨750克、猴头菇30克、莲子5克、板栗20克、金丝小枣3克、茯苓5克、枸杞5克、盐1克、味精1克、胡椒粉2克、花椒1克、白芷1克

做法 猴头菇温水泡发去根掰小块，排骨氽水备用。将上述各种配料放入瓦罐煨制5小时。

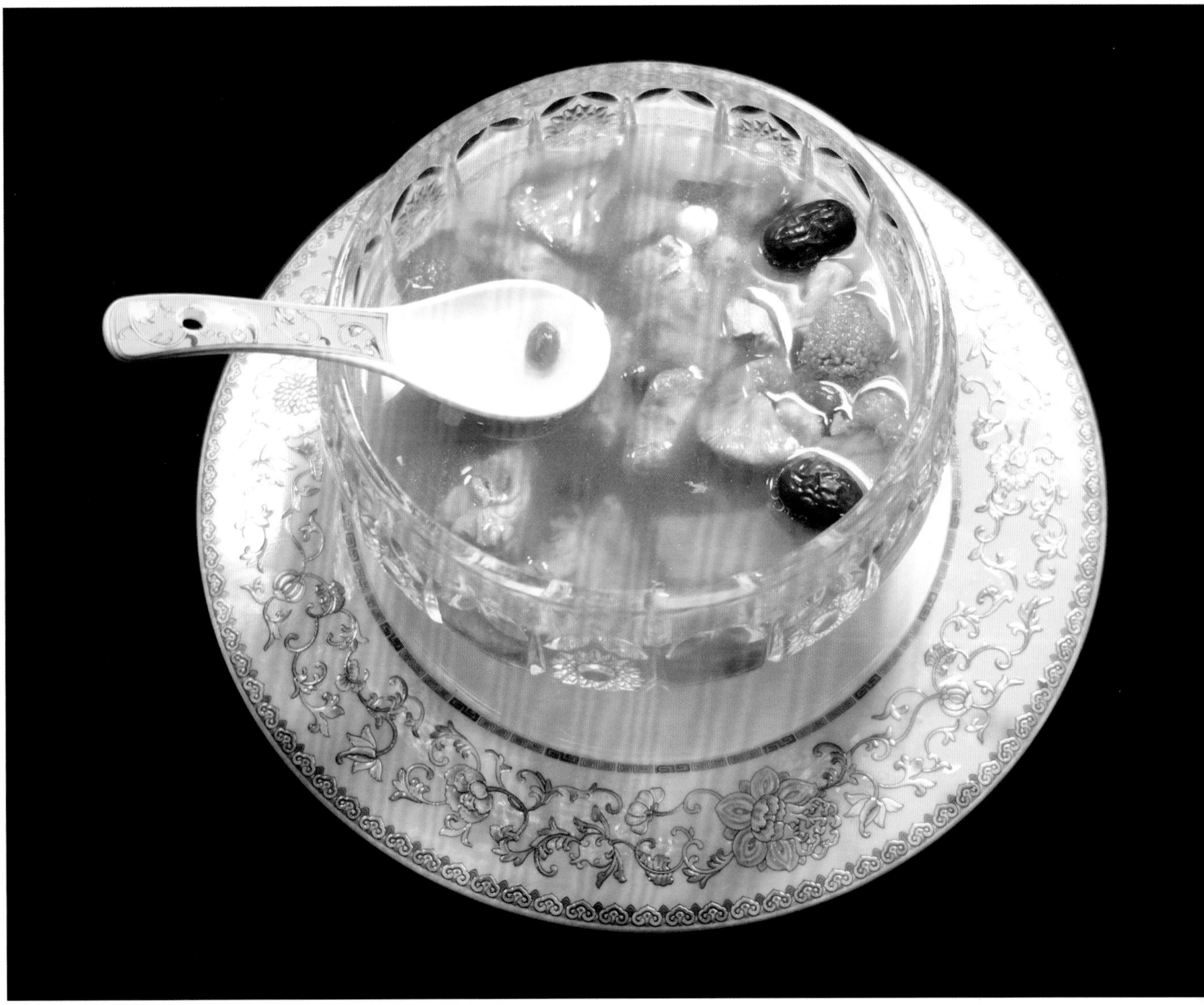

制作单位：祁膳坊
制作人：李文强
摄影：王幸来

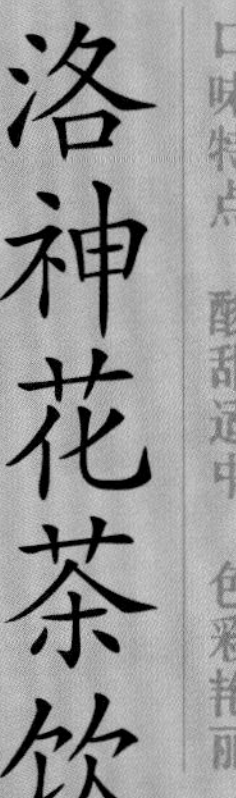

洛神花茶饮

口味特点：酸甜适中，色彩艳丽

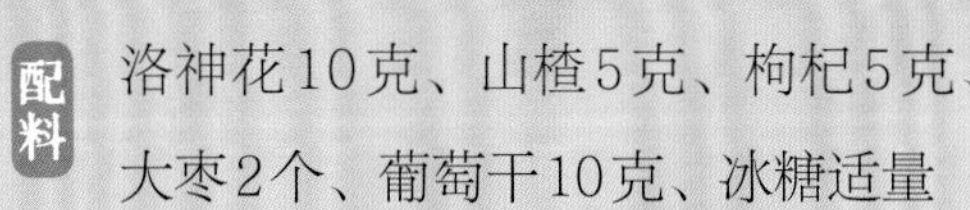

配料 洛神花10克、山楂5克、枸杞5克、大枣2个、葡萄干10克、冰糖适量

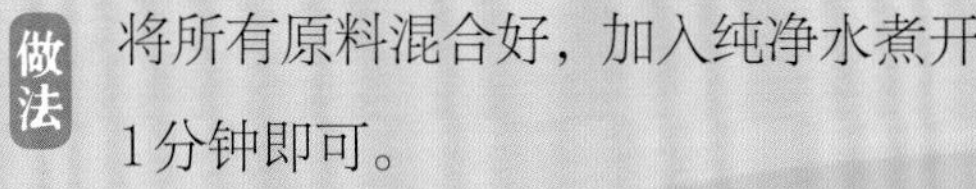

做法 将所有原料混合好，加入纯净水煮开1分钟即可。

精品安国

制作单位：安国市药都大酒店

制作人：张宝（非遗安国药膳传承人）

摄影：王幸来　赵帅

鲜榨石斛汁

口味特点：清甜适口

制作单位：安国市药都大酒店

制作人：张宝（非遗安国药膳传承人）

摄影：王幸来 赵帅

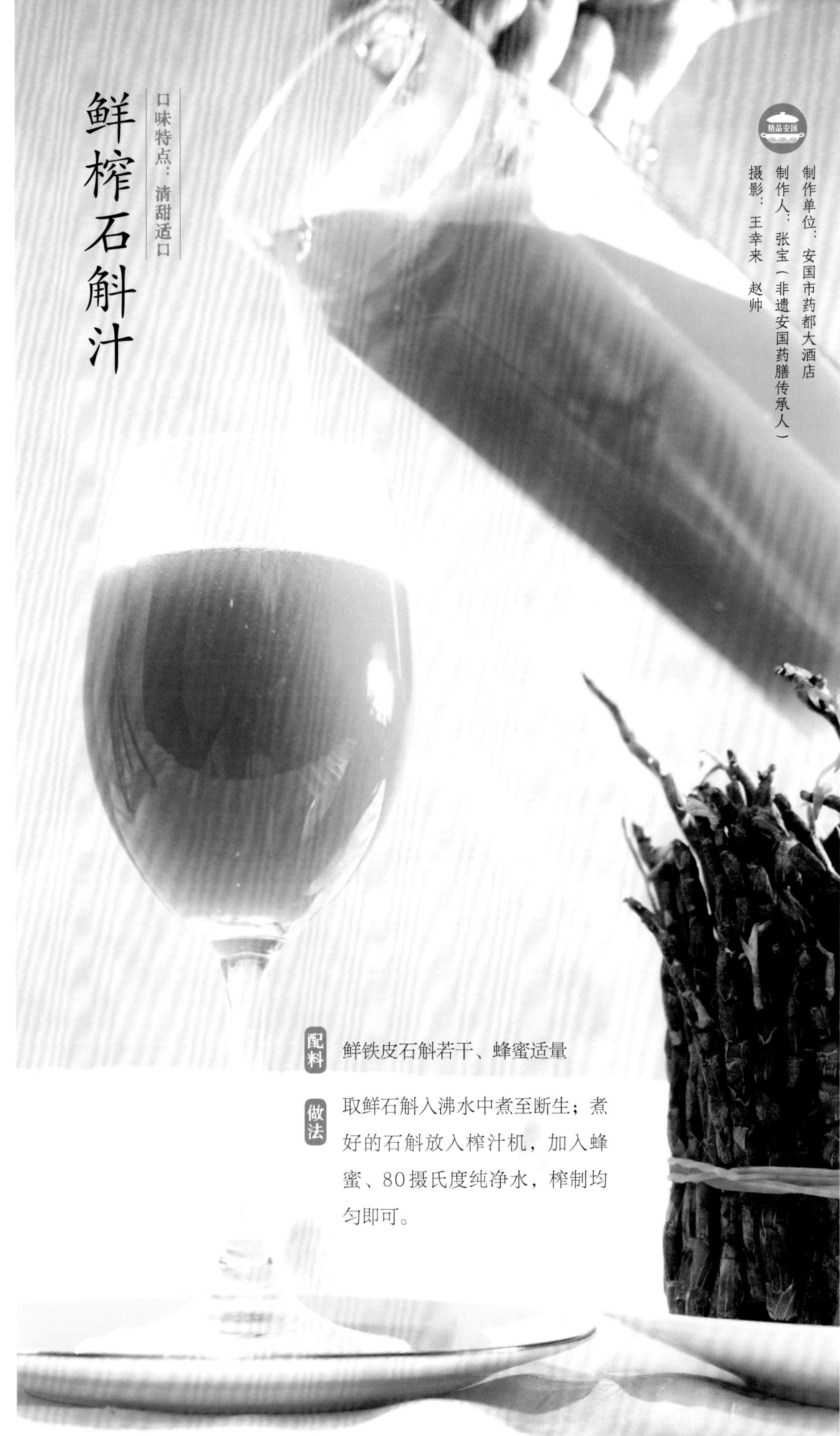

配料 鲜铁皮石斛若干、蜂蜜适量

做法 取鲜石斛入沸水中煮至断生；煮好的石斛放入榨汁机，加入蜂蜜、80摄氏度纯净水，榨制均匀即可。

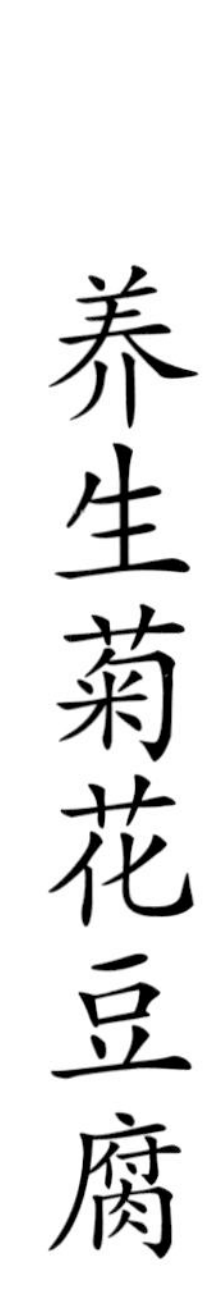

养生菊花豆腐

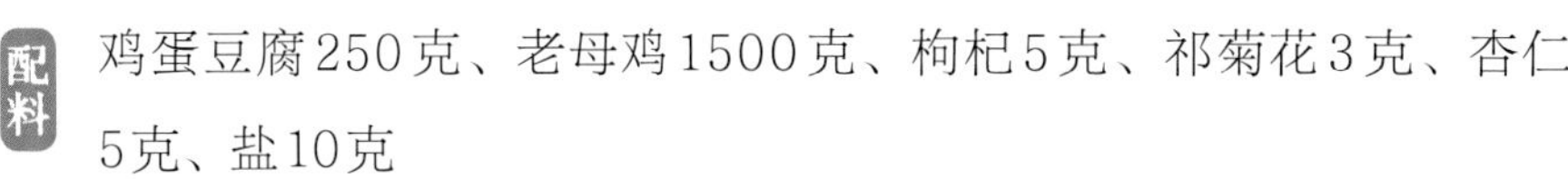

配料 鸡蛋豆腐250克、老母鸡1500克、枸杞5克、祁菊花3克、杏仁5克、盐10克

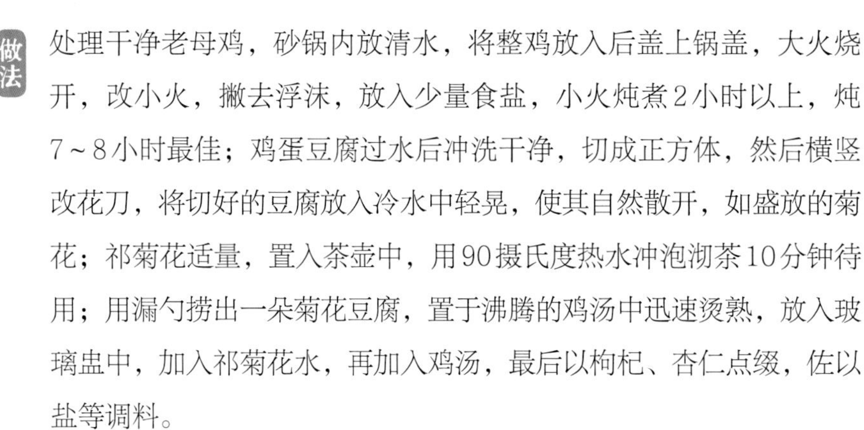

做法 处理干净老母鸡，砂锅内放清水，将整鸡放入后盖上锅盖，大火烧开，改小火，撇去浮沫，放入少量食盐，小火炖煮2小时以上，炖7～8小时最佳；鸡蛋豆腐过水后冲洗干净，切成正方体，然后横竖改花刀，将切好的豆腐放入冷水中轻晃，使其自然散开，如盛放的菊花；祁菊花适量，置入茶壶中，用90摄氏度热水冲泡沏茶10分钟待用；用漏勺捞出一朵菊花豆腐，置于沸腾的鸡汤中迅速烫熟，放入玻璃盅中，加入祁菊花水，再加入鸡汤，最后以枸杞、杏仁点缀，佐以盐等调料。

制作和供图单位：河北好运捞餐饮服务有限公司（安国市）

制作人：王国旗（中国药膳大师、国家级药膳评委）

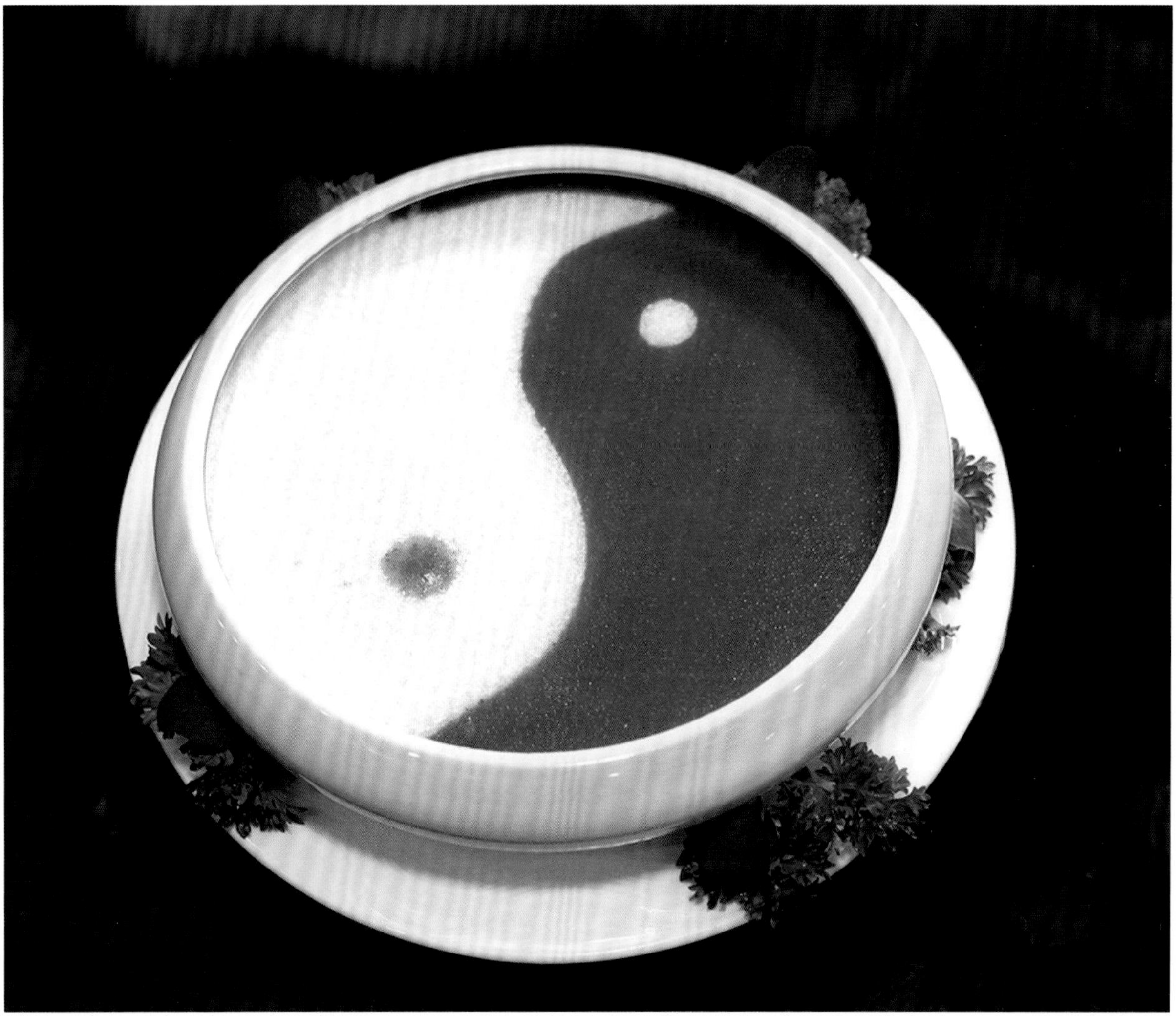

祁薏米长寿汤

配料 火麻仁80克、祁薏米10克、鲜石斛10克、竹荪0.5克、盐、味精、鸡汁适量

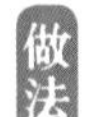

做法 将火麻仁、祁薏米加水打碎备用，鲜石斛打碎过滤备用；火麻仁薏米汁加盐、味精、竹荪烧开，石斛汁加入盐、味精、鸡汁烧开；装盘调整成太极形状。

精品安国

制作单位：安国市祁膳坊
制作人：吕静龙
摄影：王幸来

第五章 药膳点心

安国药膳点心包括米面点和糕点类，还可以划分为甜点、咸点、干点、花点、酥点，还有饮茶中的茶点等。米面点是以小麦粉、荞麦粉、燕麦粉、小米粉、糯米、粳米等为基本食材，加入药食两用药材做成的米饭和面食。“枸杞葡萄干甜饭”，是安国民间历史悠久的“十大碗”宴席中的一大碗，“蒸枣花”“五彩面禽”等均是在形状蒸馍上点缀大枣、枸杞、黑豆等药材而成，还有“葛根花馍”“三七象形大枣馍”“美容八宝糕”“菟丝子蒸米饭”“薏米甜饭”等。酥类点心有红枣开花酥、茯苓酥、象形瓜子酥等，入口酥脆，香甜宜人。馅类面点有以海参、白山药、胡萝卜、肉馅、面粉或红薯粉等为主要原料的“三鲜饺子”；以茯苓细丁、瘦肉馅、面粉为主要原料的“茯苓包子”；以荆芥粉、金瓜、菠菜汁、面粉为主要原料的“荆芥南瓜包”；以春卷皮、玉竹、荠菜、木耳、香干、韭菜、鸡蛋等为原料的“玉竹荠菜盒子”等，均以皮或馅加入药材制作而成。饼类有适宜儿童消食的“内金干饼”，适宜脾胃阴虚者食用的“石斛手抓饼”，还有“陈皮山楂牛肉罩饼”“茯苓饼”等。最著名的是安国地方小吃——马蹄烧饼，以吊炉烤制，有党参烧饼、黑芝麻烧饼等多个品种，烤制以果树锯末为热源，外鼓内空，夹裹多种食品，口感香脆，制作工艺流传了几百年，安国有歇后语和俗语：“烧饼馃子——一套儿”“烧饼卷肉，吃了没够”。安国药膳点心以主食为主，无论是家庭还是饭店都有多道药膳点心的制作方法，并且还有以酥皮、桃酥、大八件、江米条等糕点制作工艺生产的“药膳糕点”，历史上安国药膳点心是安国人待客、走亲和外地人到安国购买特产的首选品种之一。

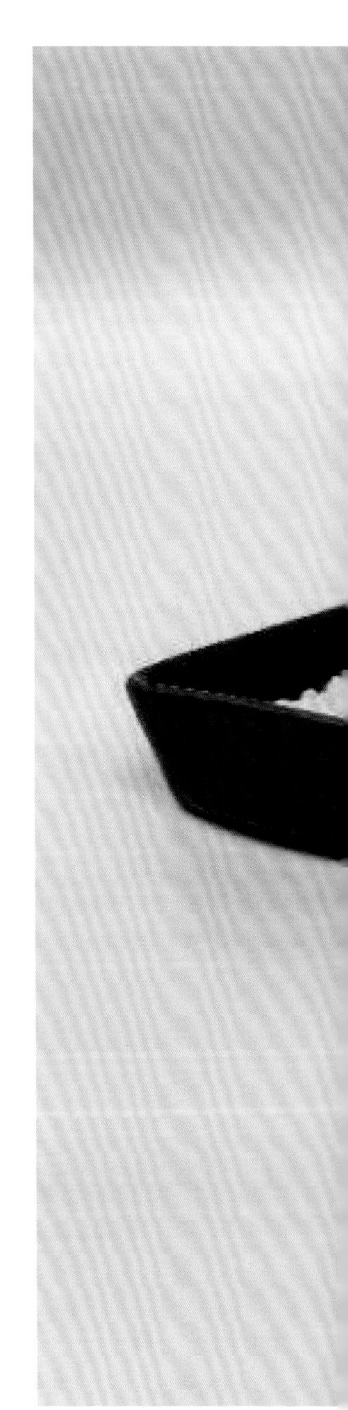

樱桃山药

配料 山药200克、红菜头80克，牛奶炼乳、黄油、食用胶适量

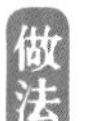

做法 将山药去皮蒸好；料理机中加入牛奶炼乳、黄油、山药，一起打成泥状备用；将山药泥倒入模具冷藏备用；红菜头熬成水加食用胶备用；取出冷藏后的山药，蘸红菜头水，点缀即可。

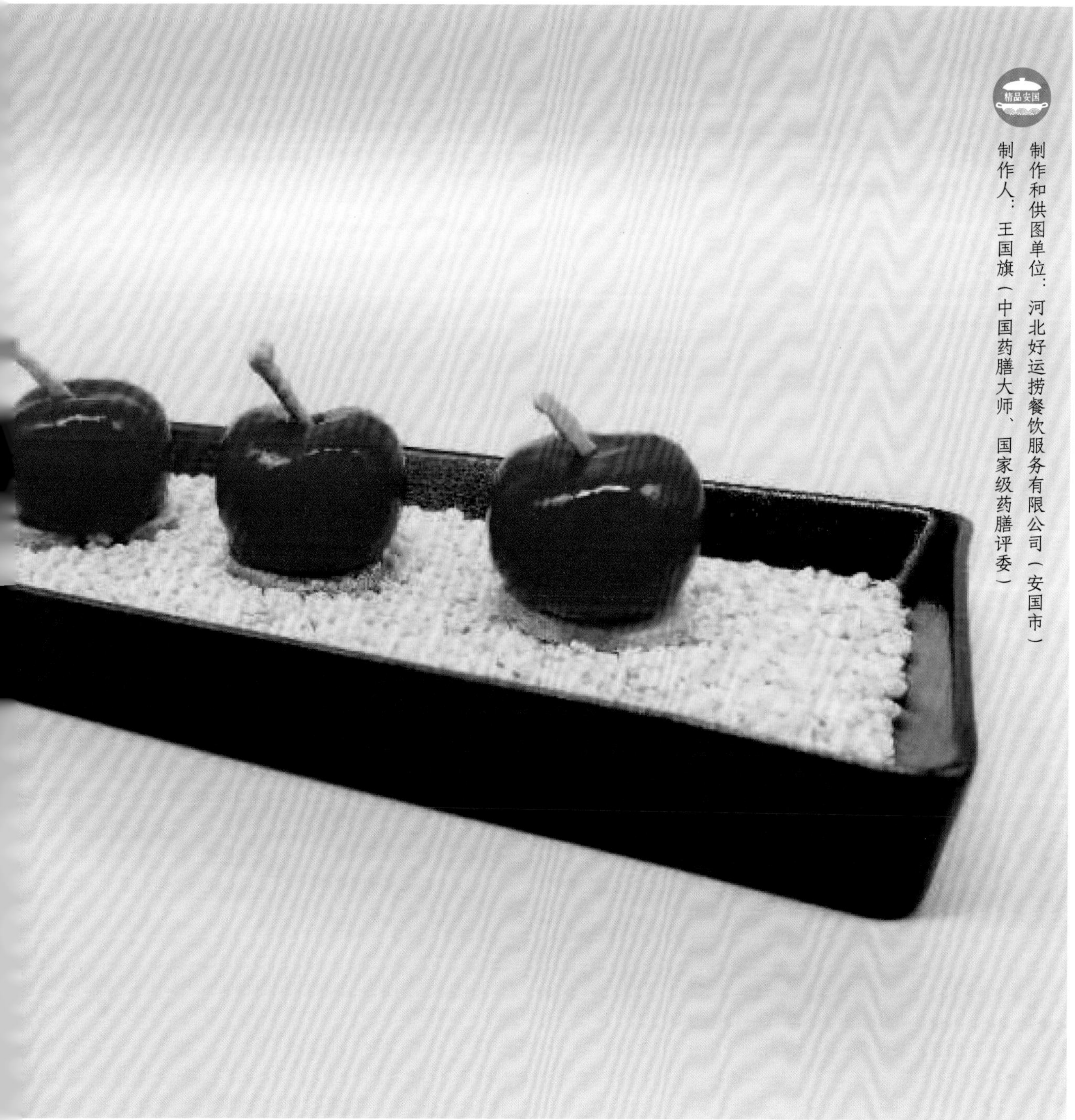

精品安国

制作和供图单位：河北好运捞餐饮服务有限公司（安国市）

制作人：王国旗（中国药膳大师、国家级药膳评委）

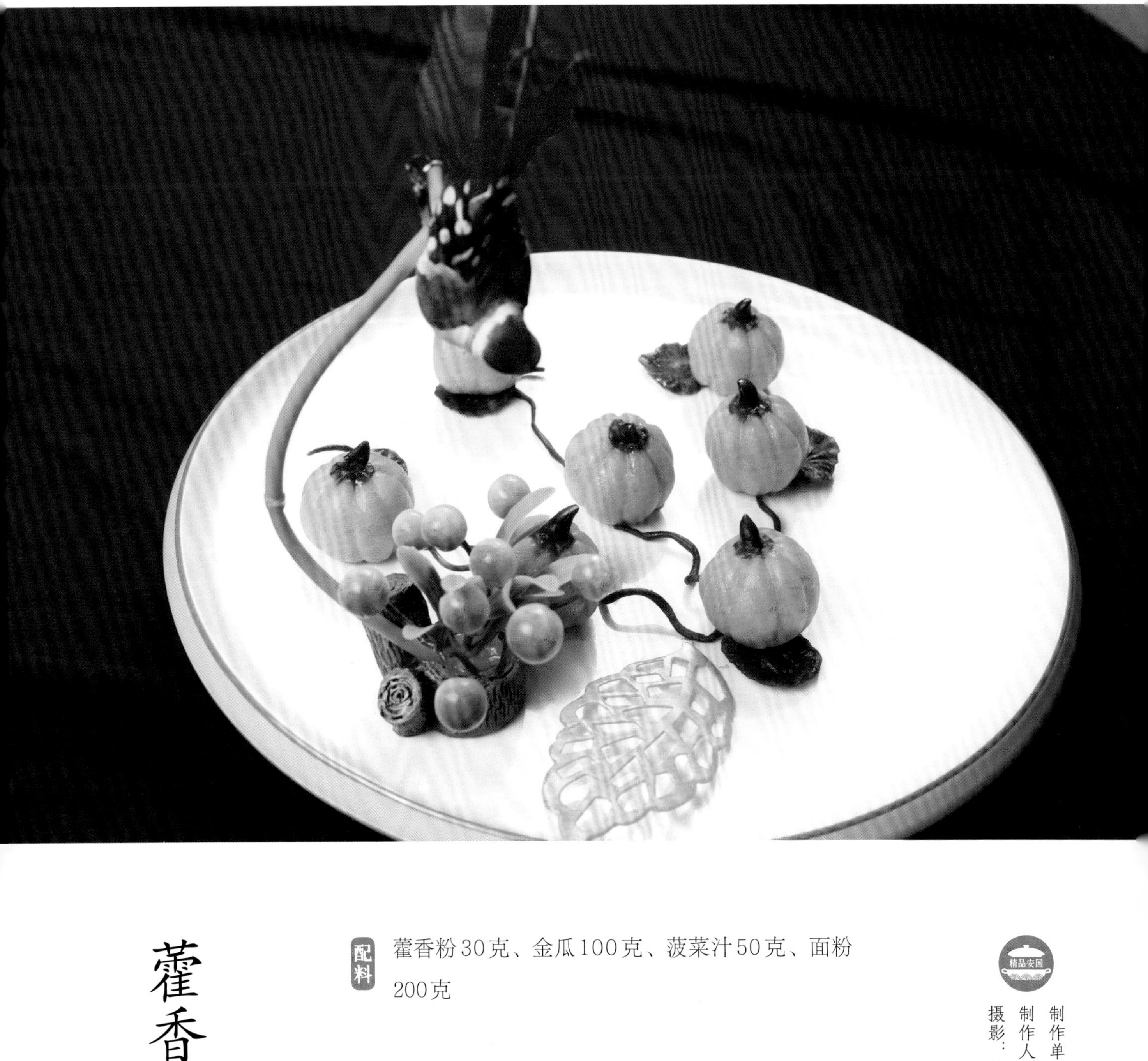

藿香南瓜包

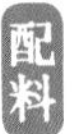

配料 藿香粉30克、金瓜100克、菠菜汁50克、面粉200克

精品安国
制作单位：安国宾馆
制作人：张宇（中国药膳大师）
摄影：吕亚敏

天麻香酥饼

配料 天麻10克、面粉250克、鸡蛋一个、水125克、猪油50克、黑芝麻5克

做法 天麻粉、鸡蛋、水搅拌均匀倒入面粉中，和成光滑的面团，加入猪油，饧面10分钟；擀成长70厘米，宽35厘米大片，从上至下卷到底，分成20克1个剂子，做成牛舌状，刷上鸡蛋液，入烤箱上火190度、下火210度，烤10分钟出炉。

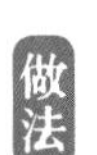

制作单位：安国宾馆
制作人：张宇（中国药膳大师）
摄影：吕亚敏

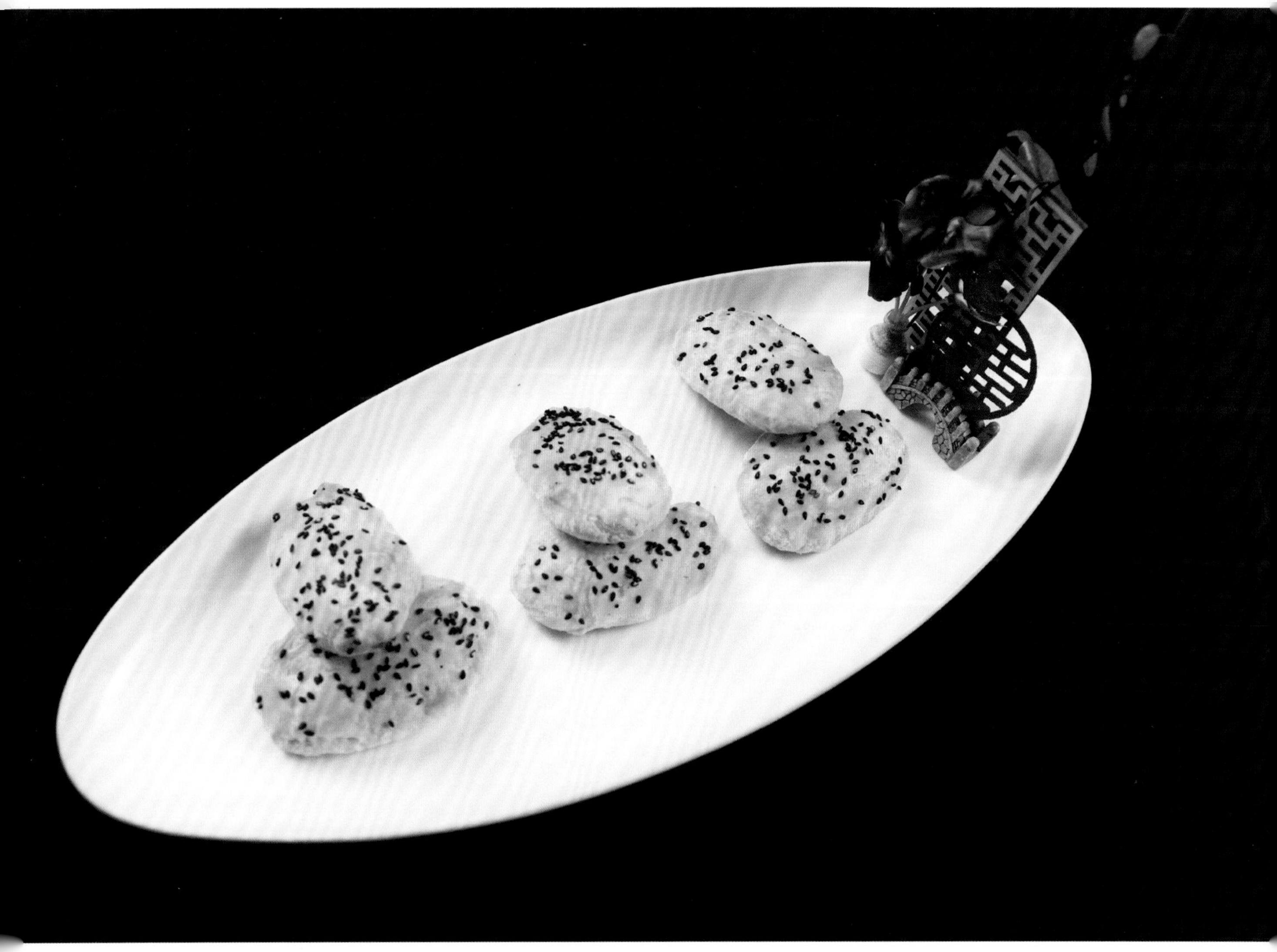

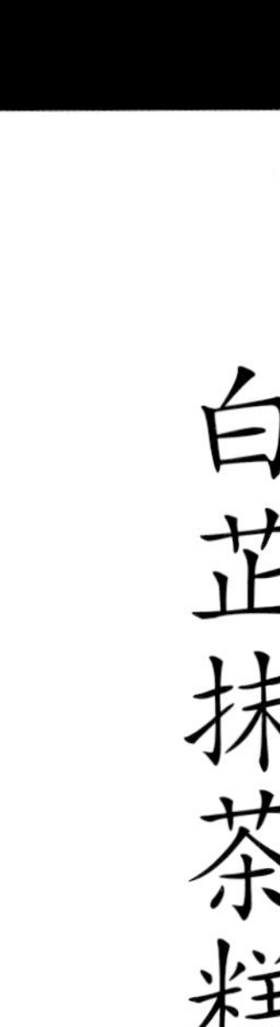

白芷抹茶糕

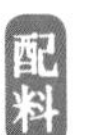

白芷10克、抹茶20克、面粉200克、鸡蛋1个、黄油50克、水100克、白糖50克、酵母5克

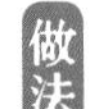

白芷粉、鸡蛋放入水中和匀，倒入面粉中和面成光滑的面团，黄油、白糖、抹茶用手搓匀和成面团；将和好的面分成20克1个的小剂子，揉圆放入托盘，表面放上抹茶皮，醒发3倍大，烤箱上火190度、下火200度烤10分钟出炉。

精品安国

制作单位：安国宾馆

制作人：张宇（中国药膳大师）

摄影：吕亚敏

葛根水煎包

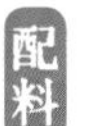

配料 葛根15克、面粉250克、花生油75克、水125克、猪肉馅250克

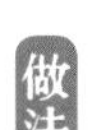

做法 葛根粉加入面粉中，加水和成光滑面团，分成10克1个的剂子擀成包子皮，包入12克的肉馅备用；电饼铛170度下入冰花水，放上包子煎制3分钟出锅。

精品安国

制作单位：安国宾馆
制作人：张宇（中国药膳大师）
摄影：吕亚敏

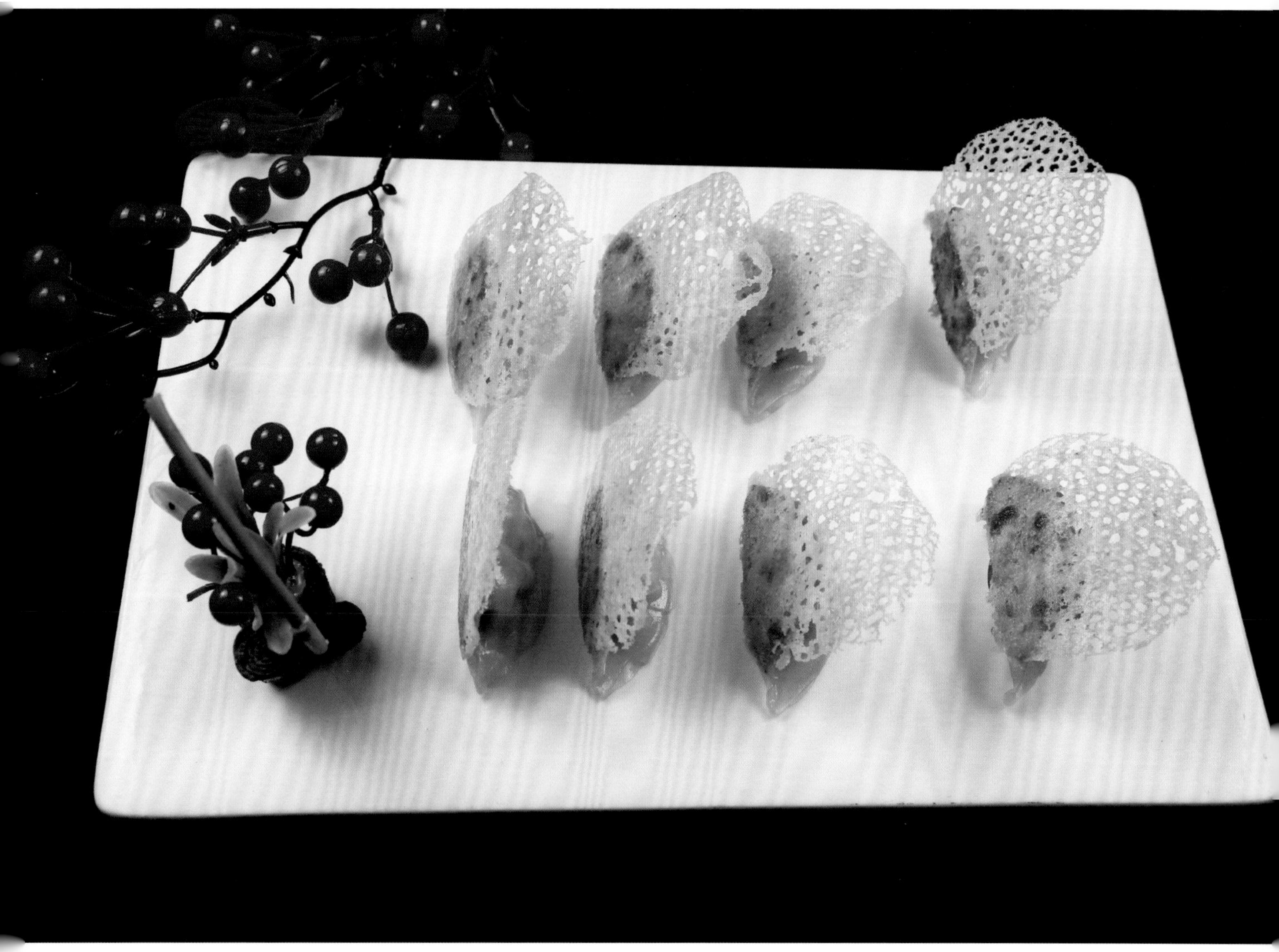

象形大枣

配料 茯苓粉10克、薏米粉10克、面粉150克、巧克力粉20克

作品单位：安国宾馆
制作人：张宇（中国药膳大师）
摄影：吕亚敏

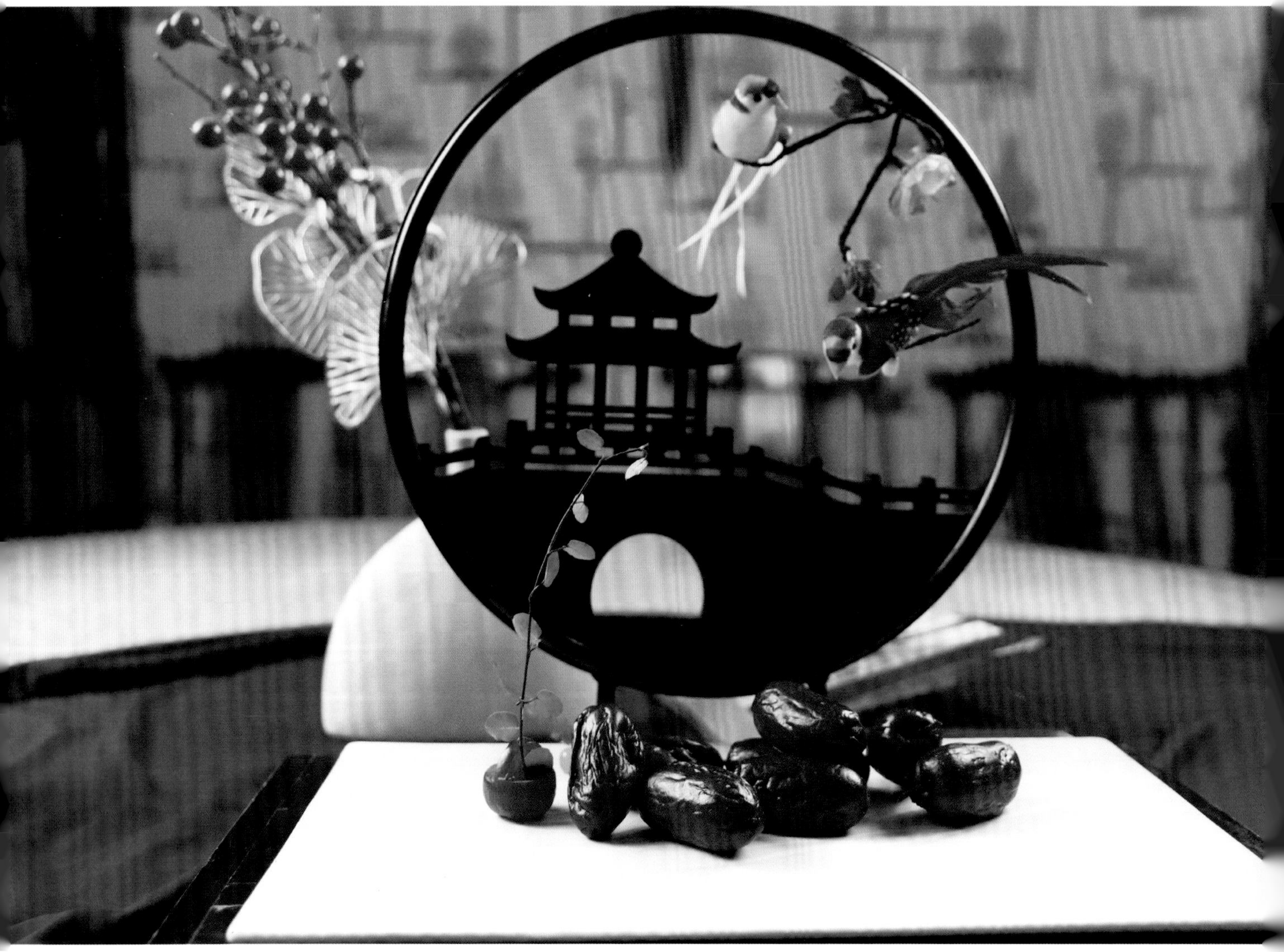

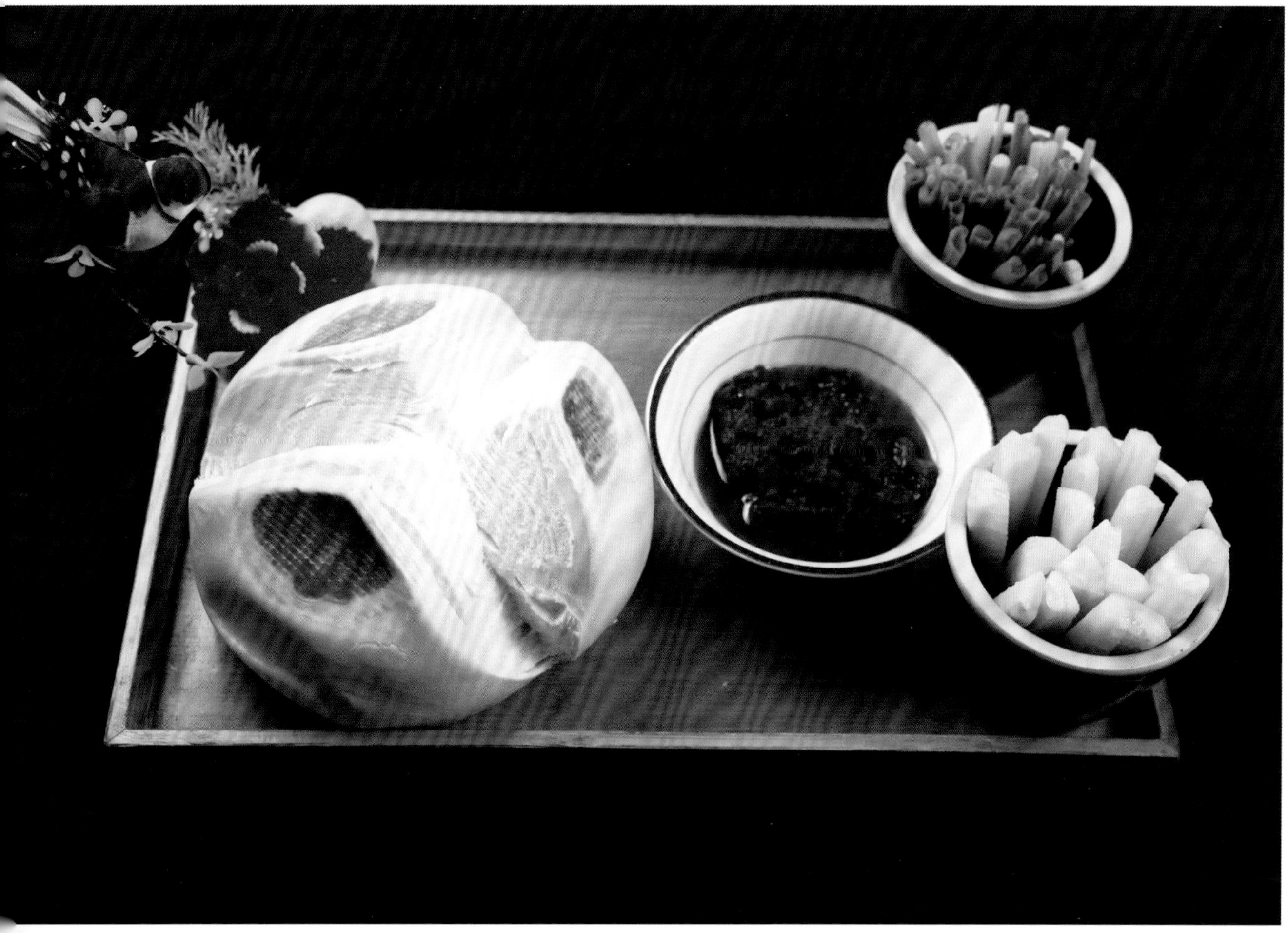

玉竹开花馒头

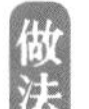

玉竹20克、鸡蛋1个、牛奶90克、白糖35克、面粉125克、花生油10克、酵母3克

做法

玉竹粉酵母倒入面粉中，鸡蛋、牛奶、白糖搅匀加入面粉中，和成光滑面团，加入花生油和匀做成生胚，饧发30分钟；电饼铛190度煎制一面金黄，放入笼屉，蒸车上气蒸25分钟即可。

制作单位：安国宾馆
制作人：张宇（中国药膳大师）
摄影：吕亚敏

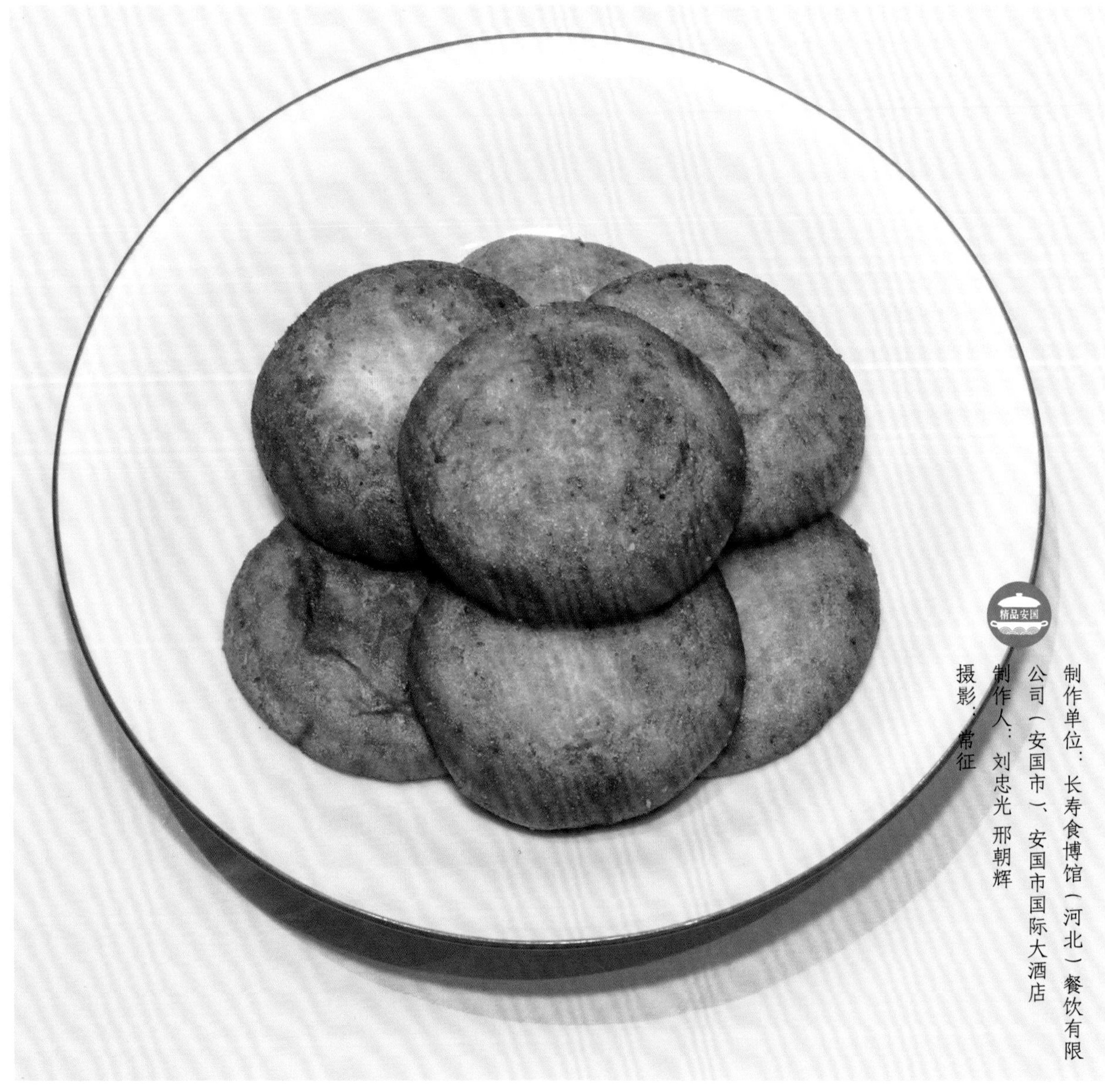

苏子籽炸糕

配料 苏子籽150克、黄米粉350克、面粉150克、红糖50克

做法 将苏子籽挑拣干净，干锅上火慢慢焙酥，放凉后用擀面杖擀成半粒状，调入红糖和少许面粉；黄米粉和面粉按一定比例拌好，开水淋入，揉至成烫面团，饧面20分钟；把饧好的面揪成大小一致的小团，擀开包入调好的苏子馅，揉成饼状；入油锅炸熟鼓起即可。

制作单位：长寿食博馆（河北）餐饮有限公司（安国市）、安国市国际大酒店
制作人：刘忠光　邢朝辉
摄影：常征

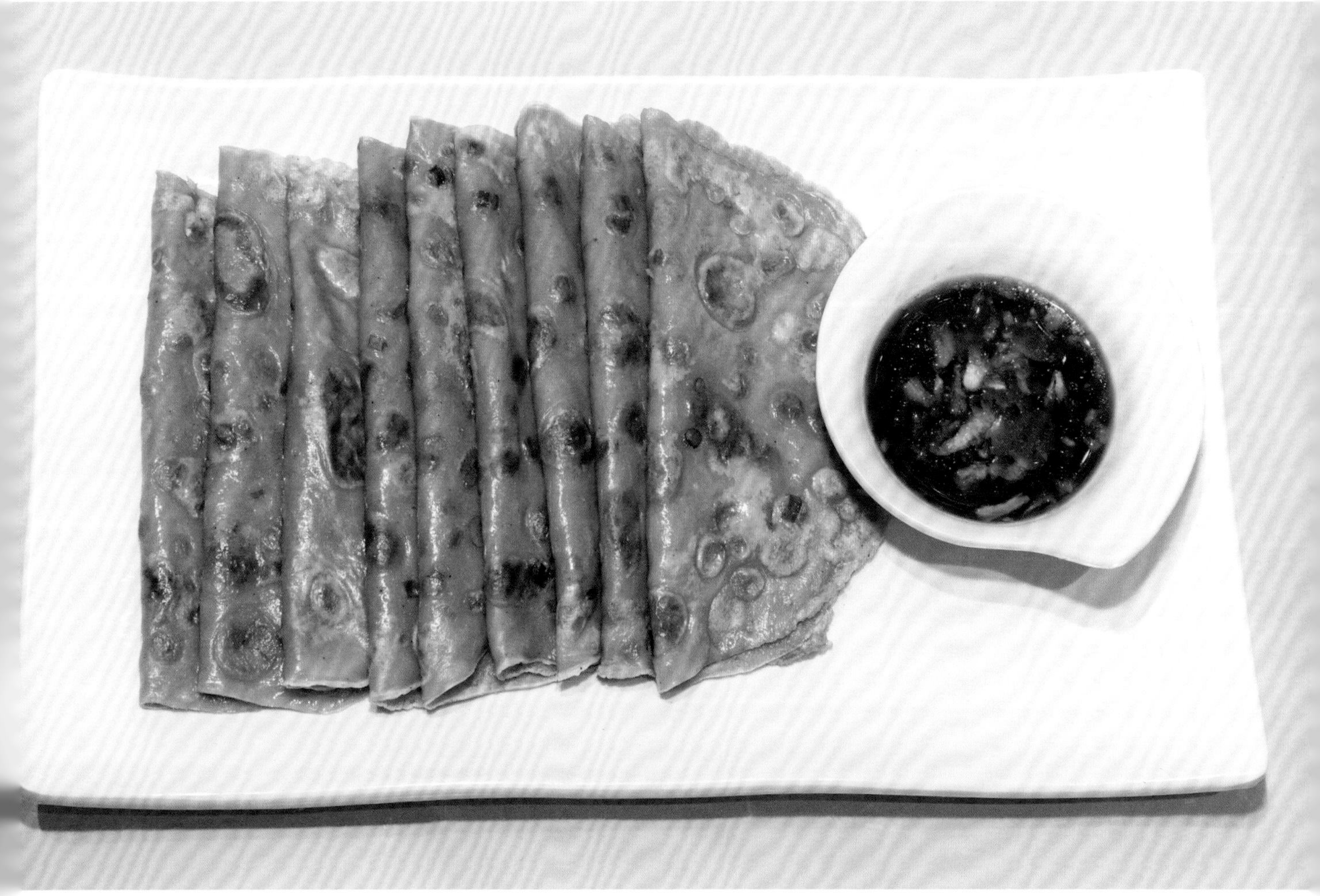

灵芝小浆咸食

配料 小浆粉100克、面粉60克、香葱花5克、灵芝10克、盐2克、酱油10克、香醋10克、香油2克、蒜米2克

做法 小浆粉用水化开，与面粉、灵芝粉按一定比例充分搅拌均匀成糊状；酱油、香醋、香油调制成三合油，加入蒜米备用；糊状小浆粉用勺子在饼铛上摊成小薄饼，煎成一面上色，另一面微煎；小浆饼装盘，蘸三合油食用。

茯苓马蹄烧饼

配料 小麦粉40克、芝麻5克、茯苓5克、盐1克、五香粉1克、水15克（一个烧饼量）

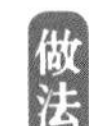

做法 用小麦粉、茯苓加适量水和面，饧20分钟；烧饼炉内锯末点火，以不冒烟、不见火星为宜；把饧好的面揉滋腻、光滑、有韧劲，擀成一边薄一边厚的坡状；将食用油、五香粉、盐调成酥油铺在摊好的饼上，抹匀；将面饼从薄的一端向厚的一端卷起，捏合，攥实，成长面卷状；将面卷揪成6厘米见方的面团，将开口的两端向上捏合，成圆形；将圆形面剂用湿布盖好，饧5分钟；用手掌将面剂压平，手指蘸上清水，按顺时针方向将面饼摊成一边厚一边薄的马蹄形，并在厚的一侧轻轻划一道缝；将成型的面饼一面粘满芝麻；用手背将有芝麻的一面托起，贴到烧饼吊炉内壁上，下面用点着的锯末慢慢熏制有芝麻的一面；10分钟后铲下烧饼，并在划了一道缝的地方用手掰开，卷上各种熟肉，便可食用。

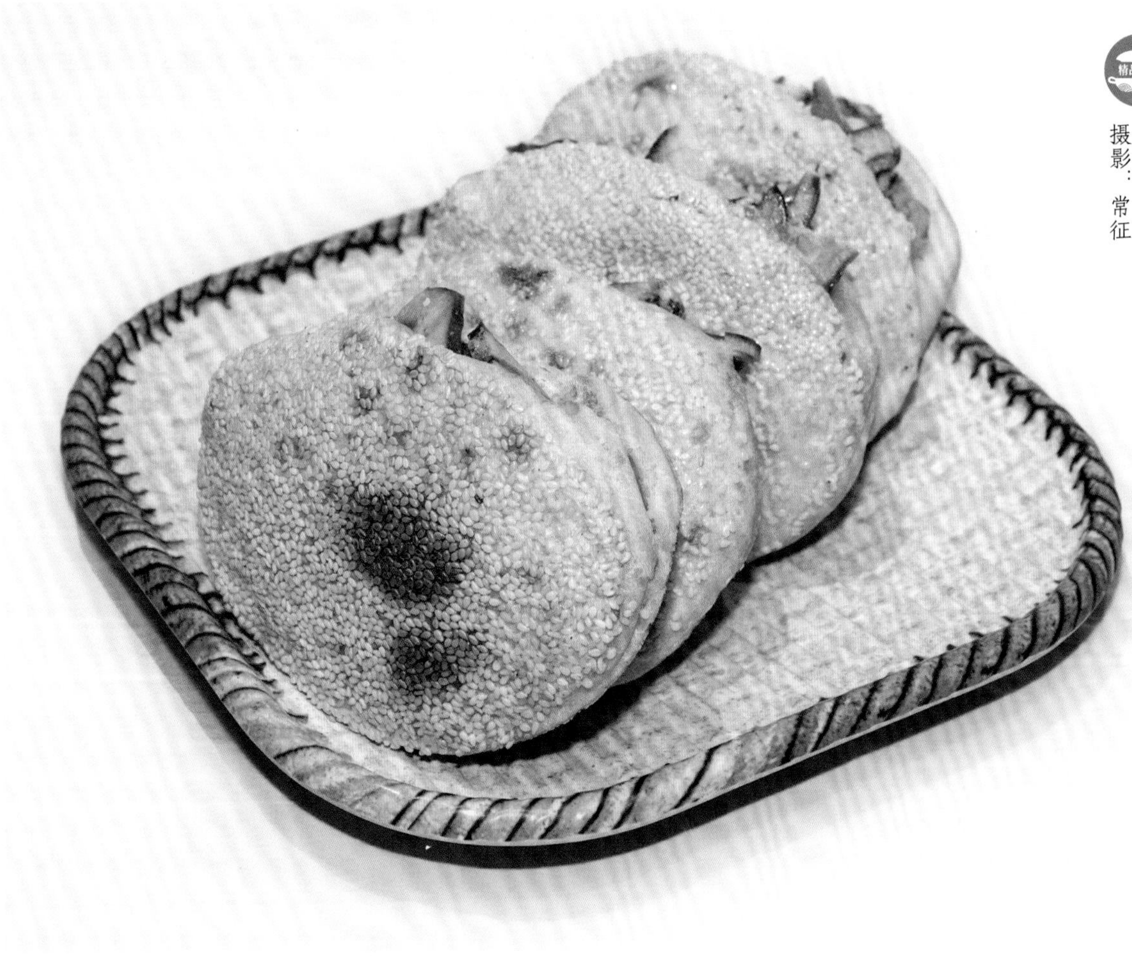

精品安国

生产企业：河北烧饼客餐饮有限公司
摄影：常征

生产企业：河北长寿豆生物科技有限公司
摄影：常征

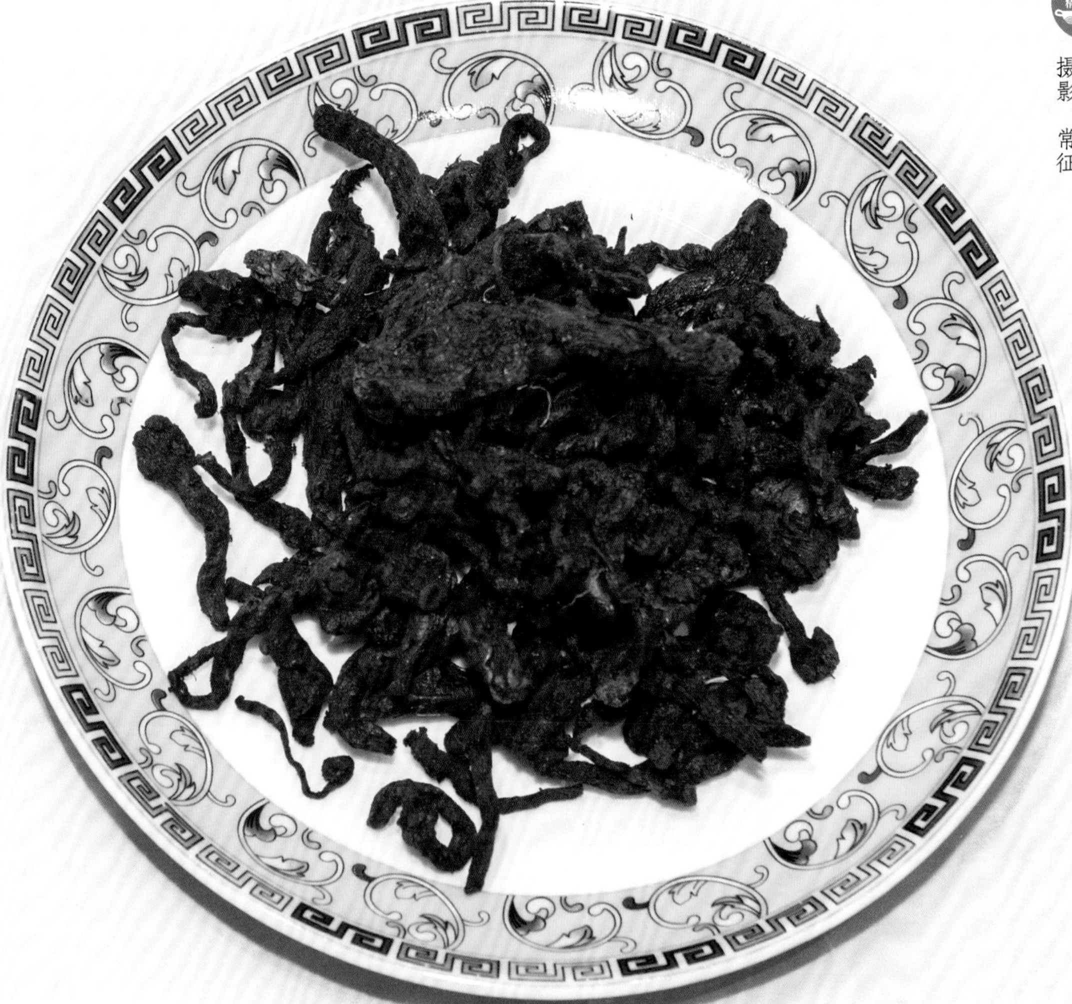

九蒸九晒野生黄精

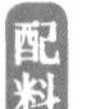
配料　野生黄精500克、黄酒500克

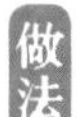
做法　将黄精清洗干净，加黄酒浸泡透；放在蒸锅里蒸透；将蒸透的黄精摊放在阳光充足、通风处，晒至不粘手；再蒸再晒，反复9次。

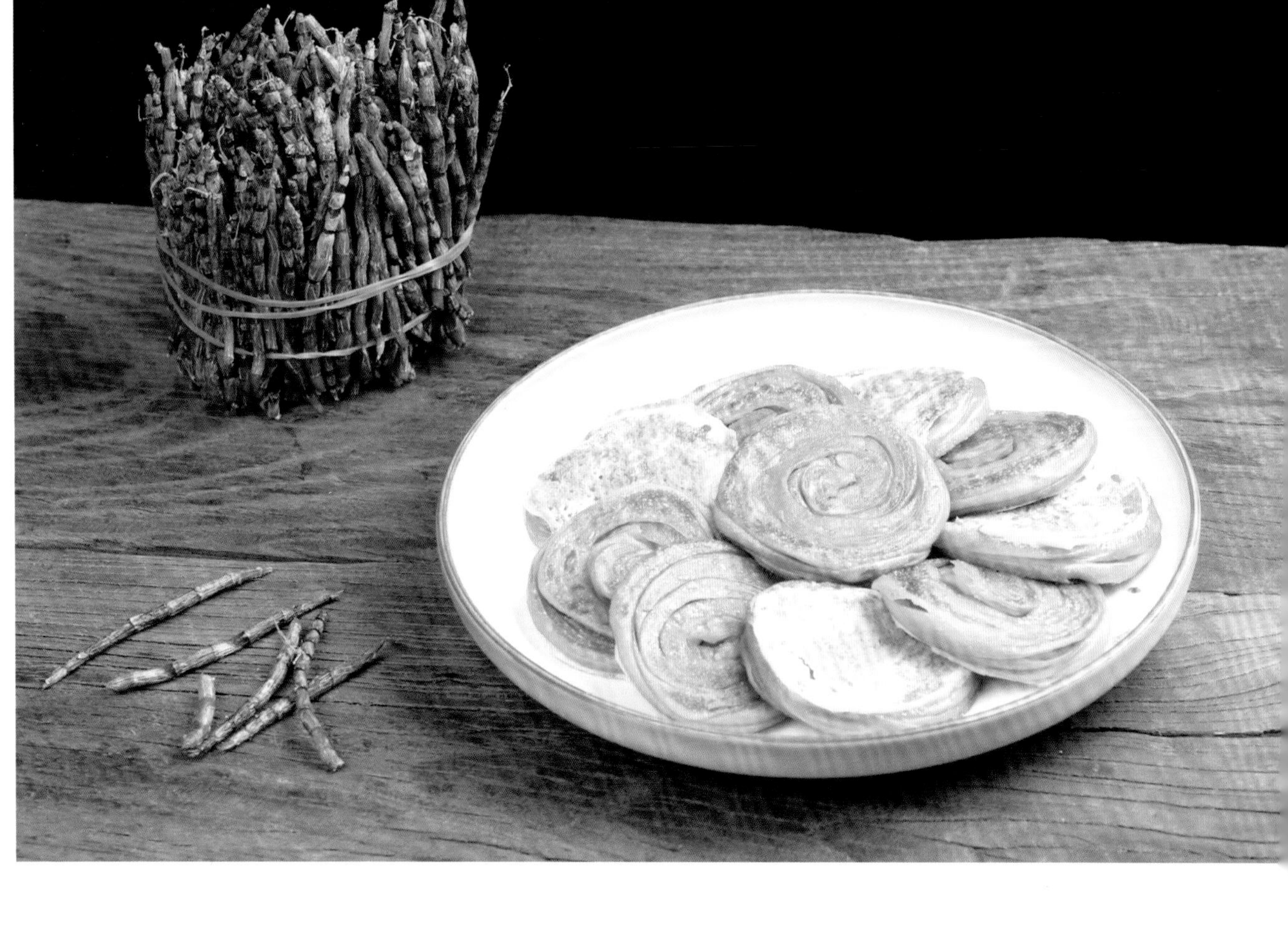

石斛手抓饼

口味特点：外表金黄，饼面翠绿

配料 铁皮石斛50克、菠菜50克、石斛花50克、鸡蛋1个、面粉200克、盐适量

做法 铁皮石斛和菠菜分别焯水过凉，加适量清水榨成汁；面粉中加入适量盐、石斛汁，和成面团饧发30分钟；饧好的面团搓条做成30克一个剂子，搓长摆放在托盘中刷上色拉油，封保鲜膜饧半小时；案板刷油，取面剂按扁擀成长方形薄片，如叠扇子般叠好，拉长盘成饼状；饼铛烧热淋油，放入饼坯煎至两面金黄取出拍松散；石斛花放碗中加入鸡蛋和盐少许拌匀，用小勺依次淘入饼铛，放上煎好的石斛饼，待蛋液成熟取出摆盘。

精品安国

制作和供图单位：安国市药都大酒店

制作人：张宝（非遗安国药膳传承人）

玉竹荠菜盒

口味特点：外酥里嫩，馅料鲜香

配料 春卷皮1份、玉竹少许、荠菜100克、木耳50克、香干50克、韭菜50克、鸡蛋1个，盐、鸡粉适量

做法 玉竹提前泡发好切成小粒；荠菜焯水过凉切成小段；木耳凉水泡发好切碎；香干切小粒，韭菜洗净切小段；所有原料放入盆中，加入调料、鸡蛋液搅拌均匀；春卷皮摊开，馅料置其上，均匀摊开，从上往下折至二分之一处，再从下往上折叠至二分之一处，之后再对折叠好；饼铛烧热，淋少许油，依次放入叠好的荠菜盒，煎至两面金黄铲出装盘即可。

制作和供图单位：安国市药都大酒店
制作人：张宝（非遗安国药膳传承人）

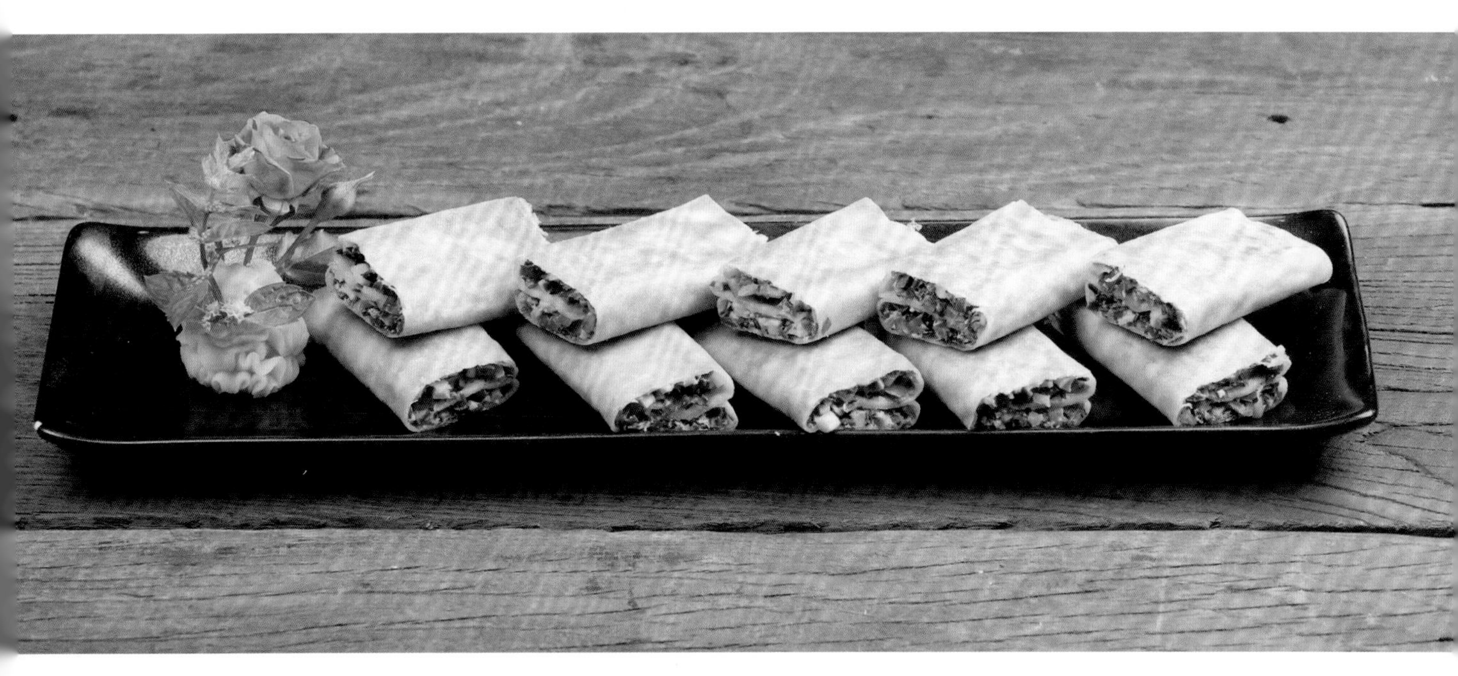

茶点麻仁虫草参

口味特点：香、脆、酥，作为茶点，别有风味

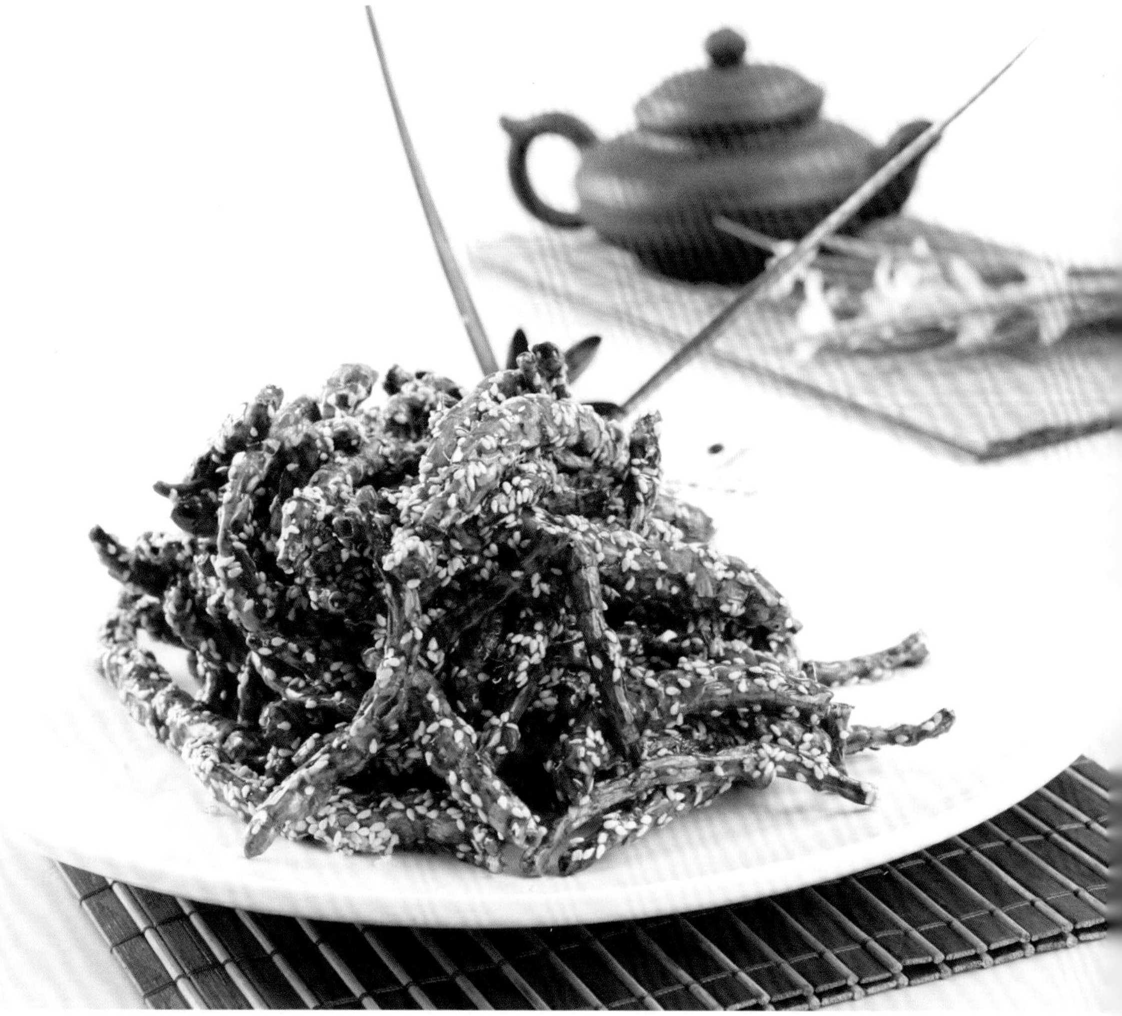

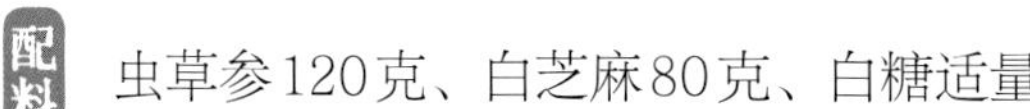

配料 虫草参120克、白芝麻80克、白糖适量

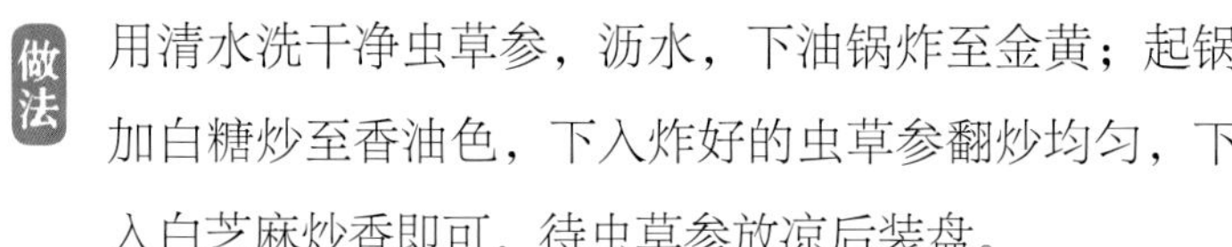

做法 用清水洗干净虫草参，沥水，下油锅炸至金黄；起锅加白糖炒至香油色，下入炸好的虫草参翻炒均匀，下入白芝麻炒香即可，待虫草参放凉后装盘。

精品安国

制作和供图单位：安国市药都大酒店

制作人：张宝（非遗安国药膳传承人）

精品安国

制作单位：安国市药都大酒店

制作人：张宝（非遗安国药膳传承人）

摄影：王幸来　赵帅

蒸蒸日上杂粮拼

口味特点：清脆爽口，咸鲜清淡

配料 小白嘴祁山药300克、带皮花生100克、小香薯200克、迁西板栗100克、黏玉米200克，葱、姜块、花椒、大料、盐适量

做法 小白嘴祁山药烤掉根须洗净，切10厘米段蒸熟备用；带皮花生洗净加葱、姜块、花椒、大料、盐等煮熟备用；迁西板栗洗净蒸熟；玉米、小香薯分别蒸熟备用；玉米切断和小香薯、祁山药、花生、迁西板栗整齐放在盘中即可。

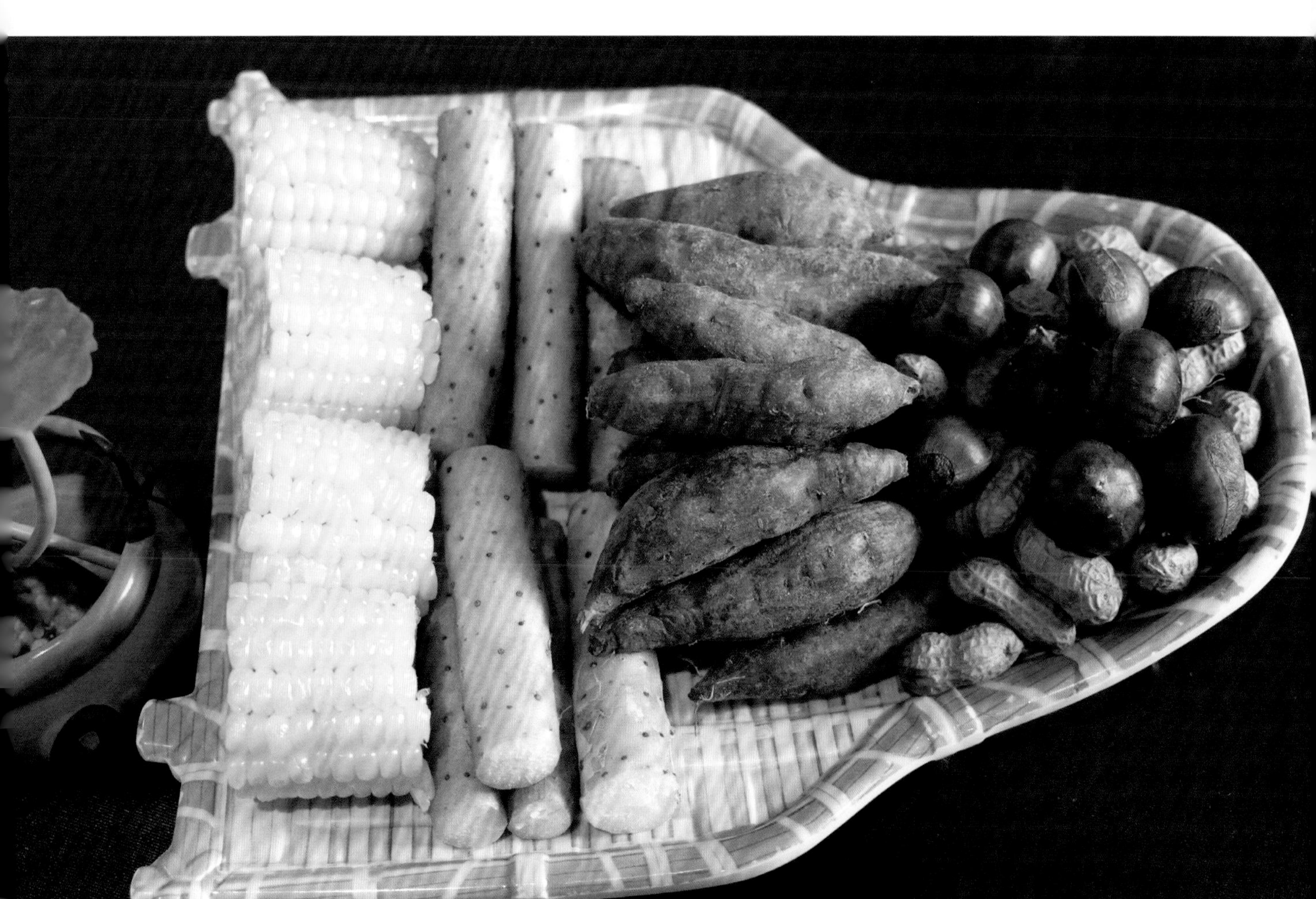

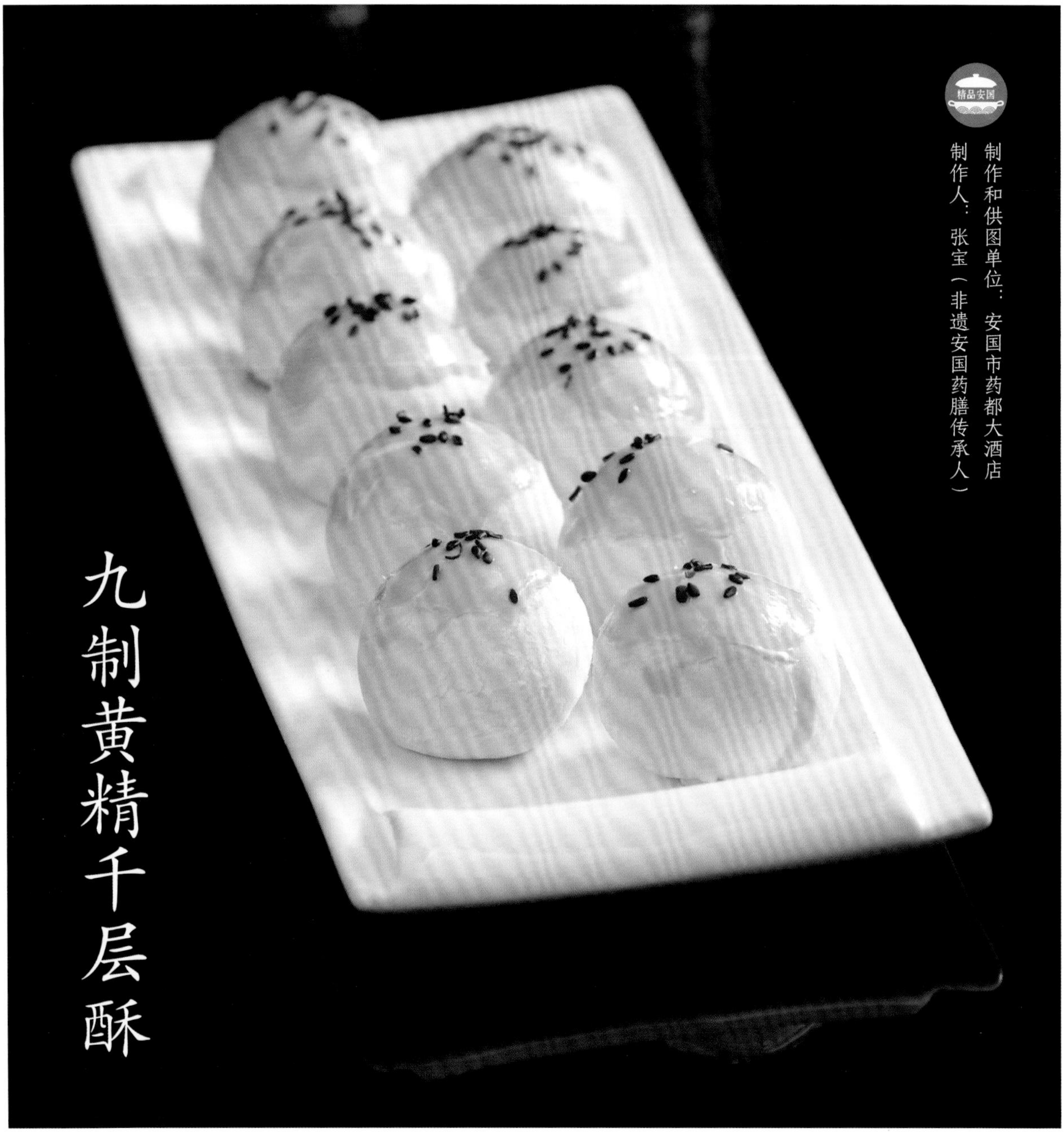

制作和供图单位：安国市药都大酒店

制作人：张宝（非遗安国药膳传承人）

九制黄精千层酥

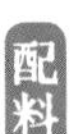 九制黄精少许、莲蓉馅100克、面粉200克、猪油10克，黑芝麻少许

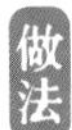 九制黄精切粒加入莲蓉馅中抓拌均匀；面粉加猪油、清水适量和成水油面，饧发；另取面粉和猪油擦成干油酥；水油面、油酥分别下剂，用水油面包油酥，用小包酥手法做成酥皮；取酥皮包上黄精莲蓉馅收口向下放入烤盘，表面刷蛋黄，撒上几粒黑芝麻，入烤箱至金黄色即可。

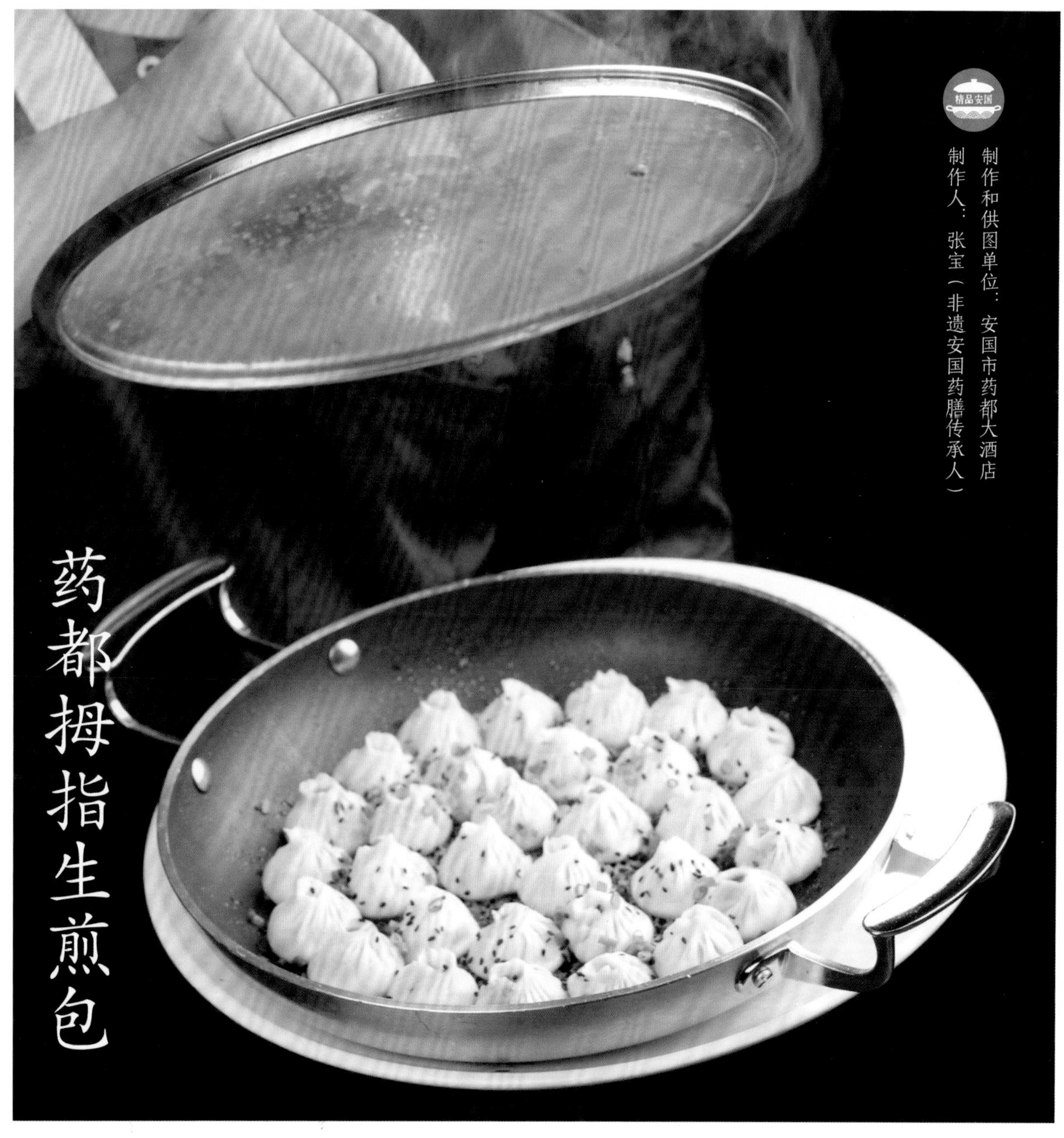

配料 猪肉馅（肥3瘦7）100克、茯苓粉少许、猪皮冻50克、香葱5克、面粉350克、鸡蛋1个，姜末、生抽、盐、鸡粉、鸡汁、花椒水适量

做法 猪肉馅加姜末、生抽、盐、鸡粉、鸡汁少许调味，打入适量花椒水拌匀，加猪皮冻（切碎）、香葱粒、香油拌匀；面粉加入适量茯苓粉拌匀，加入鸡蛋、水适量和成面团，封保鲜膜饧发10分钟；面团切一块搓条成5克一个的剂子，擀成圆皮，包馅成拇指包生坯；不粘锅刷油码入拇指包，放火上，待底部变色浇入面粉糊，盖上锅盖，加热到水分干时撒上香葱碎、黑芝麻，盖上盖子，到面粉水烧干、包子底部金黄即可，配一碟醋、蒜汁上桌。

黄金杂粮海菜包

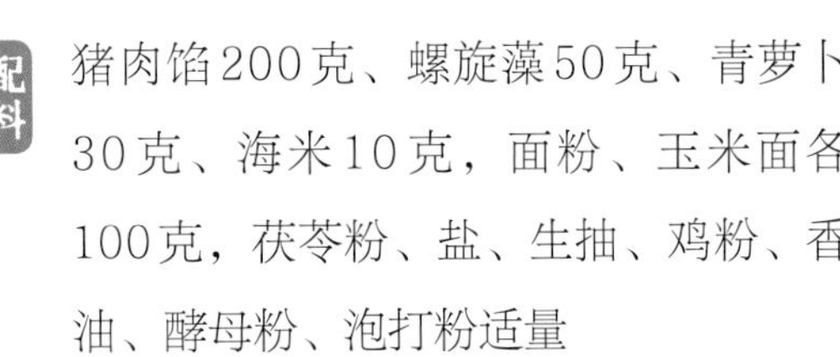

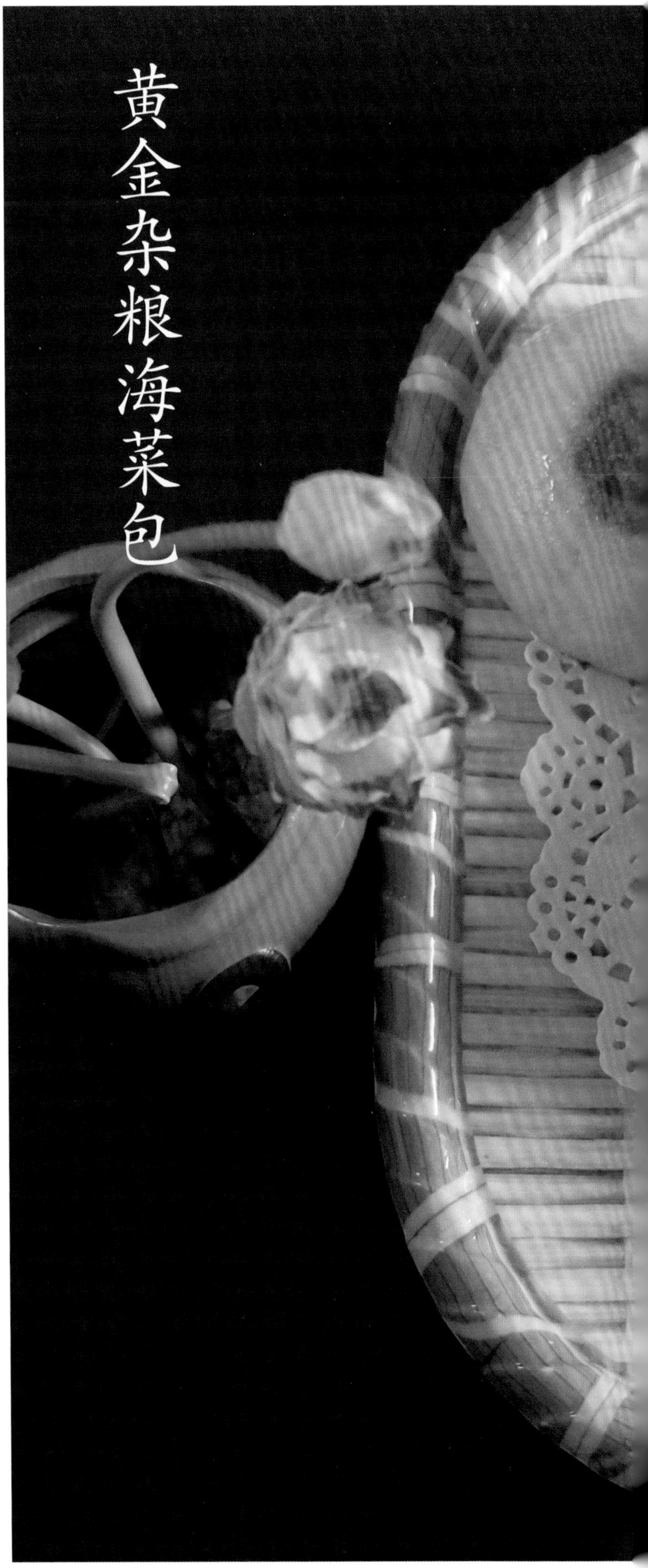

配料 猪肉馅200克、螺旋藻50克、青萝卜30克、海米10克，面粉、玉米面各100克，茯苓粉、盐、生抽、鸡粉、香油、酵母粉、泡打粉适量

做法 螺旋藻泡发切碎，青萝卜去皮切丁，海米泡发，拌入猪肉馅中，加盐、生抽、鸡粉、香油等调味；玉米面加入面粉、茯苓粉拌匀，加入酵母粉、泡打粉和适量水和成面团，饧发15分钟；面团做剂，擀皮包上馅料，收口向下放入蒸屉，饧发20分钟入蒸车蒸熟，再放入淋油饼铛中煎至金黄色即可。

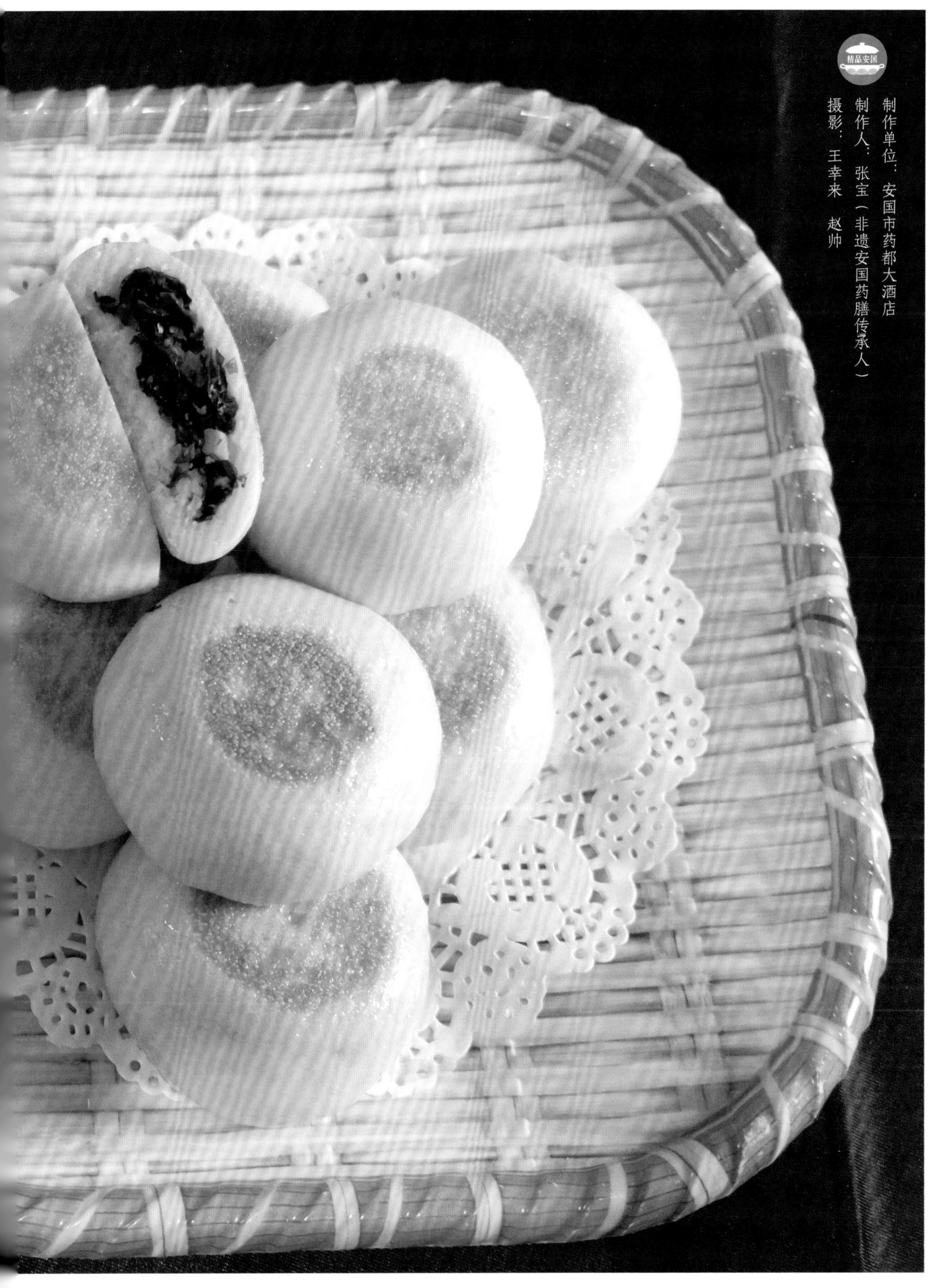

制作单位：安国市药都大酒店
制作人：张宝（非遗安国药膳传承人）
摄影：王幸来　赵帅

民间养生窝头

配料 玉米面100克、小米面100克、黄豆面50克、去皮乌豆面50克、红小豆面50克、薏米面50克、小麦粉200克

做法 所有原料放入盆内搅匀，加水搅拌发面；发起后加入小苏打揉匀，做成窝头上笼屉蒸熟即可。

制作人：安国市退休干部、刘万书（84岁）

摄影：王幸来

民间理气包子

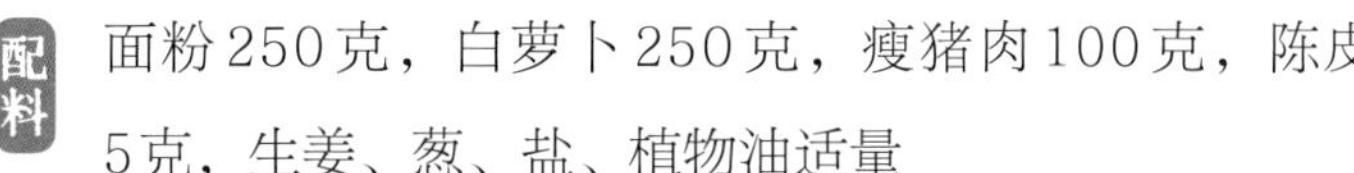

配料 面粉250克，白萝卜250克，瘦猪肉100克，陈皮5克，生姜、葱、盐、植物油适量

做法 白萝卜擦丝，用植物油炒至5成熟待用；猪肉剁馅，加陈皮、葱、生姜末、半熟的萝卜丝，加入盐、植物油调匀；面粉加水搅拌揉匀，擀成薄片，包入馅料；将包子放入笼屉蒸熟即可。

制作人：安国市退休干部、刘万书（84岁）

摄影：王幸来

第六章 药膳预包装食品

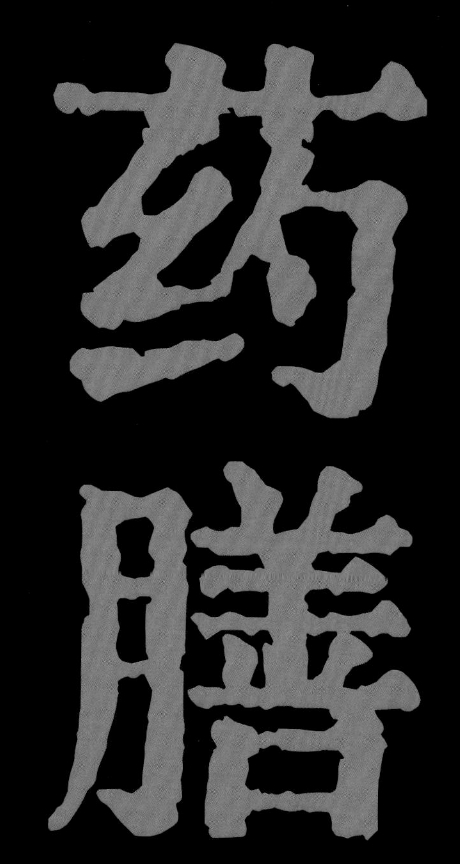

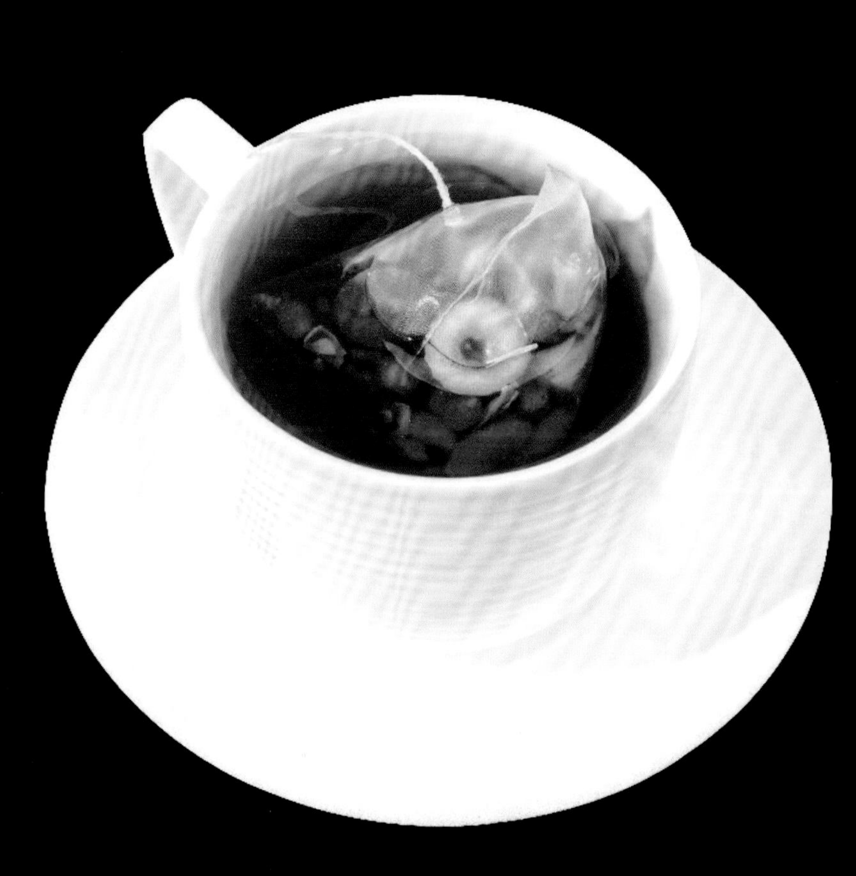

安国药膳预包装食品是经过机械化、标准化生产的药膳预制菜、预制粥、预制糊、预制饮品等。北宋时期，祁州中医以松仁、丁香等配制药酒，治疗定州知州苏轼之病，苏轼命名为“中山松醪酒”，并欣然写下《中山松醪赋》。20世纪70年代，安国制酒厂即按照古方生产了养生的“松醪酒”“黄酒”，畅销多年。如今祁州酒业生产的“玛咖酒”“枸杞果酒”，关家园酒业生产的“黄精酒”“葛根酒”等都深受饮酒养生者喜爱。改革开放后，安国兴起药膳预包装食品——养生茶。20世纪80年代“翁氏保健茶”销往东南亚国家，随后建起一批QS认证、SC认证的养生茶企业。花草茶产品有“八宝盖碗茶”“润喉茶”“花神茶”“玉容茶”“阳春茶”“清凉茶”“轻盈茶”“酒伴茶”“蒲公英根茶”“胖大海金桔茶”等；袋泡茶产品有“杞菊决明茶”“绞股蓝茶”“荷叶茶”“桑叶茶”“枸杞叶茶”“黄芪山楂茶”等；瓶装水饮料有“120岁金银花水”等。养生粥有粥料、方便粥和代餐粉等类别，粥料精选药食两用药材与米、豆类食材混合包装而成，有“天下粥游”“八宝粥料”等；方便粥有开盖冲泡即食的“燕麦黄精百合粥”等；代餐粉即熟制后的粥料加工为细粉，开水冲泡即食，有“山药豆浆粉”“黑芝麻桑葚豆浆粉”“果蔬燕麦豆浆粉”“山药茯苓菊粉”，还有早餐系列、晚餐系列等多种药膳营养粉等，均为非常方便食用的养生预包装粥类食品。药膳预制菜罐头有“当归羊肉”“黄芪肚煲鸡”等，开罐加热即食，是饭店、居家、旅行的方便药膳。安国市非物质文化遗产抻条挂面传承单位，研制出“山药挂面”“石斛挂面”“桑葚挂面”等。其他剂型的药膳预包装食品还有黑芝麻丸、阿胶糕、九制黄精颗粒，以及多种肉食品药膳等。所有药膳预包装食品，均已形成规模化生产，不但畅销实体店，也是网购热销品种。

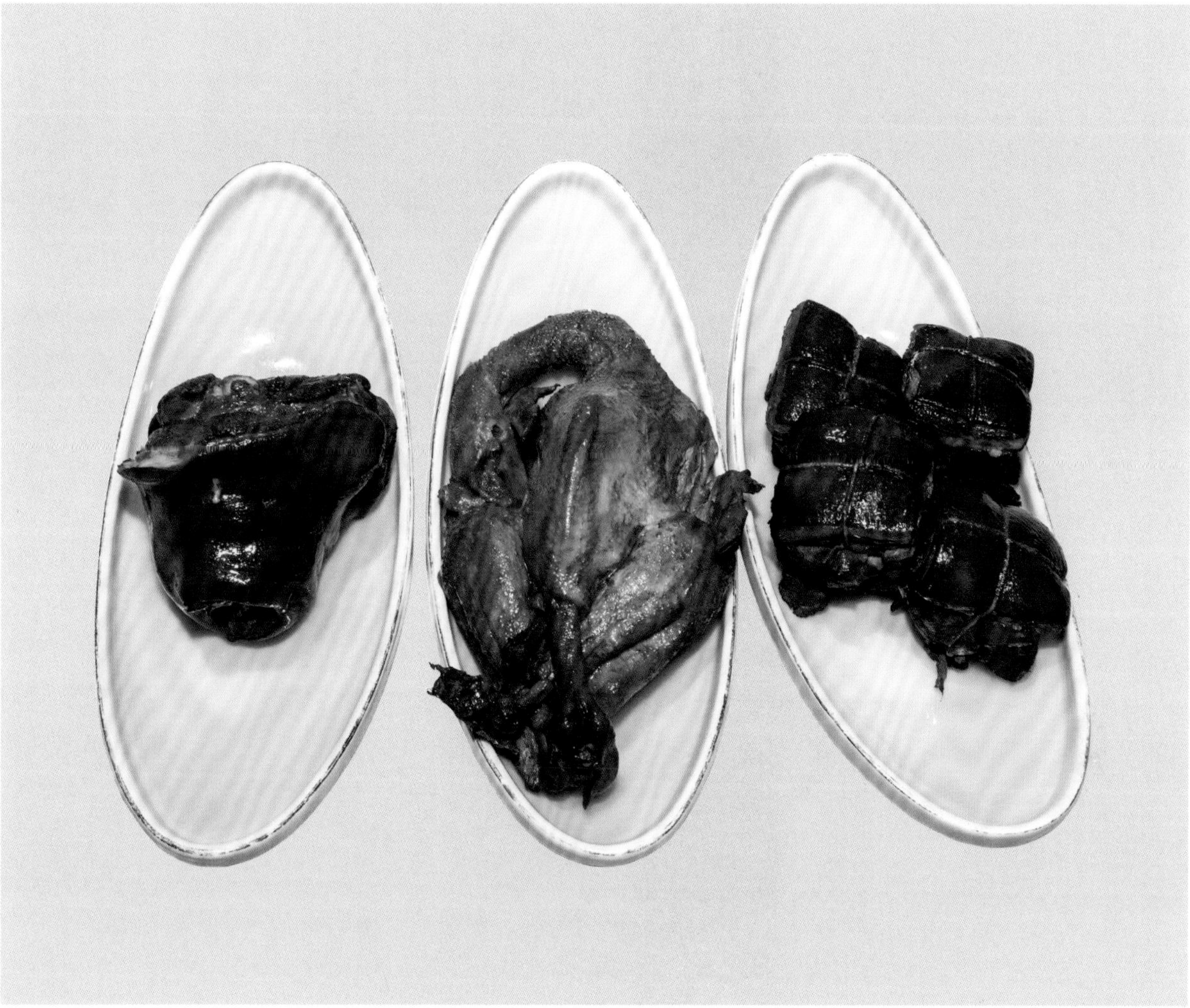

烧饼客柴沟堡熏肉

配料 精选猪肉、葱、姜、蒜，以及祁白芷、丁香、大料、砂仁、草果、花椒等30多种中药材、盐、料酒

做法 将猪肉洗净、去毛，再次清洗焯水；锅中加水，将祁白芷、丁香、大料、砂仁、草果、花椒等中药材调味料及葱、姜、蒜、盐、料酒放入锅中；将猪肉放入锅中，大火烧开50分钟后调至小火，继续煮2小时后出锅；放入熏炉熏制8分钟，出炉无菌真空包装即可。

配方提供单位：河北烧饼客餐饮有限公司（安国市）
摄影：常征

燕麦黄精百合粥

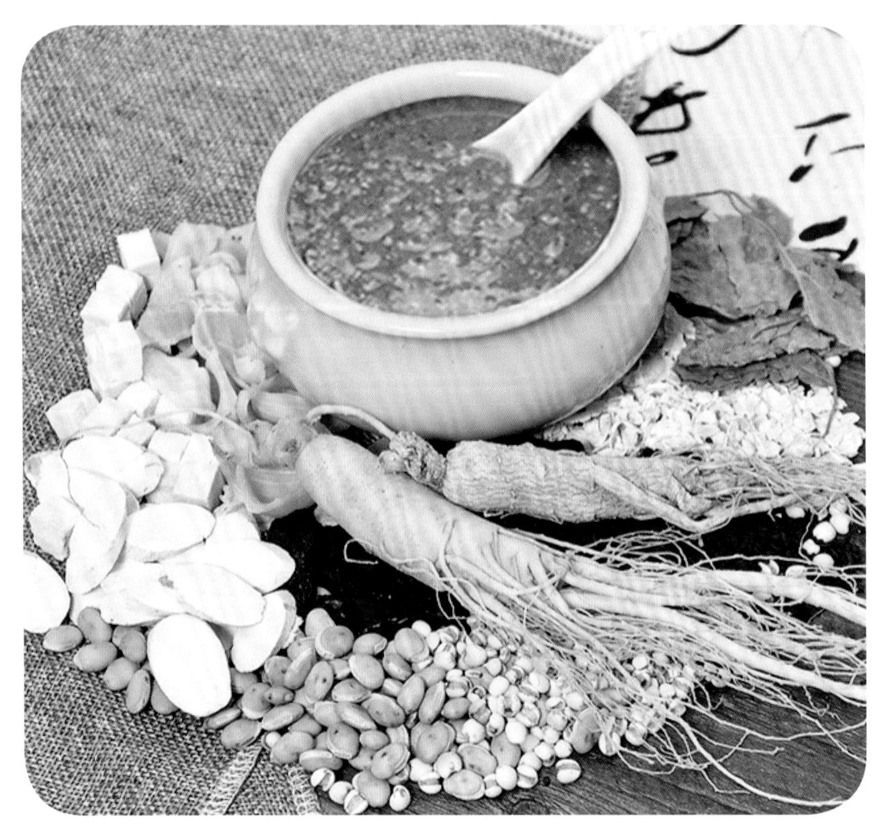

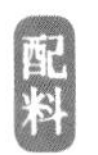

配料 燕麦片、荞麦片、山药、百合干、黑芝麻、白扁豆、黄精、桑叶、茯苓、葛根、薏米、人参

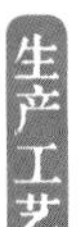

生产工艺 12味原料食材经过挑选、熟制、粉碎、提取、浓缩、喷雾干燥等工艺后，自动流水线包装而成。

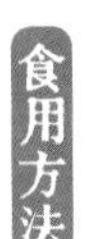

食用方法 开水冲泡放置10~15分钟或加入开水置微波炉加热3分钟，即食。可根据个人喜好加入蜂蜜、牛奶等调味。建议作为早餐或晚餐主食，可长期食用。孕妇、哺乳期妇女及14岁以下儿童需在医师或营养师指导下食用。

配方提供单位：河北美威药业股份有限公司（安国市）

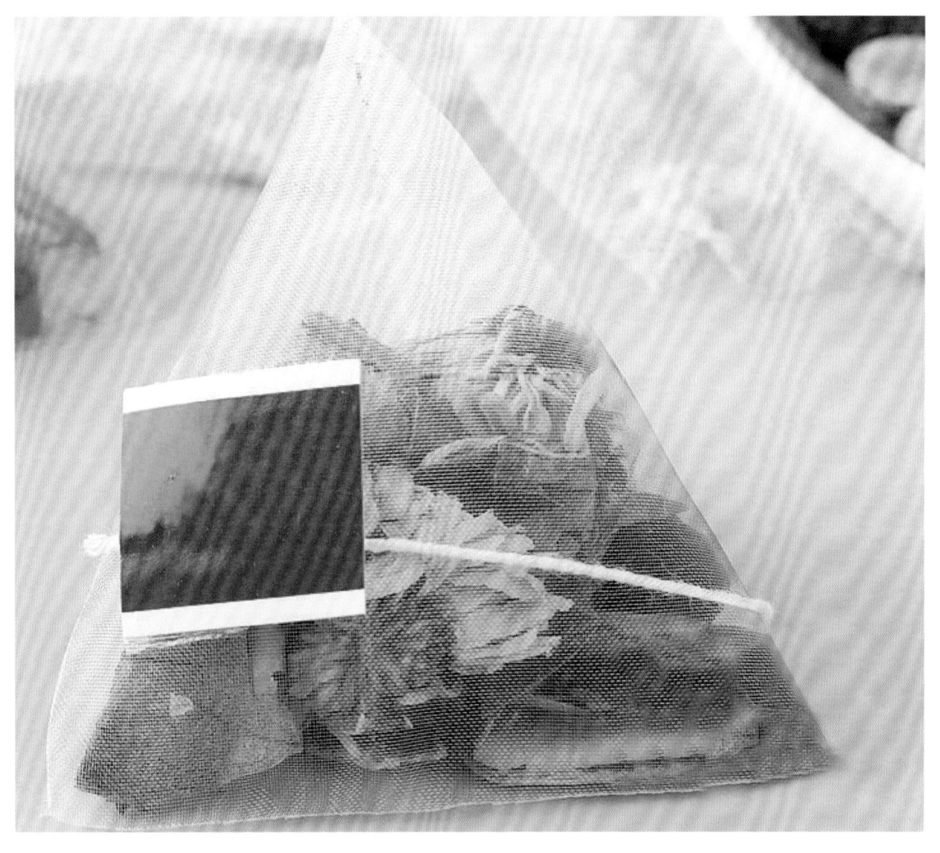

五行茶之金——蒲公英双花茶

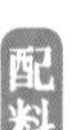

蒲公英、菊花、金银花、桑叶、罗汉果、甘草（人工种植）

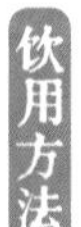

取本品1袋，撕开外袋，打开标线，茶包放入杯中，沸水冲泡3～5分钟即可饮用，反复冲泡至色淡味尽为止。

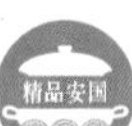

配方提供单位：安国市祁珍养生食品有限公司

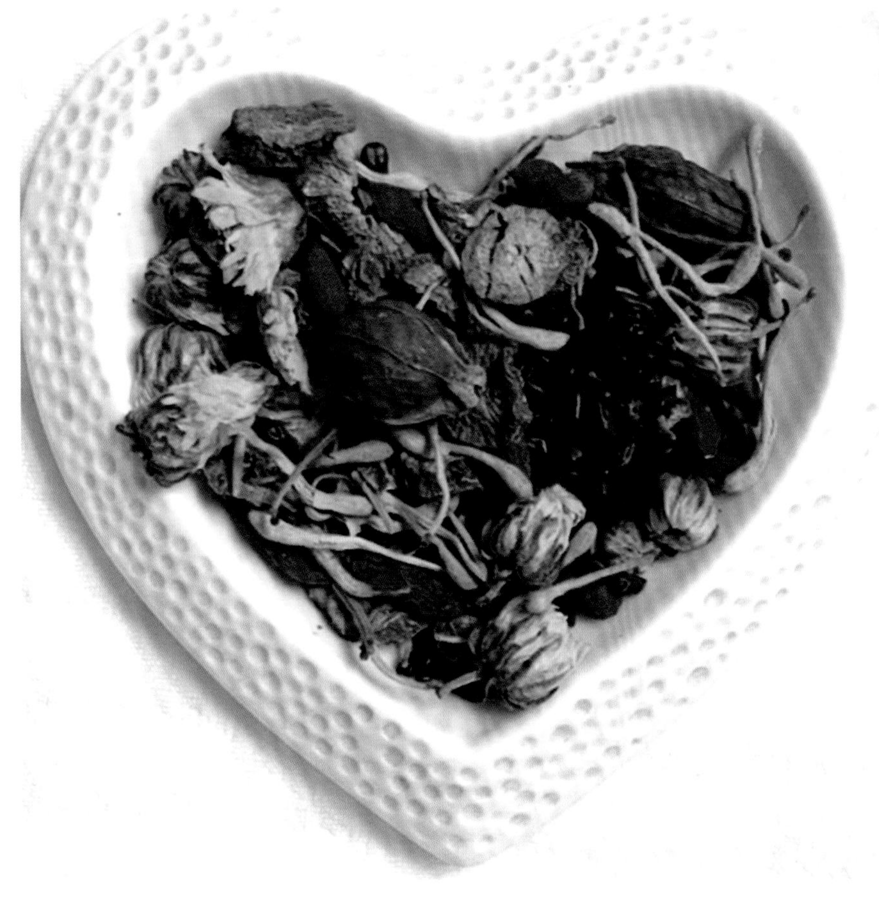

五行茶之木——菊花决明子茶

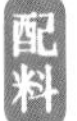
配料 菊花、决明子、枸杞、金银花、牛蒡根、栀子

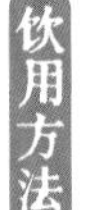
饮用方法 取本品1袋，撕开外袋，打开标线，茶包放入杯中，沸水冲泡3~5分钟即可饮用，反复冲泡至色淡味尽为止。

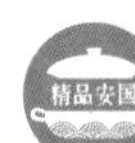
配方提供单位：安国市祁珍养生食品有限公司

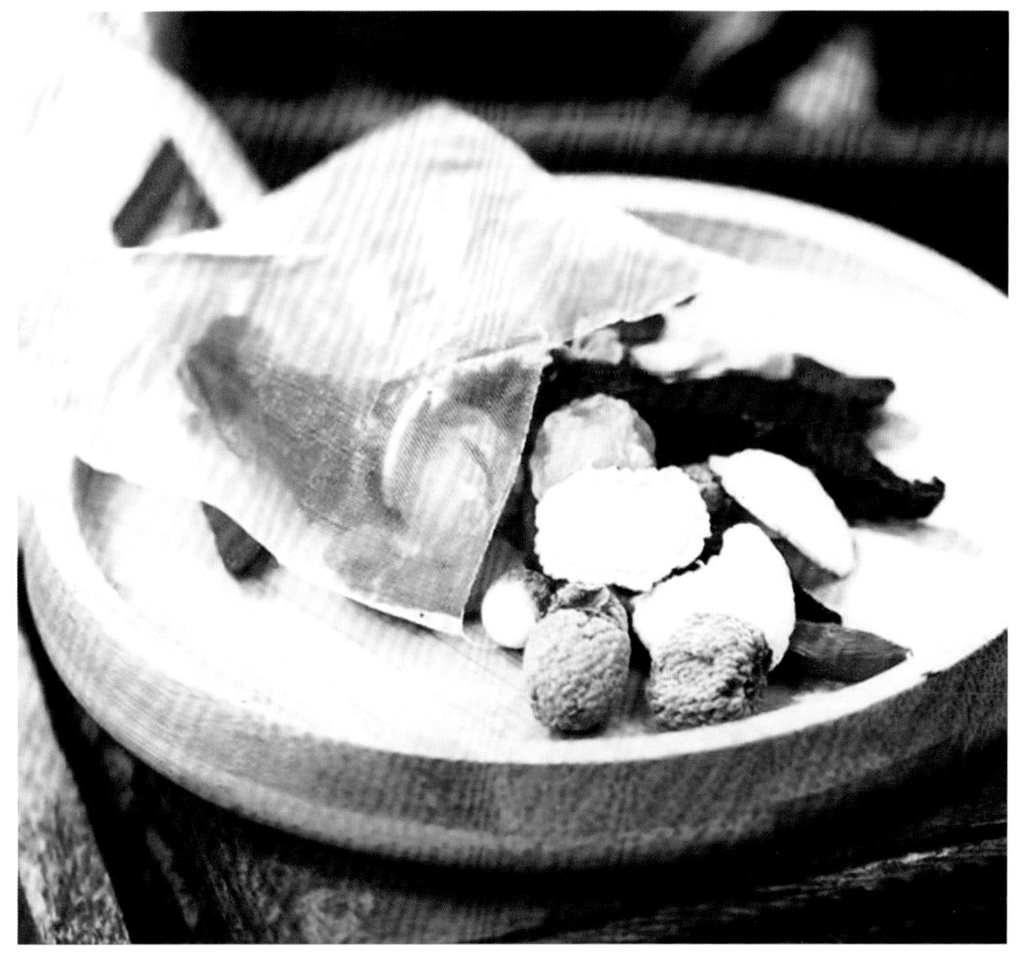

五行茶之水——黄精桑葚茶

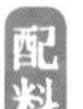

黄精、桑葚、枣、人参（人工种植）、玛卡粉、覆盆子

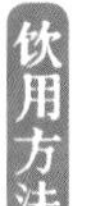

取本品1袋，撕开外袋，打开标线，茶包放入杯中，沸水冲泡3~5分钟即可饮用，反复冲泡至色淡味尽为止。

配方提供单位：安国市祁珍养生食品有限公司

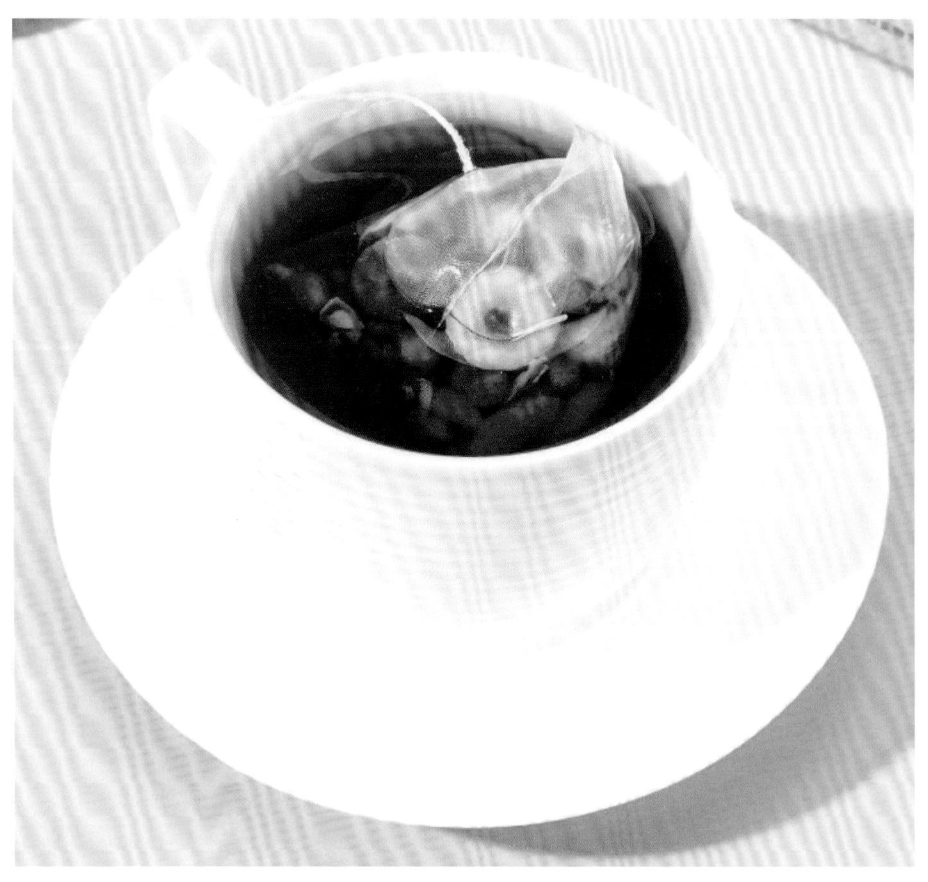

五行茶之火——玫瑰红茶

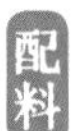

红茶、玫瑰花（重瓣红玫瑰）、枸杞、龙眼肉（桂圆）

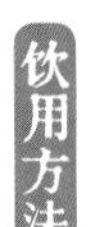

取本品1袋，撕开外袋，打开标线，茶包放入杯中，沸水冲泡3~5分钟即可饮用，反复冲泡至色淡味尽为止。

配方提供单位：安国市祁珍养生食品有限公司

五行茶之土——赤小豆薏米芡实茶

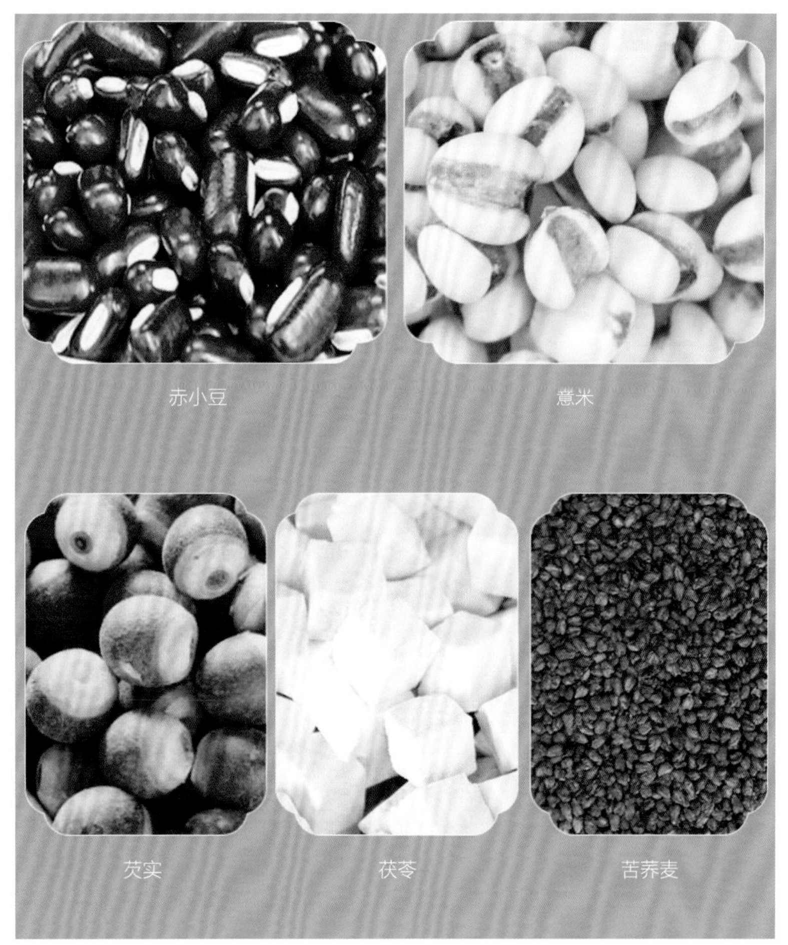

配方提供单位：安国市祁珍养生食品有限公司

配料 赤小豆、薏米、芡实、茯苓、苦荞麦

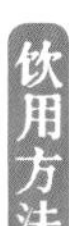

饮用方法 取本品1袋，撕开外袋，打开标线，茶包放入杯中，沸水冲泡3～5分钟即可饮用，反复冲泡至色淡味尽为止。

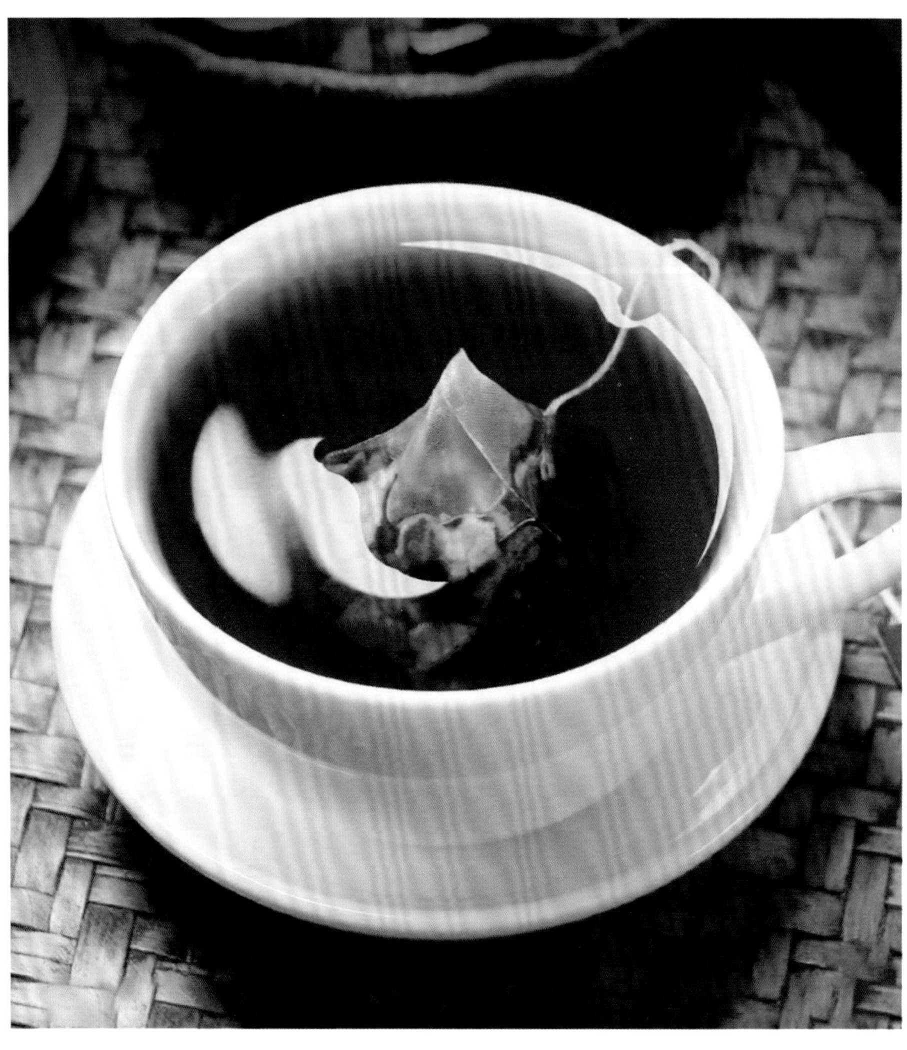

陈皮普洱茶

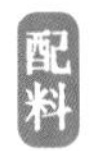

普洱茶、橘皮（5年陈皮）、人参（人工种植）、枸杞、决明子

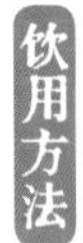

打开本品1罐，取出茶包放入杯中，沸水冲泡3~5分钟即可饮用，反复冲泡至色淡味尽为止。

配方提供单位：安国市祁珍养生食品有限公司

抻条挂面系列

生产和供图单位：安国市西叩粮食种植农民专业合作社

抻条挂面系列产品：祁山药挂面、乌梅挂面、石斛挂面、桑葚挂面、枸杞+桂圆挂面

生产工艺：首先和面，分别按照配比，取石磨面粉和祁山药粉、石斛粉、槐豆粉，将食盐溶于水中和面；经过饧面、开大条、抻大条、抻小条，再饧面4个小时；上“亭子”、入“洞子”再饧面1～2小时；抻至40厘米长，用分面杆分面，放入“洞子”内继续饧发1～4小时，取出晒晾面至干透；切面、包装即可。

食用方法：煮面、蒸面、炒面、凉拌面均可。

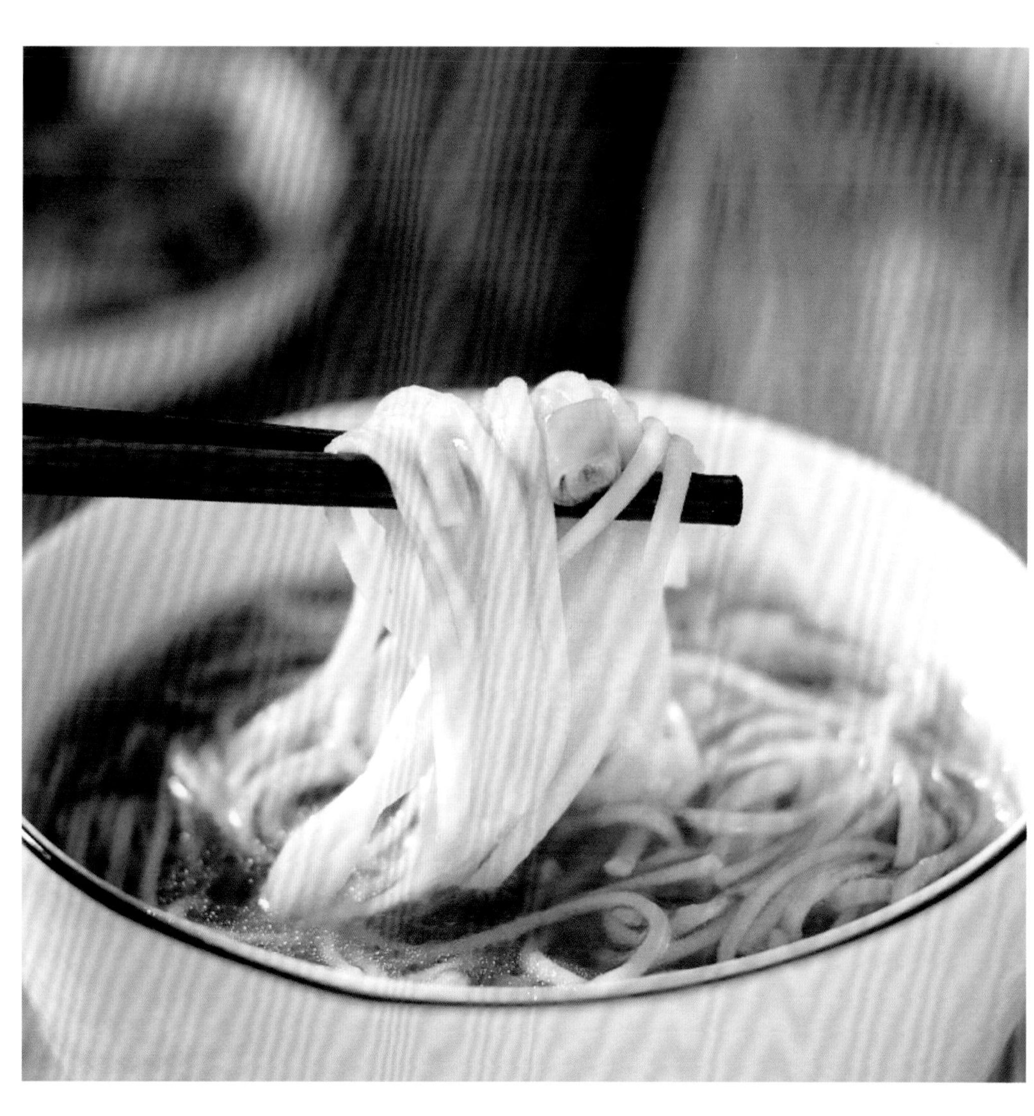

十二道养生茶

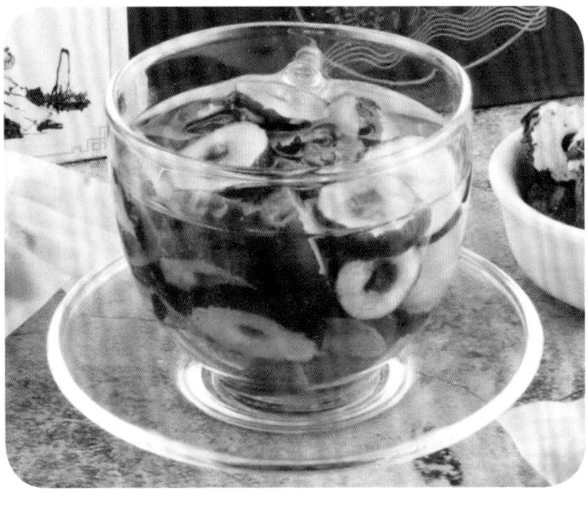
桂圆枸杞茶

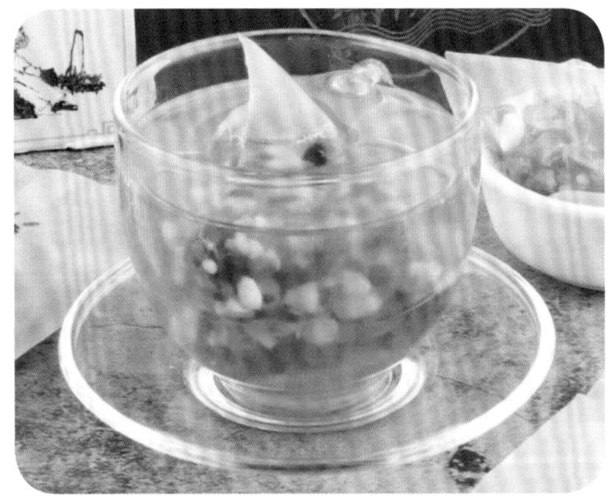
红豆薏米茶

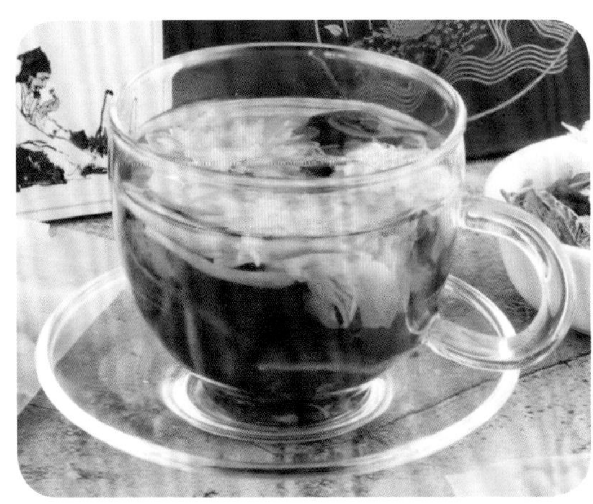
菊花决明子茶

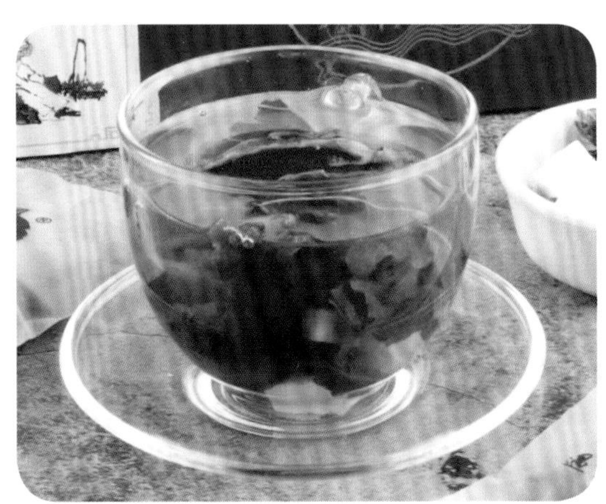
菊苣栀子茶

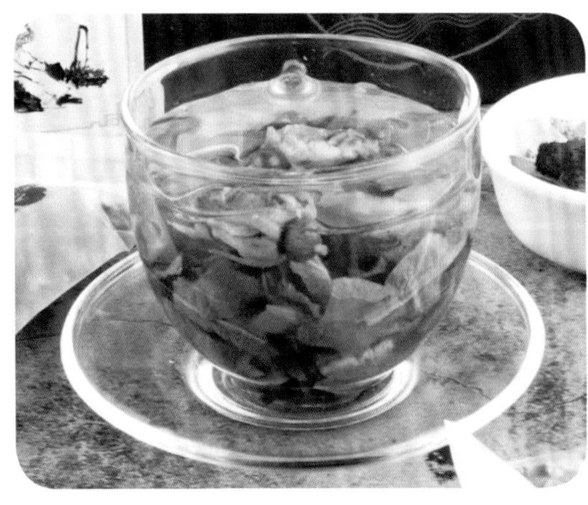
玫瑰荷叶茶

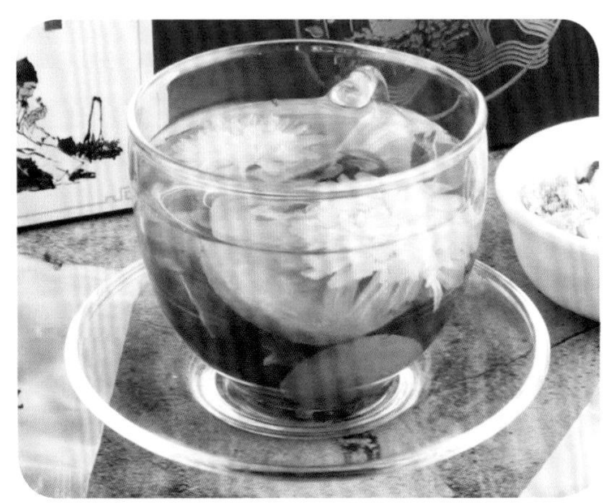
胖大海金桔茶

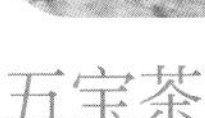
五宝茶

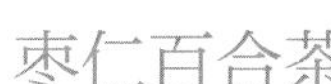
枣仁百合茶

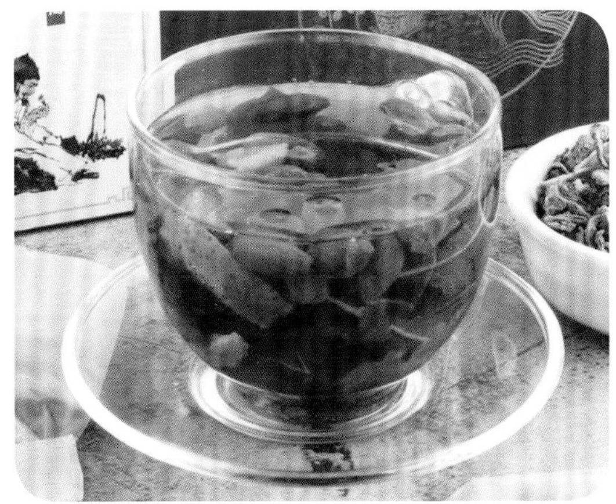
桑叶枸杞茶

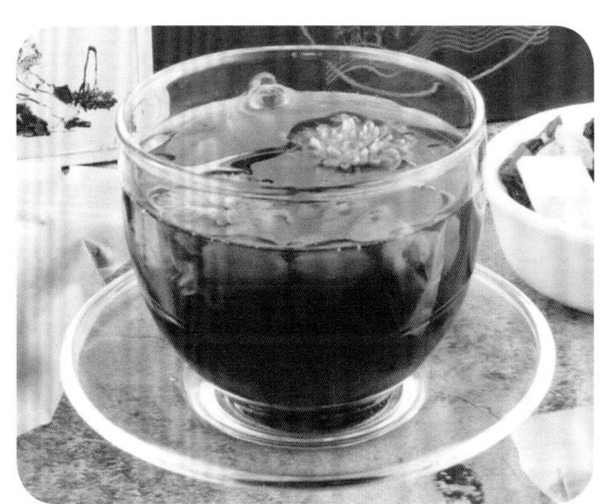
桑葚葛根茶

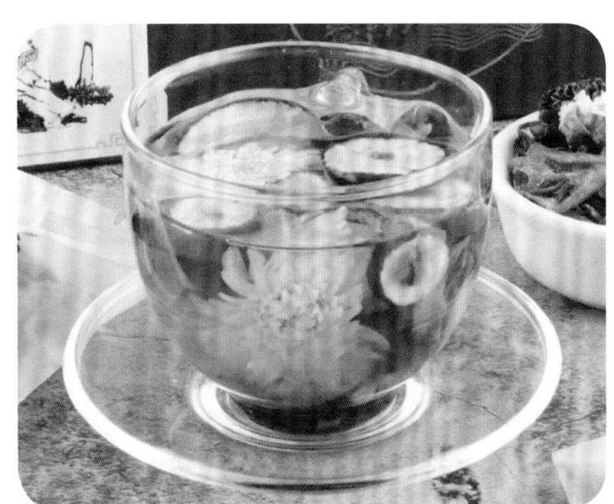
蒲公英根茶

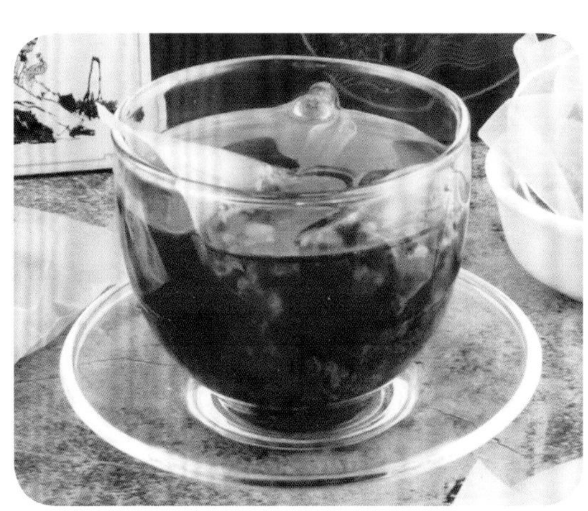
酸梅汤

配方提供单位：安国市万隆生物科技有限公司

当归羊肉

产品类别：罐头食品

配方提供单位：药都严选（安国）健康科技有限公司

配料

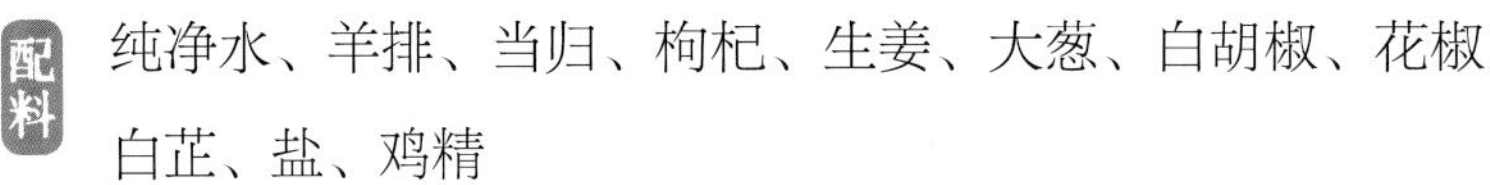
纯净水、羊排、当归、枸杞、生姜、大葱、白胡椒、花椒、白芷、盐、鸡精

做法

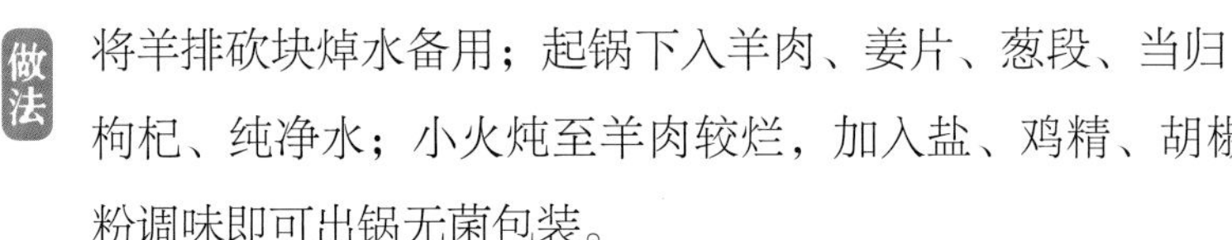
将羊排砍块焯水备用；起锅下入羊肉、姜片、葱段、当归、枸杞、纯净水；小火炖至羊肉较烂，加入盐、鸡精、胡椒粉调味即可出锅无菌包装。

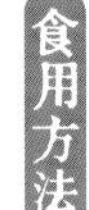

食用方法

开盖加热即可食用。

舒化羊汤

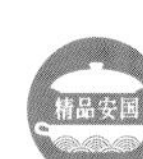

配方提供单位：河北舌尖上的民族餐饮有限公司（安国市）

配料

软化水、黑山羊肉、羊棒骨、味精、甜椒粉、祁白芷、丁香、砂仁、陈皮、花椒等30余种中药调味料

做法

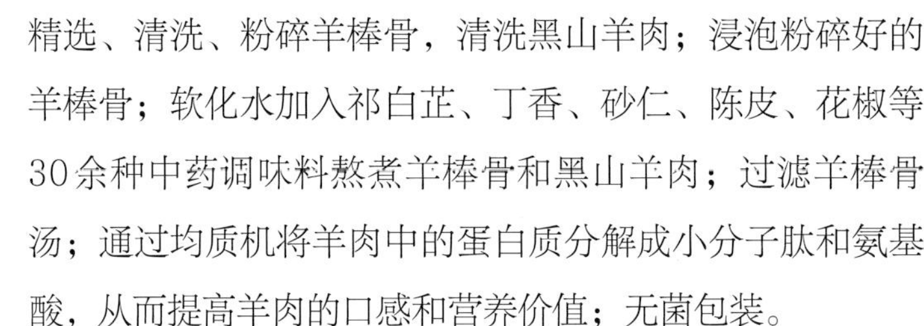
精选、清洗、粉碎羊棒骨，清洗黑山羊肉；浸泡粉碎好的羊棒骨；软化水加入祁白芷、丁香、砂仁、陈皮、花椒等30余种中药调味料熬煮羊棒骨和黑山羊肉；过滤羊棒骨汤；通过均质机将羊肉中的蛋白质分解成小分子肽和氨基酸，从而提高羊肉的口感和营养价值；无菌包装。

人参桂圆黄精发酵酒

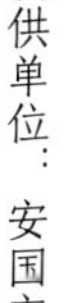

配方提供单位：安国市药都国医馆

配料 黄精、人参、桂圆、有机红枣、传统发酵酒曲、古法饴糖、特配高效活性酵母

做法 精选经过九蒸九晒的太行山野生黄精、长白山林下参为主要原料，配伍有机红枣、桂圆，与传统发酵酒曲、古法饴糖、特配高效活性酵母充分混合，在独特透气性的陶缸中适温发酵；经过数月的发酵酿成。2022年1月“中药酿酒技艺”被列入安国市第五批非物质文化遗产名录。

三黑丸

配方提供单位：安国市药都国医馆

配料 黑芝麻、黑枸杞、黑桑葚、大枣、怀山药、枸杞、核桃仁、建莲子、云茯苓、板栗仁、枣花蜜

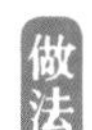

做法 经过传统工艺九蒸九晒的有机黑芝麻为主要原料，辅以按照传统工艺炮制的优质枸杞、核桃仁、板栗仁、桑葚、大枣（去核）等10余味药食同源滋补药材，均加工为粉；枣花蜜炼至适宜火候；将药粉与蜂蜜混合，饧团，以药丸搓板搓为丸，灭菌包装即可。中药蜜丸传统制作技艺2020年被列入安国市第四批市级非物质文化遗产代表性项目名录。

饮料

玉苓液植物饮料

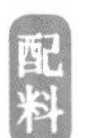

桂圆、人参、桑葚

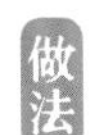

原料以传统工艺蒸制后足时发酵，过滤，无菌灌瓶包装，置于阴凉干燥处贮存。

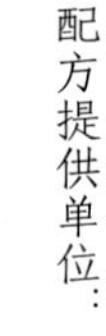

配方提供单位：安国市药都国医馆

枸杞果酒

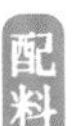

原生枸杞、酒曲、水

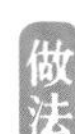

鲜枸杞精酿而成

精品安国

配方提供单位：河北祁州酒业有限责任公司（安国市）

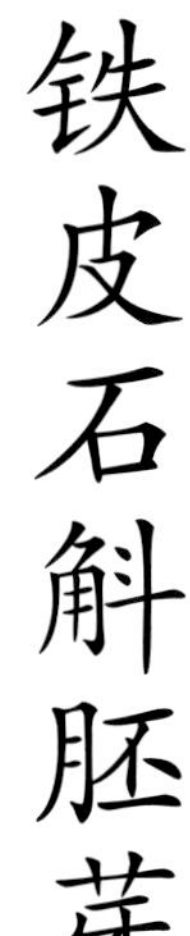

铁皮石斛胚芽

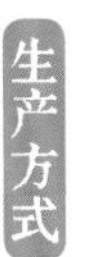

铁皮石斛胚芽是由铁皮石斛种子细胞经过精准无菌悬浮培植后得到的原胚状芽体。经过干燥、无菌包装而成。

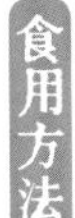

铁皮石斛胚芽可以泡茶、做汤、炒菜、凉拌等

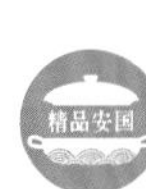

配方提供单位：金木集团有限公司（安国市）

九制黄精茶

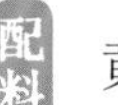

黄精、黄酒

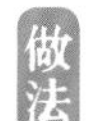

干黄精洗净，加30%黄酒浸泡至透，上锅隔水蒸3小时，取出晾晒，再蒸再晒，反复9次；切制成1厘米小丁，晒干；灭菌包装。

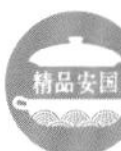

配方提供单位：安国市万隆生物科技有限公司

葛根酒

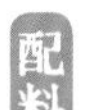

水、白酒基酒（高粱、水、大麦、小麦、豌豆）、葛根

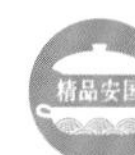

配方提供单位：河北关汉卿酒业有限公司（安国市）

药膳营养餐

药膳营养餐系列：早餐有茯苓花生玉米粉、黑豆山药燕麦粉、玉竹百合糯米粉、菠菜百合粳米粉、人参核桃紫米粉、花生枸杞黑米粉；晚餐有山药黑豆紫糯米粉、茯苓蘑菇小米粉、蘑菇白菜荞麦粉、冬瓜燕麦赤小豆粉、花生莲藕紫糯米粉、莲藕红豆粳米粉

生产方法和养生作用：系列产品来源于中国药膳古方，以多种谷物和药食同源中的优质药材为主要原料，采用现代化生产技术，完好保留了原料中营养成分，具有良好的补益保健功能。

配方提供单位：金木集团有限公司（安国市）

黄精酒

配料　水、优质大曲酒、黄精、枸杞

配方提供单位：安国市关汉卿养生酒有限公司

山药茯苓菊粉

配料　山药、茯苓、菊粉、绿茶提取物、槐米等

配方提供单位：金木集团有限公司（安国市）

黑豆山药燕麦粉

配料　山药、茯苓、莲子、薏苡仁、燕麦、黑豆、花生、黑芝麻、胡萝卜等

配方提供单位：金木集团有限公司（安国市）

山药黑豆紫糯米粉

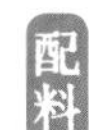

配料　黑豆、紫糯米、豇豆、黑芝麻、山药、枸杞、桑葚、丁香、砂仁等

配方提供单位：金木集团有限公司（安国市）

代餐固体饮料系列

代餐固体饮料系列：玫瑰枸杞豆浆粉、黑芝麻桑葚黑豆粉、果蔬燕麦豆浆粉、山药豆浆粉

配方提供单位：安国市万隆生物科技有限公司

含硒金银花水

配料　天然硒泉、金银花提取液

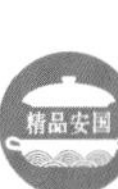

配方提供单位：一百二十岁（河北）食品有限公司（安国市）

金银花水

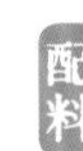

配料　纯净水、金银花提取液

配方提供单位：一百二十岁（河北）食品有限公司

天然硒泉

配料　深岩裂隙自涌泉（含硒）

配方提供单位：一百二十岁（河北）食品有限公司

附录

一、精品安国药膳制作视频

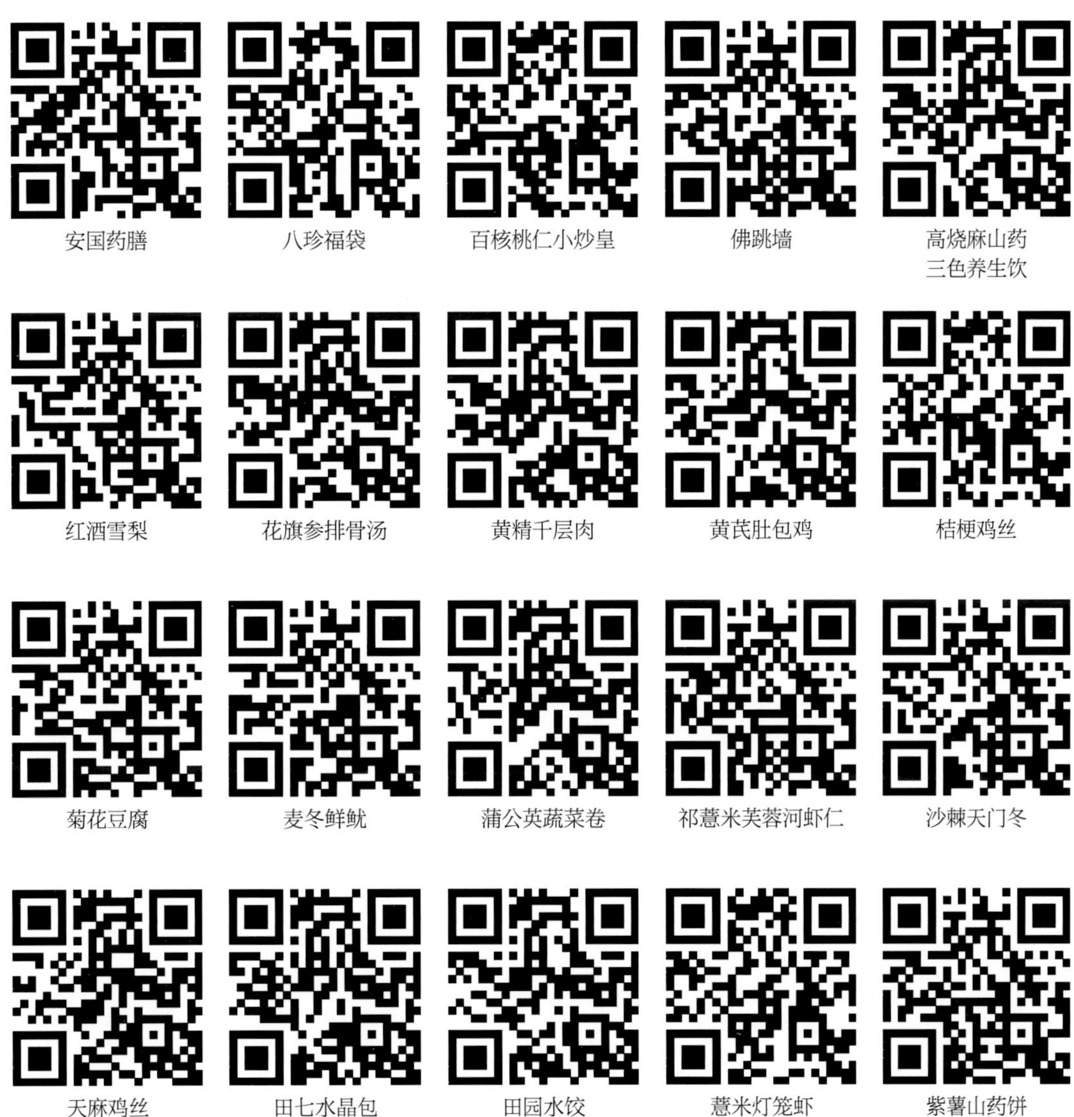

安国药膳　八珍福袋　百核桃仁小炒皇　佛跳墙　高烧麻山药三色养生饮

红酒雪梨　花旗参排骨汤　黄精千层肉　黄芪肚包鸡　桔梗鸡丝

菊花豆腐　麦冬鲜鱿　蒲公英蔬菜卷　祁薏米芙蓉河虾仁　沙棘天门冬

天麻鸡丝　田七水晶包　田园水饺　薏米灯笼虾　紫薯山药饼

二、部分安国药膳方

全国基层名老中医药专家、主任中医师、安国市中医院副院长李树通经过多年研究实践，总结归纳了一批药膳方。

药膳茶方

参花杞桑茶

配　　方：西洋参8~10片、玫瑰花3~5粒、贡菊3~5朵、西红花5~7根、枸杞7~10粒、桑葚3~5粒

适用人群：35岁以上女士

葛根决明菊花茶

配　　方：葛根花0.5~1克、代代花7~10粒、炒决明子1~3克、贡菊3~5朵、枸杞7~10粒、枳椇子1~3克

适用人群：喝酒前、中、后人群均可

菊花枸杞荷叶陈皮姜枣茶

配　　方：贡菊3~5朵、枸杞8~12粒、荷叶茶1小撮、新会陈皮1~2个角、生姜3~5片、大枣2~4枚

适用人群：夏季食欲不振，胃脘胀满，头晕眼花者

决明石斛茶

配　　方：决明子2~4克、铁皮石斛2~3粒、苦瓜片2~3片

适用人群：适用于糖尿病患者

注意事项：大便腹泻者慎用

杞菊决明茶

配　　方：炒决明子3~4克、贡菊花3~5朵、枸杞10粒、三七花2~3朵、熟普洱茶2~4克

适用人群：适用于高血压、高血脂、高血糖人群

注意事项：消瘦、大便腹泻者慎用

洋参麦冬茶

配　　方：西洋参10~15片、麦冬10~12粒、五味子7~10粒、新会陈皮1个

适用人群：神疲乏力、口干口渴为主症者

注意事项：湿热、湿浊内生者慎用

黄精桑葚茶

配　　方：黄精2～3克、桑葚10粒、枸杞10粒、贡菊3～5朵、代代花10粒、新会陈皮1个

适用人群：以五心烦热、口干口渴、腰酸腿软为主症者

注意事项：湿热、湿浊内生者慎用

桃花麻仁茶

配　　方：桃花5～7朵、火麻仁 2～4克、西洋参2克、决明子3～4克、新会陈皮1个、代代花10粒

适用人群：老年便秘者

注意事项：消瘦、大便腹泻者慎用

生姜大枣茶

配　　方：去核大枣3克、生姜3片、代代花10朵、丁香叶2克、莱菔子3克

适用人群：胃冷胀气者

百合玫瑰茶

配　　方：祁菊花3～5朵、百合5～10片、玫瑰花3～5朵、枸杞10粒、代代花7～10朵、桑叶茶一小撮、山楂3～5片

适用人群：头蒙不清、心情抑郁者

药膳煲汤

甘麦大枣饮

配　　方：浮小麦30克、红枣3～5枚、新会陈皮1个、山楂片3～5片

做法及服用方法：水煎，每日早晚各服1次

适用人群：绝经前后伴有潮热出汗、烦躁心悸、忧郁易怒、面色无华者

贝母雪梨煲汤

配　　方：湖北贝母10粒、新会陈皮2克、雪梨半个、大枣2枚

做法及服用方法：水适量加上料，文火煎30分钟，频频服用

适用人群：秋季干咳或长期干咳者

百合枸杞羹

配　　方：百合150克，枸杞150克，去皮炒酸枣仁粉250克，蜂蜜适量

做法及服用方法：将上述三药加蜂蜜拌匀，蒸至百合烂熟。每晚临睡前食用50克

适用人群：长期失眠者

慎用人群：糖尿病患者

参枣汤

配　　方：西洋参6克，百合、桑葚、干红枣、祁山药各15克

做法及服用方法：水煎服，早晚各1次

适用人群：更年期有神疲乏力、头晕目眩、饮食不香、面色苍白者

药膳粥方

龙眼莲子粥

配　　方：莲子、龙眼肉、去皮炒酸枣仁、百合各15克，大枣3～5枚、小米150克

做法及服用方法：上述中药与小米洗净后加水适量同煮成粥状即可，每晚1次

适用人群：抑郁症、失眠者

慎用人群：糖尿病患者

赤豆薏苡仁红枣粥

配　　方：小米为主料，赤小豆、薏苡仁、茯苓各20克，红枣3～5枚

做法及服用方法：每日熬粥食之

适用人群：肢体水肿、关节酸痛者

慎用人群：糖尿病患者

山药薏米莲子粥

配　　方：小米为主料，辅料有祁山药、祁薏米、白莲子、甘肃百合、赤小豆、大枣

做法及服用方法：每日熬粥食之

适用人群：所有老幼体弱、病后恢复者

慎用人群：糖尿病患者

核桃山药粥

配　　方：小米为主料，辅料有祁山药、祁薏米、枸杞、核桃仁、腰果、人参果、大枣

做法及服用方法：每日熬粥食之

适用人群：小孩、老年体弱和大病初愈体弱者

慎用人群：糖尿病患者

百合燕窝粥

配　　方：甘肃百合5片、燕窝1个、水50毫升

制作方法：将燕窝放入45摄氏度温水中浸泡发透，用镊子夹去燕毛，洗净；将燕窝、百合、水同放入蒸杯内；将蒸杯置武火大气蒸笼内蒸45分钟即成

服用方法：每日1次，早餐食用

适用人群：中老年神疲乏力、口渴、口干、舌燥者

三、河北百消丹药膳食品有限公司药膳预制菜部分生产设备

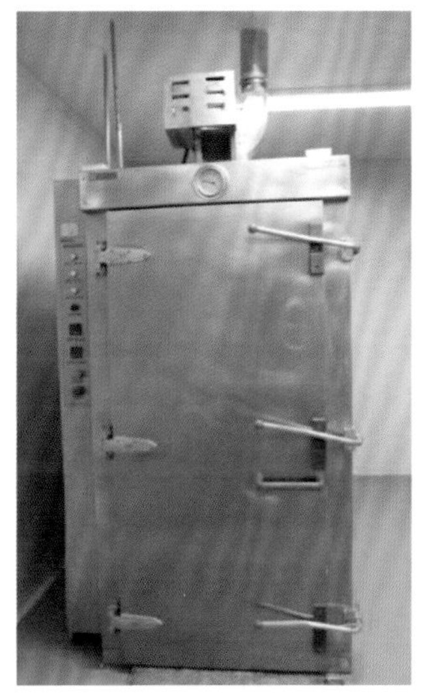

蒸箱

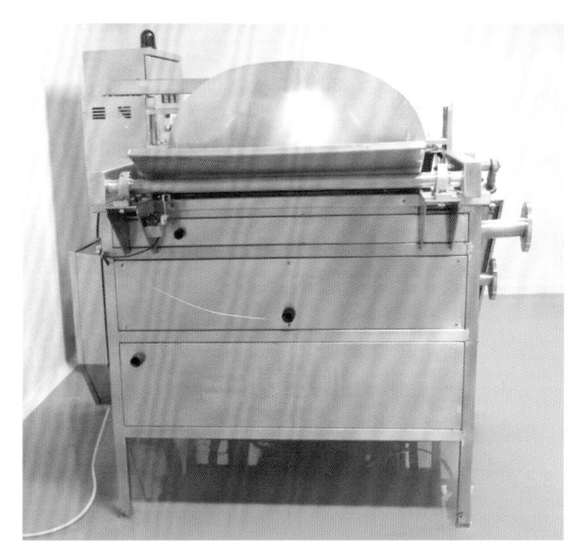

油炸锅

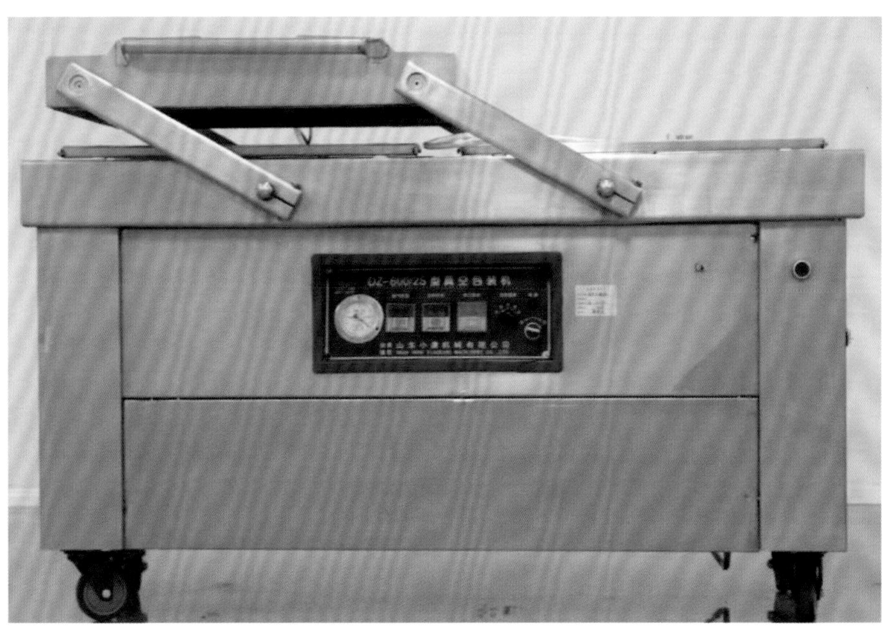

真空包装机

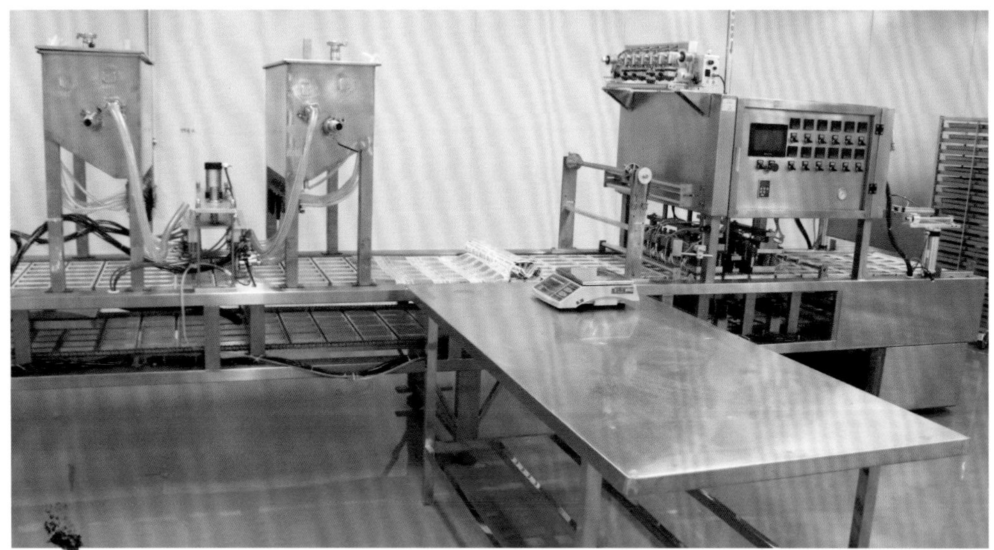

液体灌装机

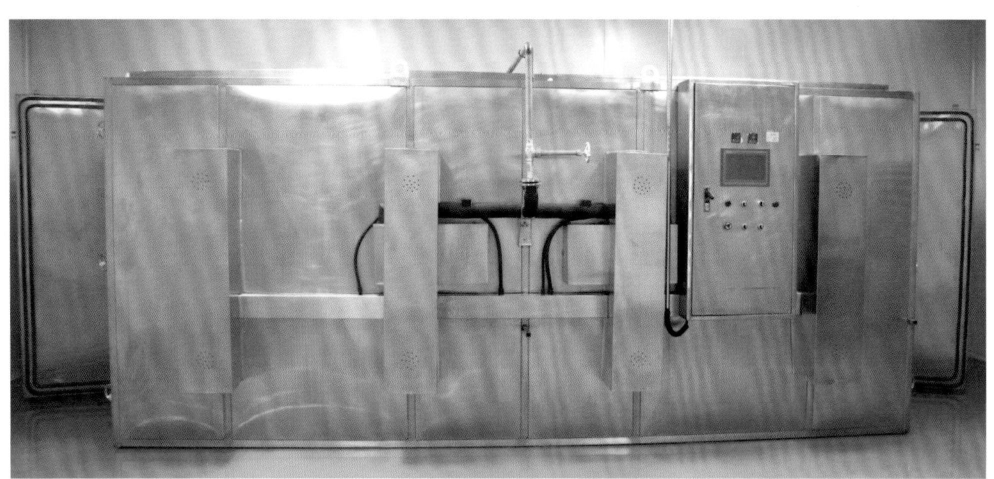

液氮速冻机

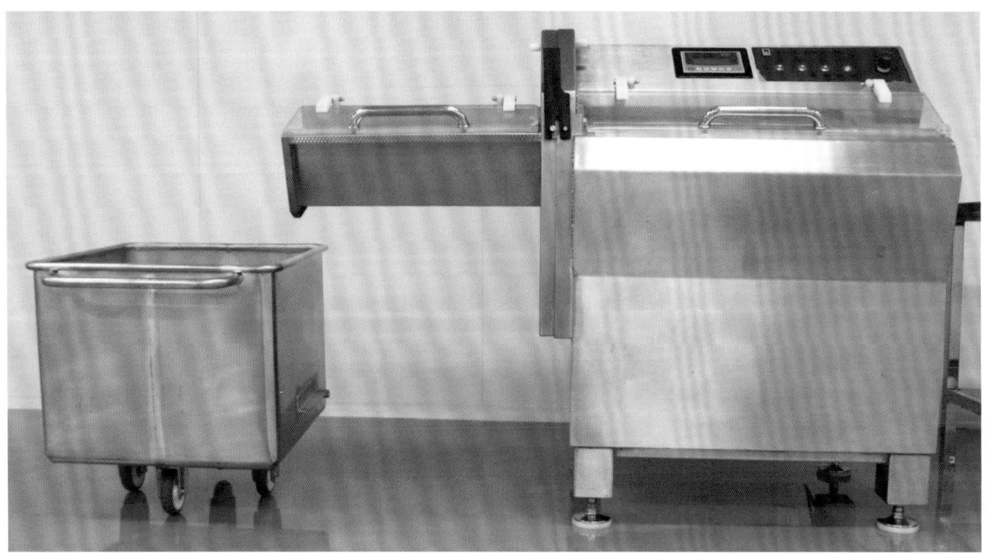

全自动切片机砍排机

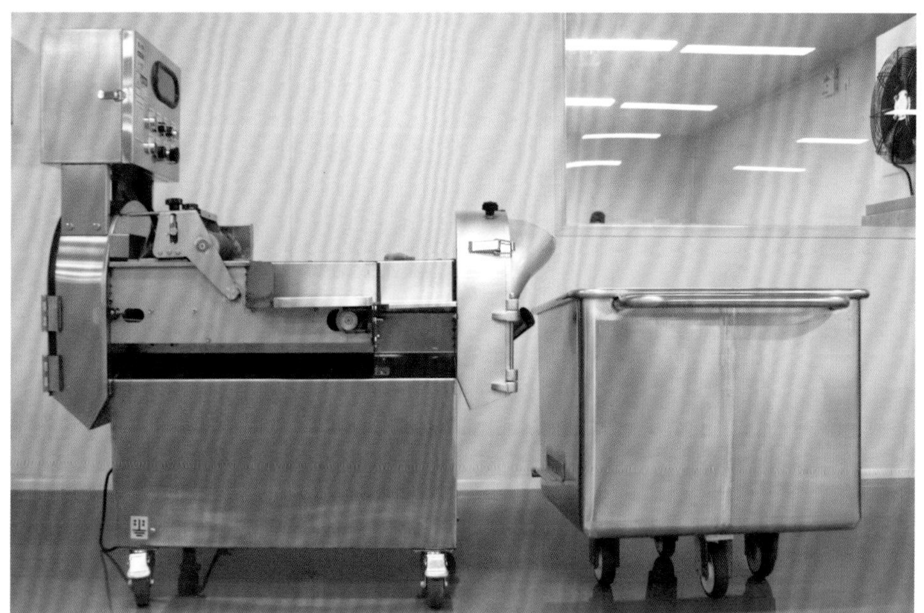

切割机

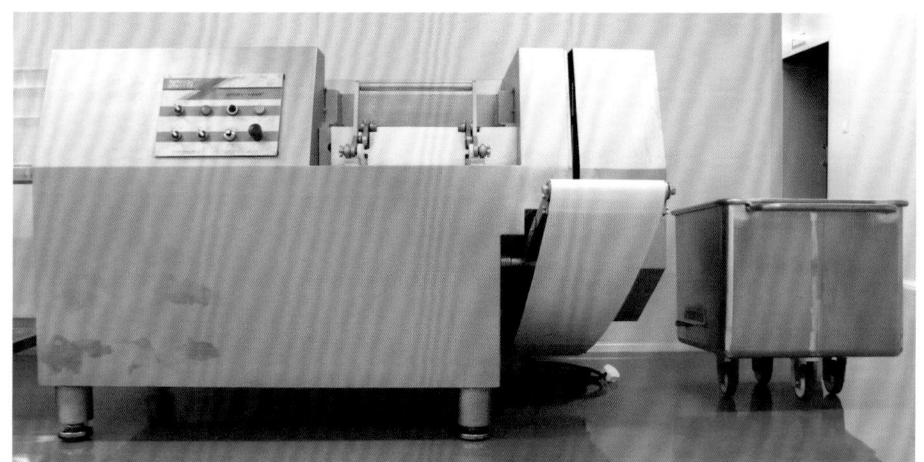

切丁机

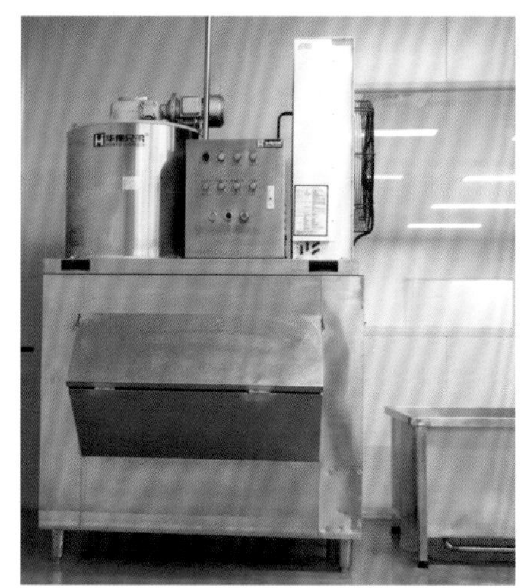

片冰机

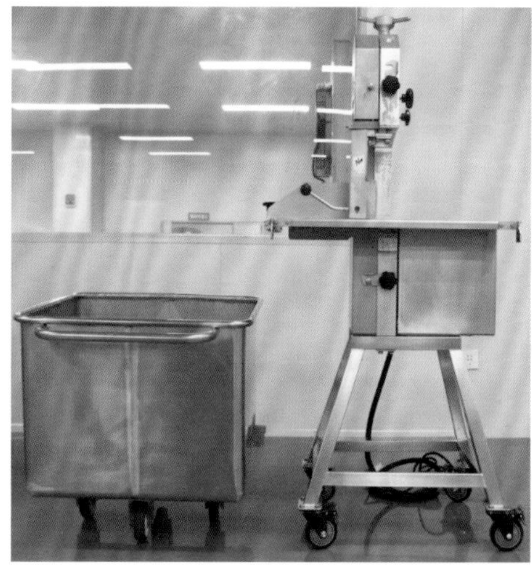

锯骨机

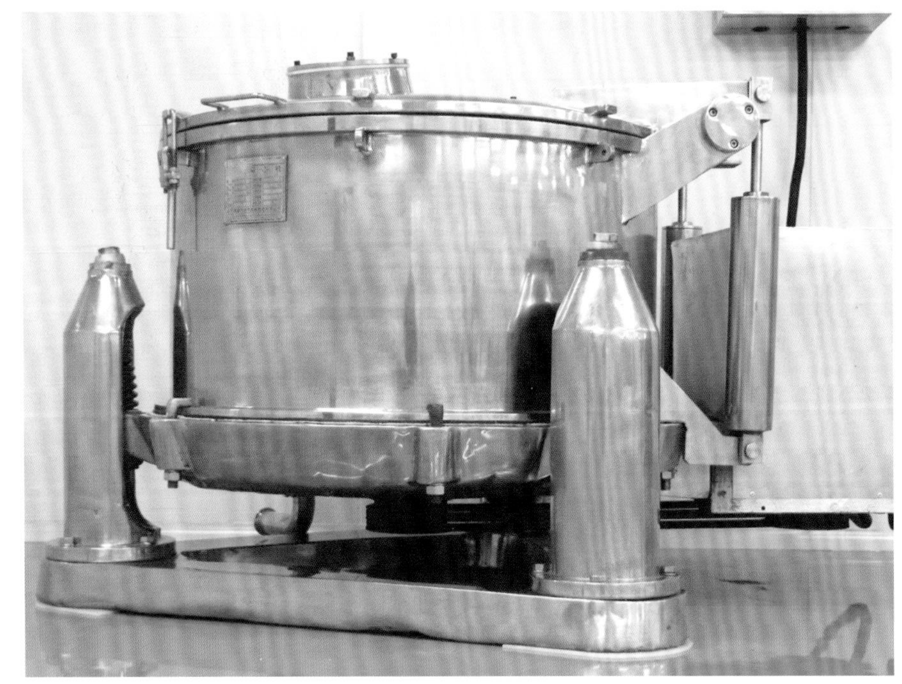

离心机

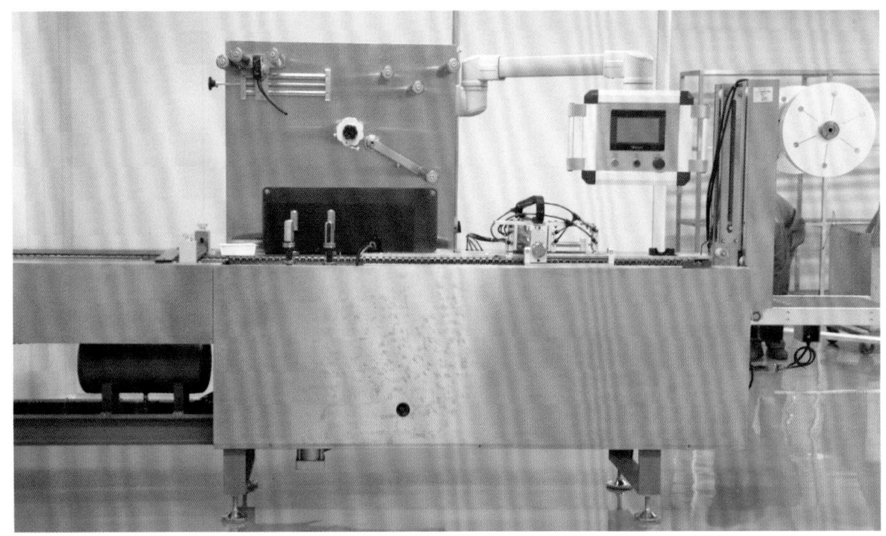

拉伸膜包装机

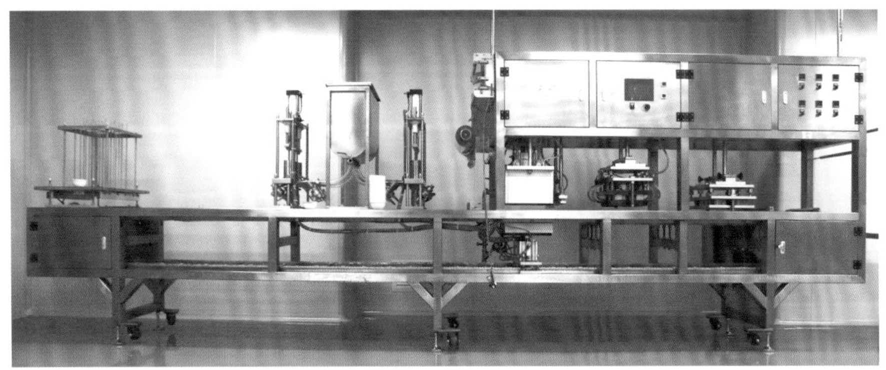

金碗灌装机

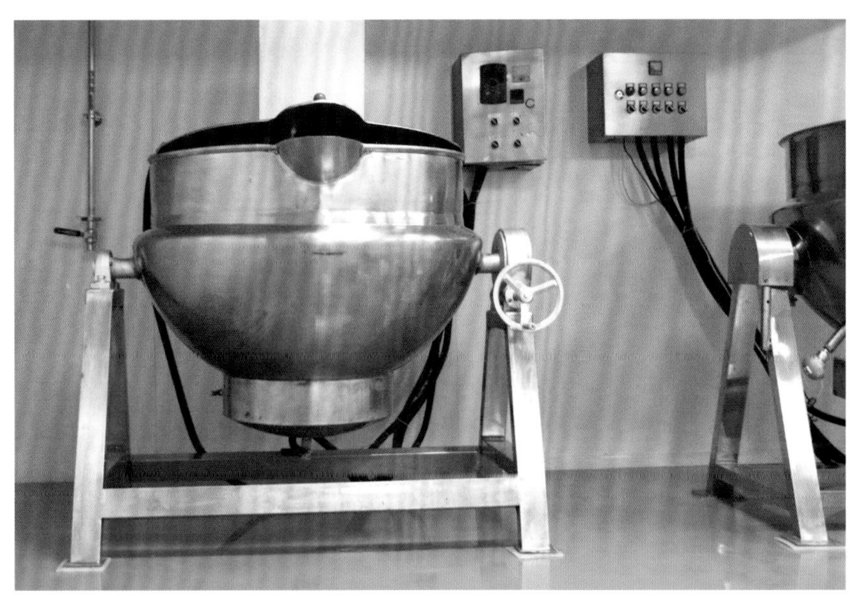

夹层锅

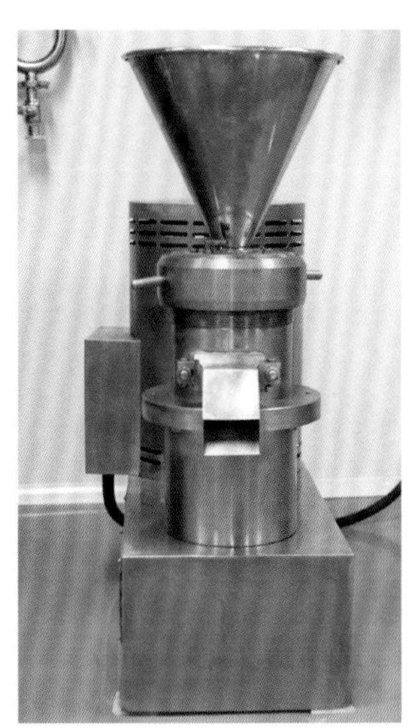

胶体磨

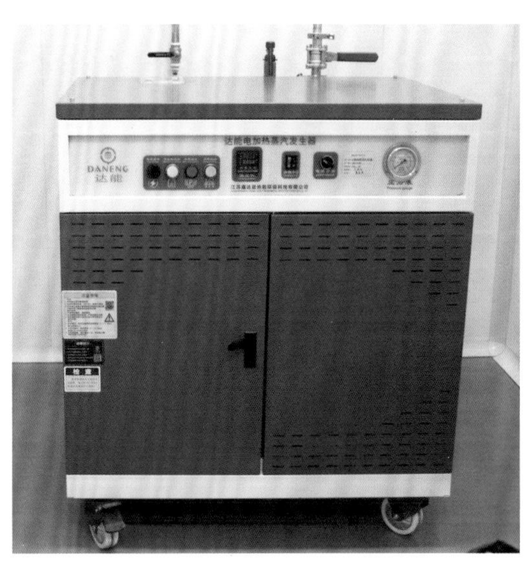

电加热蒸汽发生器

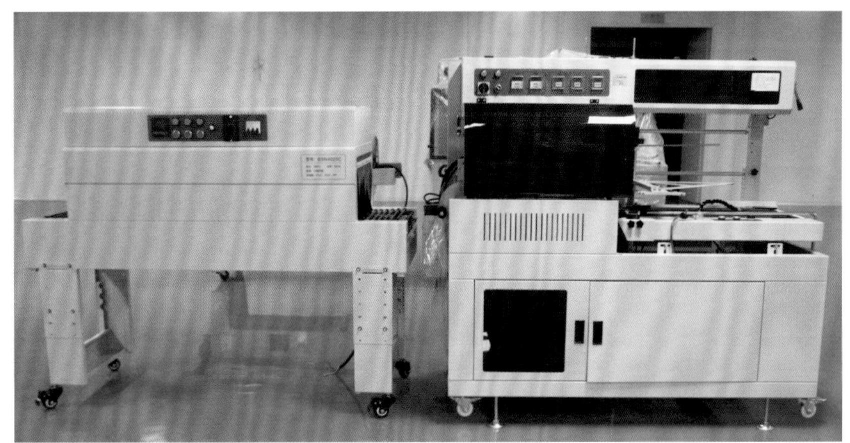

L型封切机

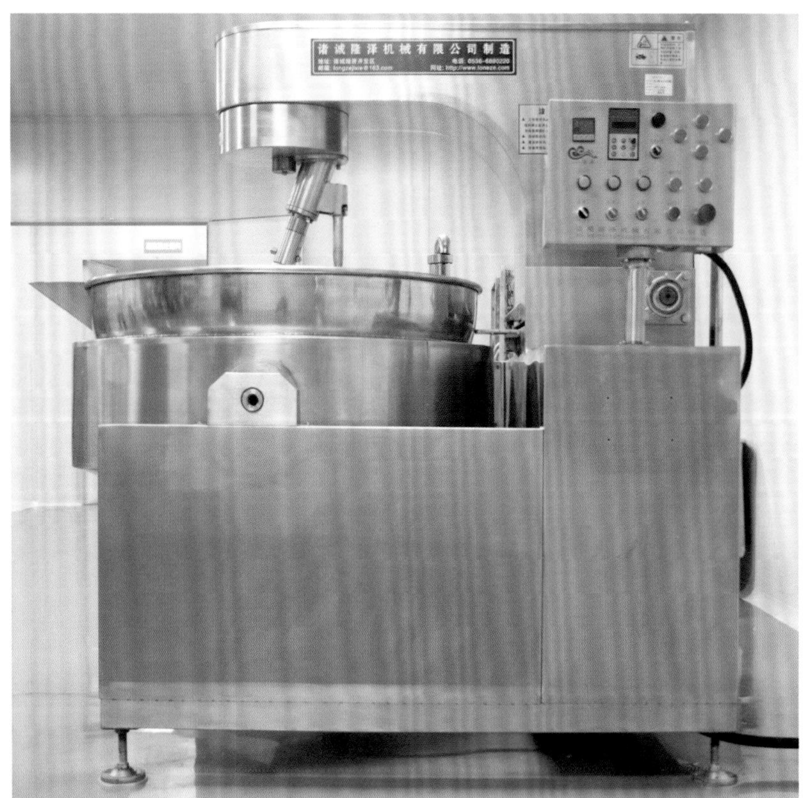

电磁自动炒锅

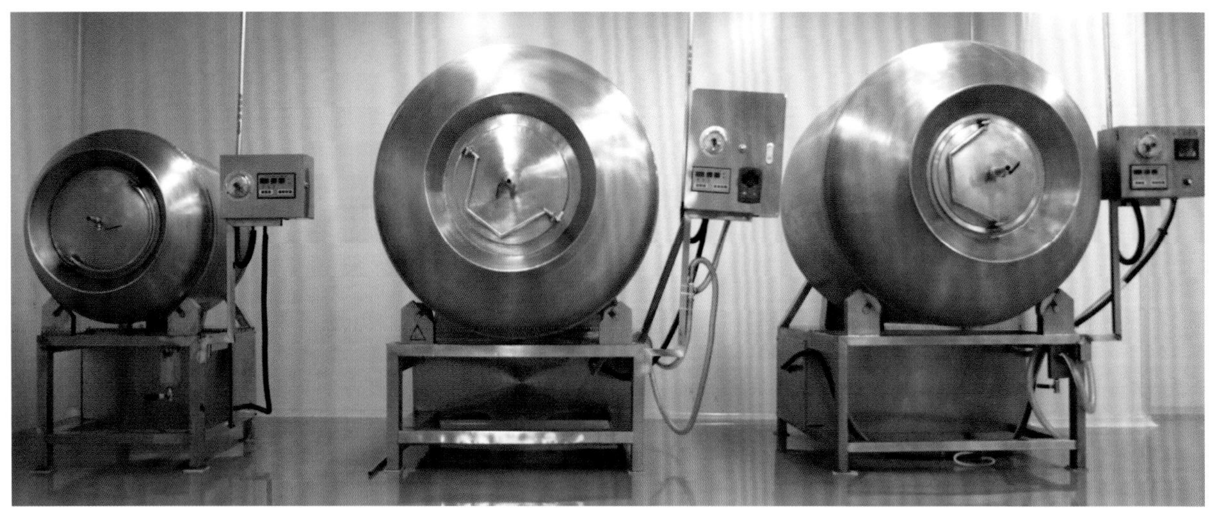

滚揉机

四、安国药膳诗词歌赋选录

鹧鸪天·安国药膳

吕俊兴

风翅芋头唤客尝，蘑菇枸杞补阴阳。
天麻肘子一锅沸，山药南瓜满室香。
葛根酒，杏仁浆，元宵馅裹豆芝粮。
薄荷秘制雏鸡煮，玉碗鲜羹琥珀光。

安国药膳四咏

郭振山

（一）七律·黄芪炖排骨

宜药宜食两益彰，盘馐味美唤君尝。
黄芪理气添精血，猪骨补脾益胃肠。
增味桂皮花料酒，添香八角老干姜。
入锅慢炖需文火，久用归阳保健康。

（二）七律·参归炖羊肉

党参廿克配当归，羊肉一斤剔去肥。
滚水先氽除异味，上锅猛火转文煨。
补气添精强气血，滋阳润燥壮筋髓。
抗衰益寿常食用，肉药同香涎欲垂。

（三）鹧鸪天·山茱萸拌腰花

廿克茱萸慢火熬，提留汁液麻酱调。
猪腰切片开锅煮，大蒜捣泥入碗浇。
成美味，做佳肴，滋阴补肾效尤高。
腰膝酸痛多食此，益寿延年百岁超。

（四）七律·蜜汁山药

去皮山药寸余长，热水焯熟盘内装。
二克枸杞一克醋，三匙蜂蜜两匙糖。

勾汁液带琥珀紫，入碗看呈玛瑙黄。
滋补强身兼固涩，常食去病保安康。

鹧鸪天·安国药膳拔丝小白嘴山药

韩仁怀

白嘴根深粗亦长，土松肥足喜和阳。
餐厅常备家乡菜，宾客频尝味道香。
烘文火，化糖浆，拔丝山药色微黄。
水中一涮酥甜脆，余味浓浓溢饭堂。

鹧鸪天·安国药膳待客（新韵）

李建芳

小院温馨把客留，青莲煮豆四时悠。
银盘点翠花与叶，玉碗装春香满楼。
枸杞子，杏仁粥，风吹细柳醉金瓯。
手中尽是长生果，人在天涯笑不休。

说安国药膳

郑景娜

拾炊苡米巧羹汤，轻采莲心一点香。
欲饮苁蓉半盏酒，又看酥肘色初黄。

咏安国药膳（新韵）

李荣彬

佳肴万种各优长，当数祁州药膳强。
食疗捷径省医治，传统美食请品尝。

赞安国药膳料十首

王家钧

（一）枸杞

颗颗红玛瑙，粒粒健身宝。

每每配佳肴，人称味道好。

（二）当归

片片鸡汤焙，阵阵暖心扉。
忽闻北飞雁，游子何时回？

（三）山药

山药蘸冰糖，健脾益胃肠。
老少皆欢喜，祁州美名扬。

（四）杏仁

粒粒皆珍珠，藏于黄金屋。
倘与五谷煮，止咳健肺腑。

（五）桔梗

桔梗炒菜心，招待远来宾。
把酒话药业，味美又健身。

（六）栀子

花开胜牡丹，茶饮更甘甜。
粳米熬稀饭，泻火止忧烦。

（七）党参

党参四五根，洋葱更好闻。
青椒拌凉菜，消暑酒自斟。

（八）鸡内金

金鸡体内存，药膳称奇珍。
点汤味道美，养胃即健身。

（九）玫瑰

花苞红丹丹，茶饭味道鲜。
柔肝且醒胃，美容又养颜。

（十）白芷

切片炖羊汤，营养味道香。
止痛且消肿，食疗保健康。

栀莲二子汤（新韵）

谷曼

荫郁溪烟栀子香，半羞半傲一红妆。
栀莲壁合祛心燥，煮汤烹茶馨满廊。

安国药膳之党参枸杞火锅

曹耀民

参杞药膳赛良医，保健除疾两适宜。
枸杞温肝滋补肾，党参利肺益于脾。
安神补血增活力，防病生津壮骨肌。
食助药威食借药，医烹药理显神奇。

唐多令·安国药膳小白嘴

刘玉兰

山药产祁州。沙河泛浅流。
药膳中、频顾仙楼。
架上蔓藤犹翠绿，重阳日、正收秋。
保健瘦身台。柔颜美到头。
换春光、浑若无求。
赠予友人呈作礼，甜糯味、忘言休。

安国药膳赋

吴建永

山河灵芬，蕴于草木；天地帱载，济乎斯民。前贤德炽，授受岐黄之道；云仍颖秀，覃及药膳之珍。辩四性于灶釜，分五味于芳津。调阴阳于脏腑，扬嘉声于倾樽。

盖夫安国药膳，挟千年之余韵，著百世之荣名。汲雨露之琼浆，天然原味；蒙日月之滋益，绿色养生。日精月华，香烹鼎鼐；琼浆玉露，彩溢杯羹。食药合体，康养融通。举著能食，非只庖厨之味；异方同质，更在调制之功。

尔其材不厌精，工不常料。博约广取，选宇内之方珍；精雕细琢，奠药膳之至道。蝉翼纷纷，刀光啸啸。绝艺更增风韵，古技增华；技法加于食材，存思高妙。付之以匠心，杜之以顾效。享之于佳肴，源之于丹抱！

至于在器存形，托皿名状。充满琉璃之盏，五彩流光；无缺人间之色，三尺尽望。香溢江河，味弥闾巷。沾唇顿悟，若品一生百味；开口参禅，尽补六腑五脏。其滋筋骨，防灾瘴。足气血，健身相。斯民含哺，得趣物华之旨；斯地永昌，不负世泽之贶！

【译文】

祖国山河的灵蕴，常储存于草木精华。天地最伟大的德行，在于养育广大民众。前贤德厚流光，发明了岐黄之术并传授给人们，后代杰出的人发明了药膳这种民族瑰宝。明辨药膳的寒热温凉四性，分析酸苦甘辛咸五味的汁液，用于调理五脏六腑，同时在酒宴上也嘉声鹊起。

安国的药膳，源远流长，有千年的历史底蕴。主要是汲取天然原味、自然生长的原材料，属于纯绿色食品。饱含日月精华，天地精粹。倡导食药一体，康复保健并促的功效。举起筷子，吃的不只是普通的蔬菜果实，其中包含着更有科技含量的调制功夫。

安国药膳的食材不用普通的地产药材，而是全国范围内选用道地药食两用的材料，精雕细琢，精细加工，辅以安国药材加工（祁州四绝）的技艺。以工匠精神加以操作，杜绝其他人的邯郸学步，我们之所以品尝到美味佳肴，是因为做药膳的人拥有一颗热爱药膳的赤诚丹心。

安国药膳也注重盛放的器皿，衬托出漂亮的形状。流光溢彩的造型可以让人在三尺饭桌上就欣赏到人间百色。香味能飘满江河，充斥街巷。吃一口就如品味人生百味，滋补五脏六腑。还可以强壮筋骨，预防病痛，弥补气血，健康体相。安国人民受药膳哺育，了解了物种药材草木的多样用途。安国人民也将受此庇佑，生活昌盛，不辜负时代遗留给我们的恩惠和厚赐！

药膳祝酒词

吴建永

药都毓秀，瑞落华堂。
佳朋满座，四美临窗。
赏鉴药膳，传斝飞觞。
其色若何？五彩流光。
其状若何？悦目含章。
其味若何？唇齿留香。
一品得其趣味，

二品神思飞扬。
三品随俗雅化；
再品胸胆开张。
补脾胃，润肝肠。
滋肺腑，调阴阳。
比庖丁现彩，让社稷生香。
药都美食，留名四海。
安国药膳，声振八方。

安国药膳对联二副

王志

协和本草三千味
理膳沉香四百春

颐肴厚朴千方郁
膳道沉香百草和

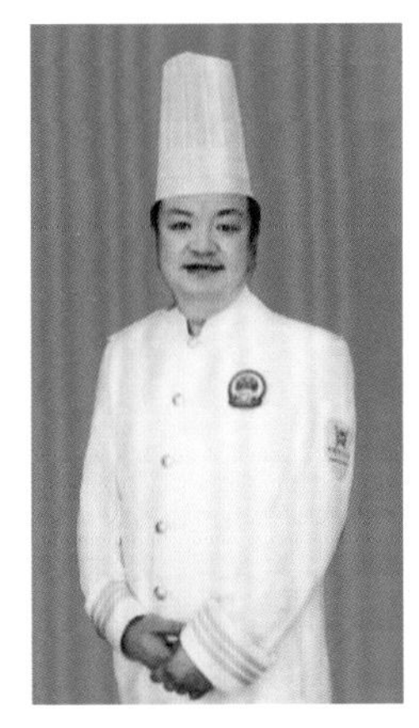

王国旗　安国市河北好运捞餐饮服务有限公司（总部）行政总厨。中国药膳大师、中国高级药膳制作师、国家级药膳评委。

2014年，为中国烹饪协会名厨专业委员会委员；2017年，评为河北省烹饪大师、国家高级烹饪技师；2018年，评为中国注册级烹饪大师、中国药膳大师；2019年，为国家级药膳评委，获中华金厨奖、保定市五一劳动奖章，任河北省烹饪名厨专业委员会副主任；2020年，评为河北省冀字号名匠；2021年，评为中国冀菜大师名人堂名师，为国家饭店五钻级评审员；2023年，评为中国高级药膳制作师、河北省饭店餐饮业领军人物、首批保定工匠、保定名厨。

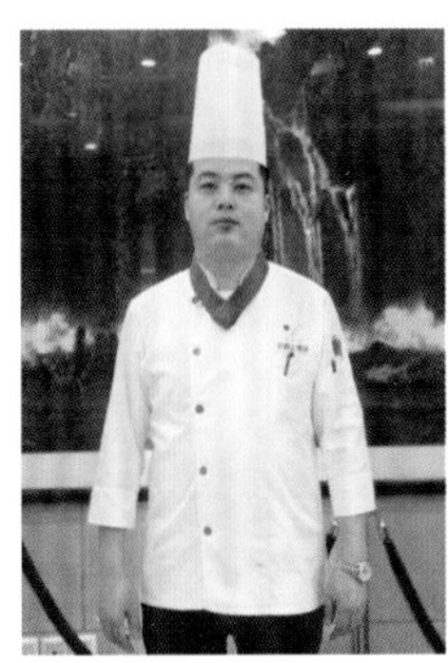

张　宝　安国市药都大酒店厨师长。中国药膳大师、中国药膳研究会评委、省级非物质文化遗产项目安国药膳传承人。

2013年，任药都大酒店厨师长。拜安国市中国药膳研究会会员、安国药膳传承人安庆昌为师，学习药膳庖制，成为安国药膳第五代传承人。保定市饭店烹饪餐饮行业协会理事，河北省烹饪名师，2018年评为中国药膳大师。

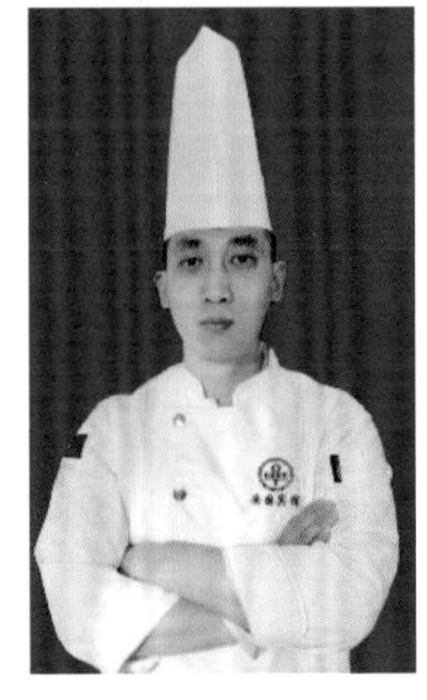

张　宇　安国宾馆行政总厨。高级营养师、中国烹饪大师、中国药膳大师。

2006—2007年，任清苑县海天食乐苑任凉菜主管兼副厨；2008—2012年，担任安新县华都大酒店厨师长；2013—2015年，北京市朝阳区五星级酒店进修学习；2015—2017年，担任北京市丰台区东方威尼斯酒店行政总厨；2018—2023年，担任安国市安国宾馆行政总厨。

2018年全国（安国）首届“药王邳彤杯”药膳大赛获个人赛金奖、团队赛大奖；2019年，全国（安国）第二届“药王邳彤杯”药膳大赛个人赛获个人赛金奖、团队赛大奖。

主编简介

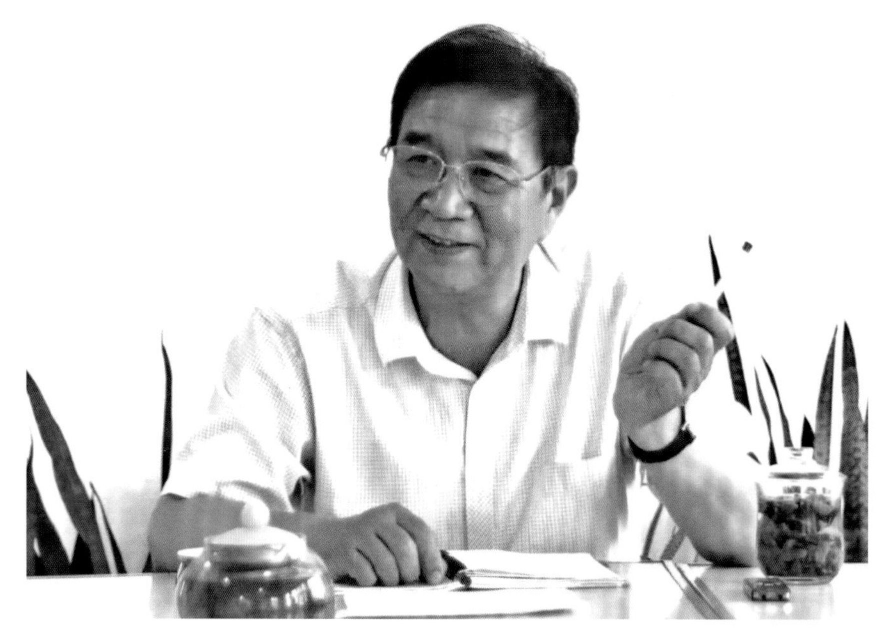

于盼粘，生于1955年，安国市曲堤村人，副编审。1979年任安国县副食品公司内勤，后历任安国县政府办公室综合科科长、安国市地方志办公室副主任、安国市供销合作社联合社主任。2016年退休后任安国市关心下一代工作委员会副主任兼宣讲团团长、安国市革命老区建设促进会副会长、安国市作家协会名誉主席、安国市药膳预制菜产业联盟委员会专家等。获河北省五星级退休干部党员、河北省最美方志人、保定市关心下一代先进个人、保定市关心下一代“最美五老”、保定市地方志事业突出贡献人物、安国市2019年度最美药都人、安国市第九届道德模范等荣誉。多次出镜央视和省、市电视台讲述安国革命和药业历史。主要作品有主编的《安国县志》《安国市志》《安国年鉴》《安国市革命老区发展史》和《于盼粘地方志理论文集》《安国两千年》等。

后记

为弘扬药膳文化，记录河北省级非物质文化遗产——安国药膳的发展状况，2023年3月3日安国市副市长（挂职）、中国农业大学安国教授工作站站长、中国农业大学食品学院副教授王增利召集与药膳有关人员，并邀请中国纺织出版社编辑闫婷女士，考察安国药膳、药膳预包装食品制作、生产企业，计划编纂一本有关安国药膳的书籍，由《安国市志》主编于盼粘起草、王增利审定编纂规划和篇目。3月9日下午，中共安国市委书记张冠群，市委常委、组织部长、统战部长王书刚，副市长路瑶，王增利主持召开安国药膳大赛筹备工作会议，决定由王增利任总策划、学术指导，安国市地方志编纂委员会办公室牵头、中医药研究者董一峰协助编纂《精品安国药膳图谱》。

3月10日，于盼粘与安国宾馆、金木集团、花园宾馆、万隆有限公司、药都严选公司、药都大酒店、河北百消丹公司、祁膳坊饭店、河北美威有限公司、国际大酒店、银河酒店、祁珍养生食品有限公司、西叩粮食种植农民专业合作社等药膳制作和药膳预包装食品制作单位联系，搜集药膳图片和文字说明资料；邀请安国市摄影家协会名誉主席王幸来负责图片拍摄和整理；邀请安国市中医院副院长、全国基层名老中医药专家李树通审核所收录的药膳配方；邀请安国市市场监督管理局局长杨青审核所用药食两用物品等。随后，编辑齐运玲多次与上述企业沟通；王幸来分别到药都大酒店、祁膳坊饭店、银河酒店等单位拍摄药膳图片，整理各单位传送的药膳照片；李树通副院长提供了大量药膳配方，审核、修订了每道药膳的药食两用原料用量等；安国市作家协会、诗词协会的老师们创作了一批药膳的诗词歌赋；董一峰撰写了第一章“药膳营养”，并由中国农业大学何计国副教授审核、修改；市委宣传部提供了一批历届全国（安国）药膳大赛中制作安国药膳的视频资料；于盼粘在繁忙的修志中抽时间撰写了概述和各章的无题序，排列了药膳图片和文字介绍。

完成初稿后，交由总策划和学术指导王增利、学术指导李树通和杨青，以及提供资料的单位审阅修改后，安国市人民政府办公室与中国纺织出版社有限公司签订出版合同。出版社审查交由排版厂排版样书，出版社反复审核、修改后，于2024年1月出版发行。

在该书编纂过程中，中共安国市委、安国市人民政府、中国纺织出版社有限公司给予极大支持，全国志鉴专家缴世忠老师认真审核，有关单位和个人提供了大量资料，杨梅、刘士安、焦建民、张炼、李敏等人给予了极大帮助，在此一并感谢!

由于我们知识所限，水平不高，难免有遗漏和错误，敬请读者予以批评指正。

《精品安国药膳图谱》编辑委员会

2024年1月

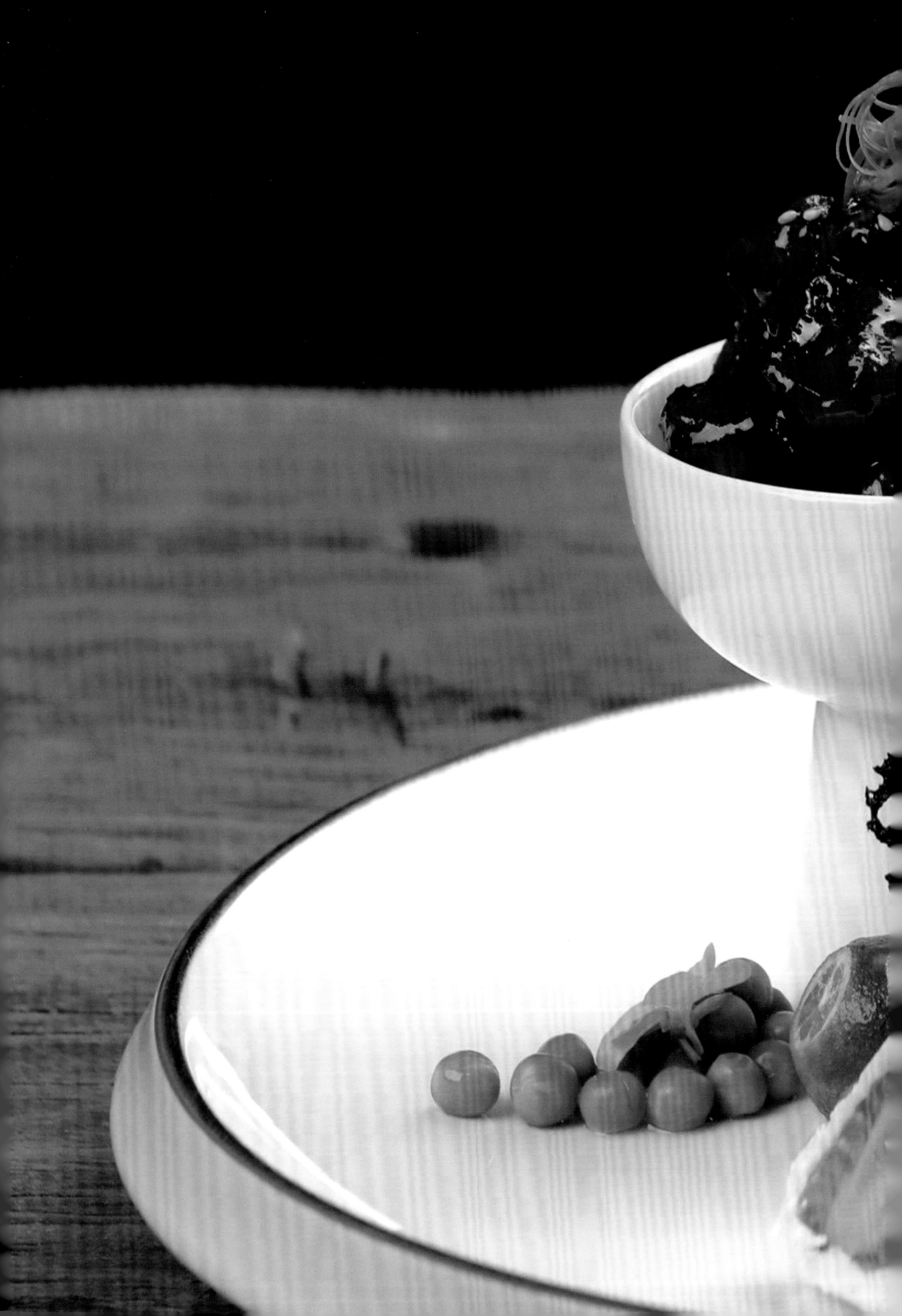

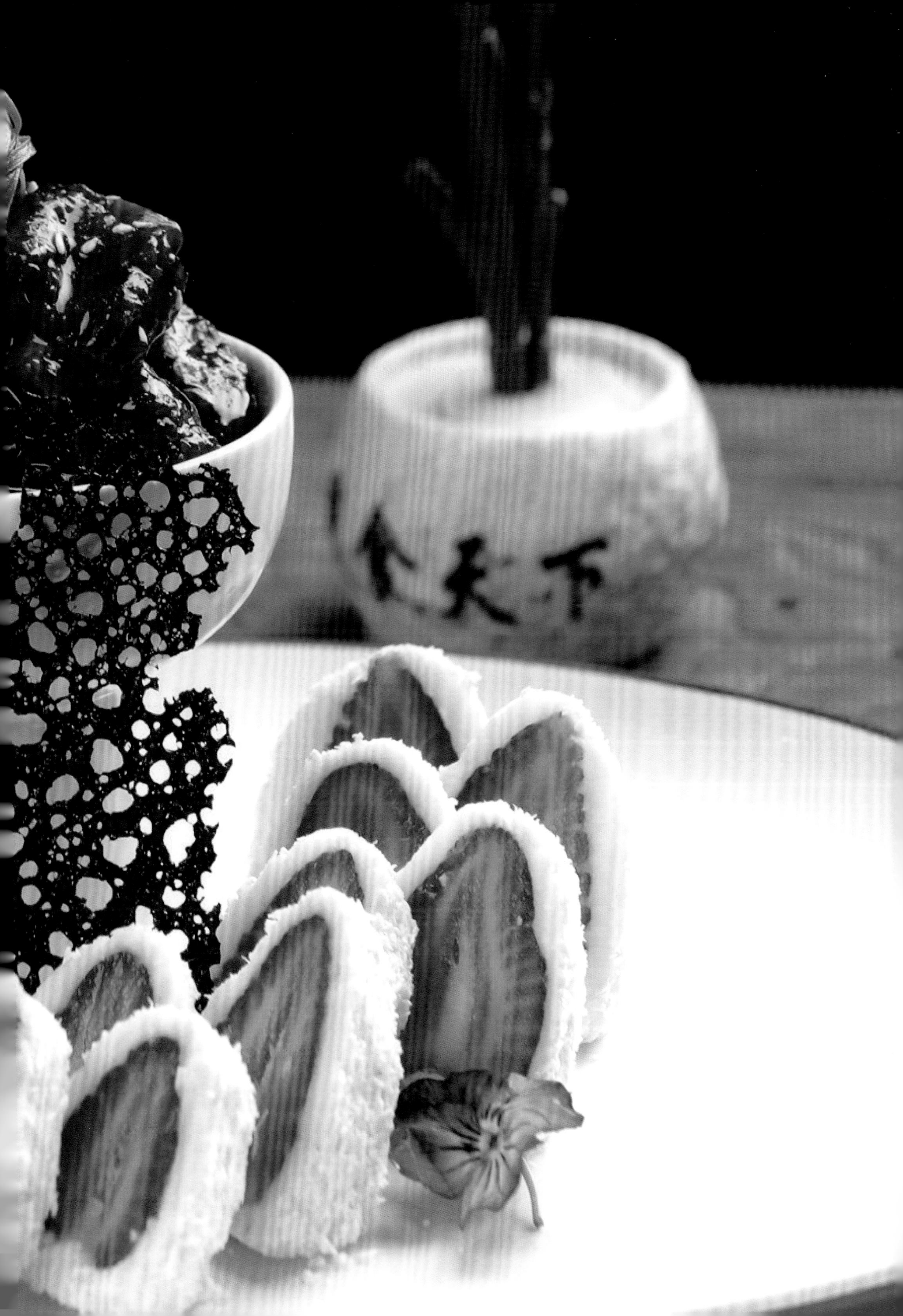
天下